Colitis Microscópica

Colitis Microscópica

¿Cuál es la verdadera causa de la Colitis Microscópica, Enfermedad Celíaca, y Otras Enfermedades Autoinmunes?

Wayne Persky

Traducido por Teresa Valencia del Rincón

Persky Farms

Estados Unidos

Primera Publicación y Distribución en los Estados Unidos de América por:
Persky Farms, 19242 Darrs Creek Rd, Bartlett, TX 76511-4022. Tlf.: (1)254-718-1125; Fax: (1)254-527-3682. www.perskyfarms.com

Exención y Aviso Legal: la información contenida en este libro está destinada exclusivamente para fines de educación general, y no pretende, ni implícita, ser un sustituto de consejo médico profesional relativo a cualquier condición médica específica o pregunta. Siempre se debe buscar el consejo de un médico, o de cualquier otro profesional de la salud, para cualquier pregunta relacionada con alguna condición médica. Los diagnósticos y terapias específicas solo pueden ser obtenidos por el médico del lector. Cualquier uso de la información contenida en este libro es a discreción del lector. El autor y el editor niegan específicamente cualquier responsabilidad y toda responsabilidad que se derive directa o indirectamente por el uso o aplicación de cualquier información contenida en este libro.

Por favor, tenga en cuenta que gran parte de la información de este libro está basada en la experiencia personal y en la evidencia anecdótica. Aunque el autor y el editor han realizado todos los esfuerzos razonables para lograr una precisión total del contenido, no asumen responsabilidad alguna por errores u omisiones. Si usted optara por utilizar cualquiera de esta información, úsela de acuerdo a su mejor criterio, y bajo su propio riesgo. Debido a que su situación personal no coincidirá exactamente con los ejemplos en los que se basa esta información, usted debe ajustar el uso de esta información y las recomendaciones vertidas, con objeto de adaptarlas a su propia situación personal.

Este libro no recomienda ni apoya ninguna prueba, productos, procedimientos, opiniones, u otra información que pueda ser mencionada en cualquier parte del libro. Esta información se proporciona con fines educativos, y la dependencia de las pruebas, productos, u opiniones mencionadas en el libro es exclusivamente por cuenta y riesgo del lector.

ISBN 978-0-9859772-6-9

Dedicatoria

Este libro está dedicado a la memoria de Sally Read, quien fue una visionaria y una de las primeras personas en utilizar un foro de conversación en Internet para compartir sus experiencias con otros que habían sido diagnosticados con colitis microscópica. Parece ser que la primera fuente en Internet de apoyo para las personas diagnosticadas con la enfermedad fue creada por Judy Malinowski, quien fundó un servicio de hojas informativas conocido como el Club MC/CC, en agosto de 1995. Los archivos de sus mensajes se pueden encontrar en la página siguiente:

http://web.archive.org/web/20030506015942/http://www.malinowski.co m/colitis.htm

Por supuesto, Sally fue miembro del Club MC/CC. Después de seis o siete años, Judy dedicó su tiempo a escribir libros sobre buceo; su última hoja informativa se publicó el 23 de febrero de 2003. Para facilitar un lugar donde los pacientes con colitis microscópica pudieran seguir conversando en Internet, compartir experiencias y tener apoyo, Sally creó una web y añadió lo que sin duda fue el primer foro de conversación real sobre esta enfermedad.

No cabe duda que ella fue una de las pioneras del concepto de los grupos de conversación y apoyo de Internet, dedicados a la búsqueda de soluciones para el tratamiento de una enfermedad que se consideraba rara, y para la que no existía un tratamiento a largo plazo que fuera al mismo tiempo seguro y fiable, cuando le diagnosticaron en 1999. Su historia personal se puede leer en la página siguiente:

http://web.archive.org/web/20021203062107/www.microscopiccolitis.org /sallyread/id9.html

Los esfuerzos de Sally ayudaron a allanar el camino a todos los foros de conversación dedicados al apoyo de pacientes que tienen colitis microscópica que le siguieron. Su actitud abierta, y el ambiente de compasión y amor incondicional que mantenía en su foro de conversación, ayudaron a hacerle la vida más fácil a innumerables personas que se encontraban en el mismo camino, tratando de encontrar apoyo, y buscando cómo controlar sus síntomas cuando sus médicos eran incapaces de ayudarles. Aquellos de nosotros que tenemos colitis microscópica le debemos a ambas, a Judy Malinowski y a Sally Read una enorme deuda de gratitud, por sus esfuerzos pioneros para hacerles la vida más fácil a otros que sufren la enfermedad.

Sally dejó este mundo en diciembre de 2009. Aquellos de nosotros que le conocimos, no podemos evitar preguntarnos si ese infarto que sesgó su vida pudo estar relacionado con los efectos secundarios de tantos años de tratamiento con corticosteroides muy potentes que tomaba para controlar los síntomas de su colitis microscópica. Murió demasiado joven, pero dejó un legado de recuerdos felices en nuestros corazones. Le estamos tan agradecidos por compartir una parte de su vida con nosotros, porque la inspiración y esperanza que nos dio a los que padecemos lo que parecía una enfermedad desesperante, y la empatía que nos enseñó, no tienen precio.

Tabla de Contenido

Introducción

La enfermedad conocida como colitis microscópica, en todas sus diversas formas, incluyendo la colitis linfocítica, colitis colagenosa, y formas menos comunes, con frecuencia ha sido mal interpretada, mal diagnosticada, infra-diagnosticada, y tratada inadecuadamente desde que fue descrita por primera vez hace unas décadas. Y ahora que se ha añadido una nueva e importante versión, conocida como enterocolitis mastocítica, todavía se entiende menos, y es tratada de forma inadecuada. A pesar de que la inflamación no es fácilmente visible a simple vista (como suele ser habitual en otras enfermedades inflamatorias intestinales), la colitis microscópica en realidad es una enfermedad inflamatoria intestinal (EII). Por desgracia, parece que solo recibe una pequeña fracción de la atención que se le presta a otros tipos de EII. Esto parece notable, en vista del hecho de que la evidencia reciente sugiere que la prevalencia de la colitis microscópica (CM) es mucho más común que la enfermedad de Crohn, la colitis ulcerosa, y la enfermedad celíaca. Y, sin embargo, si hacemos una búsqueda de la literatura, aparece multitud de información sobre la enfermedad de Crohn, la colitis ulcerosa, y la enfermedad celíaca, pero la información detallada y fiable acerca de la CM se encuentra bastante limitada.

Esto se debe probablemente al hecho de que muchos médicos (y las principales instituciones médicas) siempre la han considerado como una enfermedad rara, en base a su descripción original. Debido a eso, la formación médica en relación con la enfermedad ha tendido a ser inadecuada, e incluso hoy en día, algunos especialistas gastroenterólogos (GI) parece que solo están vagamente familiarizados con los detalles de la enfermedad. Por ejemplo, si hace una búsqueda en Internet, encontrará que la mayoría de los hospitales y organizaciones de apoyo sin ánimo de lucro que se especializan en información y apoyo para los pacientes que tienen una EII, tienden a restar importancia a la colitis microscópica en sus foros, y por lo general solo proporcionan una descripción bastante breve, casi como si la información se hubiese añadido como una ocurrencia tardía.

Algunas autoridades incluso parecen cuestionarse si la colitis microscópica se puede calificar como una enfermedad inflamatoria intestinal. La mayoría de las autoridades la consideran principalmente como una enfermedad molesta. En consecuencia, muchos pacientes se sorprenden al descubrir que, después de ser diagnosticados, su gastroenterólogo solo ofrece una breve descripción de su enfermedad y una vaga sugerencia del pronóstico. Algunos pacientes solo reciben el diagnóstico sin ninguna explicación más. En algunos casos, se informa al paciente que la enfermedad desaparecerá por sí sola en cuestión de meses, sin necesidad de intervención médica alguna. La mayoría de los pacientes se marchan del consultorio de su médico deseando haber contado con más información y orientación sobre los detalles del tratamiento de sus síntomas y de cómo vivir con la enfermedad.

Desgraciadamente, muchas de las víctimas de la enfermedad descubren que en lugar de ser una "enfermedad molesta", la colitis microscópica tiende a imponer efectos que alteran la vida, y en algunos casos, se puede convertir en una enfermedad muy debilitante. En ocasiones, provoca síntomas dolorosos y humillantes, dejando a quienes tienen la enfermedad temerosos de alejarse demasiado de sus cuartos de baño, e incapaces de seguir su rutina normal, incluyendo el trabajo y eventos sociales.

Debido a sus dificultades al tratar de seguir una vida normal, muchos pacientes pueden verse frustrados por la limitada efectividad del programa de tratamiento prescrito por su médico. Puede que vayan de un médico a otro, con la esperanza de encontrar al especialista capaz de ayudarles a controlar sus síntomas. O bien, puede que finalmente dejen de buscar ayuda, o que se den por vencidos y se resignen a intentar vivir con sus síntomas, o pueden tratar de controlar sus síntomas a través de su propio ingenio, utilizando el sistema de ensayo y error, así como cualquier recurso que puedan descubrir por su cuenta. Tristemente, muchos pacientes con CM, incluso han sido aconsejados por sus médicos que lo único que tienen que hacer es "simplemente aprender a convivir con sus síntomas".

Gracias a la amplia disponibilidad de acceso a Internet y al intercambio de información que existe a través de este medio, cada vez es más fácil para los pacientes que tienen una enfermedad -que parece caer a través de las grietas de la medicina convencional- localizar información basada en las experiencias personales de otros pacientes que tienen la enfermedad. Y, a menudo, otros han encontrado mejores vías para lidiar con la enfermedad y han podido resolver sus síntomas, incluso en aquellos casos en los que sus médicos no habían sido capaces de ayudarles. En consecuencia, en lugar de sufrir en silencio después de que sus médicos se quedaran sin ideas, muchas víctimas de CM están encontrando maneras de mejorar su calidad de vida, fuera del sistema médico.

Como todos sabemos, Internet se encuentra llena de información. Parte de ella es buena, pero gran parte de ella es inútil e incluso perjudicial. El truco, por supuesto, está en separar la información válida de la que es basura. Por lo general, no se comprende por completo y con precisión esta enfermedad y el profundo efecto que puede causar sobre el estilo de vida, a menos que se tenga la enfermedad y se conviva con ella a diario. Por supuesto, estadísticamente, muy pocos gastroenterólogos tienen colitis microscópica, por lo que muy pocos de ellos realmente saben apreciar lo debilitante que puede llegar a ser, y por desgracia, muchos de ellos parecen considerar la enfermedad como "solo un poco de diarrea".

Debido a estas circunstancias, en muchas casos puede ser muy beneficioso buscar a otros que tengan la enfermedad, que han vivido con ella durante años, y que han descubierto maneras de controlar sus síntomas tomando el control de su propio programa de tratamiento. Los especialistas gastroenterólogos, están siendo cada vez mejores a la hora de diagnosticar la enfermedad, y poco a poco, también están aprendiendo mejores formas de tratar la enfermedad, pero en muchas de estas prácticas, los métodos de tratamiento que se ofrecen actualmente, y la información y apoyo que hay disponibles para los pacientes con CM, a menudo dejan mucho que desear. Los pacientes están frustrados, enfermos y cansados de estar enfermos y cansados; y solo quieren recuperar sus vidas.

En varias instituciones médicas, y en las diversas prácticas médicas, parece que hay grandes diferencias con respecto a la experiencia y conocimiento de la enfermedad, y en los tratamientos ofrecidos. Aunque algunos especialistas gastroenterólogos están aprendiendo mejores formas de tratar la enfermedad, otros parecen estar confundidos, y algunos incluso parecen no estar dispuestos a explorar formas de mejorar sus métodos de tratamiento. En general, uno tiene que tener la mente abierta y estar dispuesto a "pensar fuera de la caja", cuando fallan los métodos convencionales para resolver los síntomas de una enfermedad que es poco conocida.

Con toda la información antes mencionada en mente, este libro es una recopilación de las experiencias y conocimientos adquiridos por su autor, a la vez que desarrolla, administra y participa en un foro de conversación para miembros que tienen colitis colagenosa, colitis linfocítica, o cualquier otra forma de CM, y otras cuestiones que se asocian frecuentemente con la enfermedad. No soy un profesional médico. De hecho, mi educación es en ingeniería e informática, no en medicina.

Hace un tiempo, una docena de años atrás, estaba tan enfermo que realmente pensé que me quedaban solo unos pocos años más de vida. Había pasado por todas las pruebas posibles que ofrecía la mejor clínica de la zona donde vivía, y mi gastroenterólogo me había dicho que no me pasaba nada malo. Me sentía desesperado y solo. Así que empecé a investigar en Internet, y seguí buscando, hasta que un día me di cuenta de que, a pesar de toda la información contradictoria que aparecía en las páginas web de las principales instituciones médicas, mi problema tenía que estar relacionado con algo que estaba comiendo. Tardé meses de ensayos y pruebas, y registrando con todo detalle lo que estaba comiendo, y cómo reaccionaba a ello, pero al final conseguí encontrar una manera de salir de ese pozo sin esperanza en el que me encontraba.

Por lo que sé, este es el primer libro que se ha escrito hablando específicamente sobre la colitis microscópica. La enfermedad se menciona brevemente en algunos libros sobre temas del sistema digestivo, pero a mi leal saber y entender, hasta la fecha de este escrito, no existen otros libros que se hayan dedicado a detallar la enfermedad y las formas para tratarla con eficacia. Esperemos que la publicación de este libro anime a otros a estudiar la enfermedad y a desarrollar maneras más eficaces para tratarla.

La mayoría de los estudios médicos relacionados con la colitis microscópica están basados en un número relativamente pequeño de pacientes, porque la información precisa y detallada sobre esta enfermedad todavía se encuentra algo limitada en la literatura médica. Por el contrario, con cientos de miembros en el foro de conversación conviviendo con la enfermedad de forma diaria y compartiendo gratuitamente sus experiencias y su conocimiento personal de la enfermedad (ganado con el sudor de su frente), ha evolucionado una base de datos extremadamente valiosa, basada en información de primera mano sobre los aspectos prácticos de vivir con la enfermedad y de controlar sus síntomas. Con ese intercambio tan franco de información, podemos aprender qué técnicas están funcionando realmente, la mayor parte del tiempo, en el mundo real, y cuáles son las que parece que apenas funcionan.

Los gastroenterólogos, en general, no han sido capaces de recopilar información de esta envergadura sobre la enfermedad porque no solo no tienen tiempo para realizar un control a este nivel, sino porque muchos pacientes suelen sentirse frustrados con la falta de sugerencias útiles de sus médicos; y después de un tiempo, dejan de acudir a ellos. Cuando un paciente no vuelve a la consulta, algunos especialistas en temas gastrointestinales parece que dan por sentado que el paciente se ha "curado", y esto es lo que anotan en el historial de sus pacientes, y consideran el caso como resuelto de forma satisfactoria. Cuando sucede esto, otro caso de colitis microscópica se ha perdido por las grietas del sistema médico.

Eso significa que los grupos de apoyo y foros de Internet relacionados con la CM tienden a implicar muchos de los casos más difíciles – los que no han podido encontrar una resolución exitosa a sus síntomas dentro del sistema médico. Este libro, por lo tanto, está basado en el conocimiento adquirido a partir de aproximadamente 10 años de compartir ideas, puntos de vista, y experiencias relacionadas con el control de los síntomas de la colitis microscópica, según la experiencia de aquellos que viven con la enfermedad cada día, y que han aprendido cómo controlar la enfermedad de manera que no controle sus vidas.

Cómo usar este libro

Dado que la colitis microscópica es una enfermedad mucho más compleja y de mayor alcance de lo que entiende la comunidad médica en general, y dado que no hay un enfoque único de tratamiento que funcione bien para todo el mundo, cuanto más podamos aprender sobre la enfermedad y sobre las opciones de tratamiento, más fácil será para aquellos de nosotros que tenemos la enfermedad, desarrollar un programa de tratamiento personal más eficaz. Desde esa perspectiva, será útil leer todos los capítulos de este libro, en el orden en los que están presentados.

Si ya ha hecho un gran trabajo de investigación y se siente lo suficientemente familiarizado con toda la información de fondo de la enfermedad, y se siente especialmente impaciente por aprender sobre la efectividad de los distintos enfoques para tratar los síntomas de la enfermedad, entonces tiene la opción de saltar al capítulo cuatro (Métodos de Tratamiento Convencionales). Esto le permitirá revisar los métodos de tratamiento más comunes recomendados actualmente por muchos gastroenterólogos.

En el capítulo cinco (Efectividad del Tratamiento Convencional), puede revisar el consenso general de la opinión de cientos de pacientes que han intentado estos medicamentos, en un entorno real, para proporcionar una base para comparar la eficacia relativa de los distintos fármacos utilizados para tratar la CM. Esta información debería proporcionar algún punto de vista valioso que podría ser útil para tomar decisiones sobre qué medicamentos podrían ser las mejores opciones a tener en cuenta, en lugar de limitarse a aceptar la primera sugerencia de tratamiento ofrecida por su médico.

Por alguna razón desconocida, parece que existe bastante extremismo en las opciones de tratamiento prescritas para esta enfermedad. Mientras que algunos especialistas en temas gastrointestinales parecen ser muy cautos sobre los medicamentos que prescriben para tratar la enfermedad, otros parece que no dudan en prescribir precisamente los medicamentos más potentes que hay, aparentemente con total despreocupación de los riesgos de los efectos secundarios que podría sufrir el paciente. La prudencia sugiere que algunos de los fármacos de esta categoría solo deberían elegirse como un último recurso para los casos más graves que se han resistido a los tratamientos más convencionales.

Tenga en cuenta que hasta la fecha de este escrito, no existen medicamentos etiquetados específicamente para ser utilizados como tratamiento para la colitis microscópica. Todos los medicamentos prescritos por los médicos para tratar esta enfermedad fueron aprobados por la Agencia de Alimentos y Medicamentos (FDA) para tratar otras enfermedades, por lo tanto cuando un médico los prescribe para tratar la colitis microscópica, esto equivale a un uso no incluido en el prospecto.

Si los medicamentos no son de su agrado (ya que el uso de cualquier medicamento obviamente entraña algún riesgo de desarrollar efectos secundarios adversos), entonces la información del capítulo seis (Tratamiento mediante Dieta), será una buena alternativa. Este capítulo explica el tratamiento de la colitis microscópica basado únicamente en cambios en la dieta, o en cambios alimenticios en combinación con medicamentos, y habla sobre las distintas maneras que existen para determinar qué cambios en la dieta suelen ser necesarios para lograr una remisión de los síntomas. Para los casos más graves, podría ser necesario seguir una combinación de cambios en la dieta y medicación para lograr una remisión, o para controlar todos los síntomas, y esta opción también se explica en este capítulo.

Cualquier persona con CM que esté interesada en intentar controlar sus síntomas introduciendo cambios en su dieta encontrará que la información del capítulo siete (Alergias a los Alimentos Versus Sensibilidades Alimenticias) le resulta muy útil, ya que describe las diferencias entre alergias a alimentos y sensibilidades a alimentos, y cómo nos afectan. En el capítulo ocho, aprenderá que a pesar del hecho de que se promocionan como saludables y nutricionales, los alimentos que causan la mayoría de las sensibilidades alimenticias en realidad no son para nada saludables. Simplemente son los beneficiarios de campañas de publicidad muy buenas.

La información contenida en el capítulo nueve es muy importante y debería leerse con detenimiento, ya que explora las razones por las que algunos problemas de salud han sido pasados por alto y no se han tratado durante miles de años. Y se analiza mucha investigación científica iluminadora, acerca de las similitudes entre la enfermedad celíaca y la colitis microscópica, además de otra información que debería ayudar a comprender esta enfermedad, a convivir con ella, y a controlar sus síntomas.

Los capítulos 10 y 11 contienen información adicional sobre nuestro sistema inmunológico, y más información de apoyo sobre cómo afrontar los problemas del día a día que nos podemos encontrar. El capítulo 12 trata las directrices y consejos sobre cómo mantener nuestros menús seguros cuando comemos fuera de casa, incluso cuando viajamos, y el capítulo 13 proporciona una serie de directrices para desarrollar un plan de dieta seguro, basado en las necesidades individuales.

El capítulo 14 contiene información detallada sobre las formas de tratar los casos más difíciles, cuando los tratamientos convencionales no tienen éxito. El capítulo 15 está dedicado a la investigación en curso, parte de la cual esperemos proporcione opciones de tratamiento mejorados, o al menos alternativos, en el futuro.

Y finalmente, en la sección II del libro, en el capítulo 16, explico mi teoría personal sobre cómo y por qué se desarrolla la colitis microscópica. Debería encontrar esta información iluminadora, ya que podría explicar cómo se desarrollan todas las enfermedades inmunológicas.

Si decide saltarse algunos capítulos (o leerlos más adelante), le sugiero que al menos se lea los resúmenes al final de cada capítulo. De esta forma tendrá conocimiento de la información básica mientras lea los capítulos siguientes.

Tratar con sus médicos

Cuando termine de leer este libro, sabrá mucho más acerca de la colitis microscópica y sobre el tratamiento eficaz de la enfermedad que probablemente al menos el 90% de los gastroenterólogos especializados en el mundo. En consecuencia, se dará cuenta de que actualmente muchos gastroenterólogos todavía no creen que los cambios en la dieta pueden ser beneficiosos para tratar la colitis microscópica, e independientemente de la cantidad de pruebas que pueda mostrarles, muchos de ellos no solo no le creerán, sino que si insiste en ello, se lo tomarán como una ofensa.

Por favor, tenga en cuenta que no toman esta postura con el fin de ser obstinados. Siguen esta política porque es la forma en la que fueron enseñados, y sin unos resultados de investigación adecuados y fiables en los que basar cualquier cambio de política, se muestran reticentes a abandonar su formación y a aventurarse en aguas desconocidas.

Como aprenderá conforme lea este libro, sin embargo, su postura es incorrecta e insostenible, como ha demostrado la investigación científica, y por los datos empíricos acumulados por cientos de pacientes con colitis microscópica que han utilizado con éxito cambios en su dieta como su vía hacia la remisión. Por lo tanto, en su trato con su gastroenterólogo es mejor que actúe con discreción. Algunos médicos están dispuestos a salirse del protocolo, y aprenden de, o con, sus pacientes, pero tenga en cuenta que muchos gastroenterólogos pueden llegar a ser bastante hostiles cuando un paciente intenta convencerles de que los síntomas de la colitis microscópica se pueden controlar con la dieta, porque puede que ese concepto no haya formado parte de su formación profesional.

Antes de que rompa su relación con su especialista, por favor, recuerde que podría seguir necesitando los servicios de un médico para obtener prescripciones, pruebas, o la opinión de un profesional en otros temas. Por lo tanto, ande con cuidado, sea considerado con sus sentimientos, e intente evitar enfrentarse a su médico si él o ella se muestran en desacuerdo con su punto de vista sobre cómo tratar la enfermedad. Con suerte, su médico podría estar abierto a sus sugerencias e ideas, pero si hay desacuerdos, por favor, no sea agobiante, y/o irrespetuoso, ya que no le llevará a ninguna parte, excepto tal vez a que salga por esa puerta.

Por supuesto, si se siente extremadamente frustrado con su trato con su médico, y siente que él o ella no le está ayudando a controlar sus síntomas con éxito, y especialmente si siente que el estrés añadido parece agravar sus síntomas, entonces siempre tendrá la opción de buscar otro médico que pueda tener más conocimientos sobre la enfermedad y que esté más dispuesto a seguir las necesidades de su tratamiento. Recuerde, es su cuerpo, e incluso siendo su médico un consultor profesional pagado, las decisiones finales sobre cualquier programa de tratamiento siempre son suyas.

Si tiene colitis microscópica (o un desorden asociado), espero que este libro sea esclarecedor, y sinceramente espero que pueda encontrar las soluciones que está buscando, de forma que pueda controlar su enfermedad, y recuperar su vida.

Sección I

Colitis Microscópica

Capítulo 1

Descripción de la Enfermedad

¿Qué es la Colitis Microscópica?

Aquellos de nosotros que hemos sido diagnosticados con colitis microscópica, habitualmente nos encontramos con que la enfermedad parece un problema mucho mayor de lo que esperábamos, en base a la explicación ofrecida por nuestro gastroenterólogo. Además de tener que lidiar con los embarazosos y desagradables problemas gastrointestinales, la enfermedad nos puede robar el sueño, hacer que nos sintamos exhaustos la mayor parte del tiempo, causar dolores y molestias diversas en varias zonas del cuerpo, e incluso impedir que podamos pensar con claridad.

Sus aparentemente implacables, en ocasiones humillantes, síntomas, pueden provocar que nos sintamos deprimidos y frustrados, incluso temerosos de salir de casa, por miedo a no ser capaces de llegar al baño lo suficientemente rápido si se produjera una necesidad urgente de forma repentina. Según la descripción médica oficial, no existe razón alguna por la que debamos sentirnos abrumados por la enfermedad, porque no está médicamente clasificada como un problema que amenace la vida. De hecho, a menudo se describe como una condición benigna, con un resultado autolimitante. Muchos médicos parecen pensar que si la enfermedad siguiera su curso, dejaría de ser un problema importante, basándose en unos estudios de investigación temprana.

Entonces, ¿por qué la mayoría de los que tenemos la enfermedad sentimos que es una fuerza tan opresiva y dominante en nuestras vidas? ¿Por qué nos sentimos tan a menudo como si estuviéramos encadenados al cuarto de baño, literalmente temerosos de salir de casa? La razón probablemente pueda encontrarse en el hecho de que la enfermedad es capaz de causar una diarrea espontánea, de gran cantidad, y literalmente explosiva, con tal urgencia, que incluso podemos estar a tan solo unos pasos del baño, e inmediatamente dirigirnos al baño al primer síntoma de urgencia, pero no lleguemos a tiempo. El resultado, en ocasiones, es un embarazoso "accidente" por el camino.

No hace falta que pasemos por esta experiencia muchas veces, con todo el trabajo desagradable de limpieza que le sigue, para que la enfermedad consiga intimidarnos hasta el punto de atraer toda nuestra atención. Después de unos cuantos incidentes, la enfermedad tiende a imponer un alto grado de control sobre nuestros horarios diarios, lo que significa que en realidad controla nuestra vida.

Además de todo el estrés causado por tener que lidiar con los síntomas de forma diaria, resulta que en la vida real, como veremos en capítulos posteriores, suele ser bastante raro que la enfermedad se resuelva por sí misma sin intervención alguna. De hecho, a la mayoría de nosotros nos suele suceder lo opuesto. A pesar de hacer todo lo imaginable para intentar controlar los síntomas, parecen seguir y seguir, y nos preguntamos si alguna vez podremos volver a disfrutar de una vida normal.

Debido al frustrante y deprimente efecto progresivo que puede tener este estado de ánimo en nuestra calidad de vida, y en nuestras perspectivas de futuro, es obvio que aprender más sobre la enfermedad debería ser útil para nosotros, de forma que seamos capaces de controlar mejor nuestros síntomas y de volver a retomar el control de nuestras vidas. Independientemente de lo desesperados que nos pueda hacer sentir la enfermedad a veces, y a pesar del hecho de que la comunidad médica ha sido algo lenta en desarrollar métodos seguros y prácticos para tratar la enfermedad de forma eficaz, sí es posible que recuperamos nuestras vidas. Aunque muchos de los tratamientos médicos que están disponibles tienden a implicar el uso de medicamentos potentes que en ocasiones pueden causar efectos secundarios graves, e incluso mortales, algunos de ellos pueden ser utilizados como tratamientos a corto plazo para ayudar a que nuestra vida sea algo más fácil durante el proceso de curación.

La experiencia demuestra que los medicamentos no son una solución completa, y que deben tomarse medidas adicionales si se pretende conseguir una remisión a largo plazo. De hecho, muchos de los casos se pueden resolver sin el uso de medicamentos prescritos. El propósito de este libro es proporcionar la información necesaria para lograr ese objetivo.

Desgraciadamente, es un hecho que la colitis microscópica no se puede curar, se trata de una enfermedad para toda la vida, una vez que se desarrolla. Si la enfermedad no se trata, algunos pacientes pueden manifestar periodos ocasionales de remisión espontánea, pero la mayoría de las víctimas de esta enfermedad se ven forzadas a seguir algún tipo de programa de tratamiento en todo momento, al menos si quieren evitar con éxito una recaída de los debilitantes síntomas que están relacionados típicamente con la enfermedad.

La descripción original de esta enfermedad, conocida como colitis colagenosa, fue descrita por el patólogo sueco Claes Lindström, en 1976.[1] La describió como una enfermedad caracterizada clínicamente por una diarrea acuosa crónica, un revestimiento interior del colon, (la mucosa), que parece normal a simple vista, pero que muestra ciertos cambios distintivos a nivel celular (cambios histológicos) cuando se examinan muestras de biopsias de la mucosa bajo un microscopio. La colitis colagenosa, (CC), se puede identificar por la combinación de la inflamación crónica en la lámina propia y en las inflamadas bandas de colágeno subepitelial.

En términos simples, el síntoma clínico más destacable de la CC es una diarrea incontrolable, pero cuando se examina el interior del colon por medio de una colonoscopia, el revestimiento del colon aparece bastante normal. Esto difiere de otras enfermedades inflamatorias intestinales (enfermedad de Crohn y colitis ulcerosa) en las que se aprecian claramente lesiones en la superficie de la mucosa, y otros síntomas evidentes de inflamación, a través de una colonoscopia.

Con la CC, solo se pueden detectar los cambios en la estructura celular examinando las muestras de los tejidos bajo un microscopio. Anteriormente, se decía que la enfermedad era rara y de mayor prevalencia en las mujeres de mediana edad, e incluso hoy en día, algunos médicos erróneamente todavía consideran que es una enfermedad de mujeres de mediana edad y más mayores. Debido a esta actitud equivocada, esos médicos seguramente habrán errado en el diagnóstico correcto de muchos casos a lo largo de décadas, simplemente porque no esperaban encontrar la enfermedad en pacientes más jóvenes. Probablemente, en muchos casos, ni siquiera se preocuparon de buscarla en pacientes varones. Desgraciadamente, la enfermedad no puede diagnosticarse a menos que un gastroenterólogo la busque, por lo que referirse a ella como una enfermedad rara fue una especie de profecía autocumplida.

Las primeras investigaciones mostraron que la CC estuvo asociada frecuentemente con enfermedades del tejido conectivo, incluyendo la artritis reumatoide (AR) y otras enfermedades autoinmunes varias, como la miastenia gravis, enfermedad de tiroides, iritis, y anemia perniciosa.[2] Según algunas fuentes, las estadísticas de género de la CC muestran una prevalencia de mujeres frente a los hombres en aproximadamente un 4:1. No obstante, varios estudios muestran proporciones de género diferentes, lo que sugiere que la demografía de diagnóstico puede verse afectada por la localización y por la convención de diagnóstico local del momento.

En 1980, se introdujo el término "colitis microscópica" para describir un síndrome caracterizado por diarrea acuosa, en el que las muestras de biopsias examinadas bajo el microscopio mostraban inflamación linfocítica, a pesar de que la mucosa del colon parecía normal a simple vista.[3] Pero, contrariamente a casos observados anteriormente de colitis colagenosa, los pacientes con este síndrome no manifestaban siempre bandas colágenas inflamadas en la capa subepitelial de la pared de su colon. Lazenby, en 1989, hizo una propuesta para renombrar la colitis microscópica (MC) como colitis linfocítica (LC). Muchas autoridades usan el nombre colitis microscópica como un término genérico para referirse a casos en los que hay marcadores, bien de colitis colagenosa, o bien de colitis linfocítica, mientras que algunas autoridades sugieren que este término solo debería aplicarse cuando están presentes ambos tipos de marcadores.[4]

También existen otras formas raramente encontradas de esta enfermedad, como la CM con células gigantes, paucicelulares, y colitis linfocítica asintomática, colitis de células claras (pediátrica), CM con inflamación granulomatosa, CM no espeficada de otro modo (NOS), coloproctitis linfocítica criptal, y otras varias de cambios histopatológicos similares, como la hiperplasia de las células de Paneth o la degeneración epitelial.[5-8] La forma más recientemente descubierta se conoce como enterocolitis mastocítica.[9]

Colitis Microscópica

La enterocolitis mastocítica (ME) implica un número por encima de lo normal de mastocitos en la mucosa de los intestinos. Este diagnóstico probablemente se pase por alto a menos que el patólogo utilice un tipo especial de tintura (una tinción triptasa inmunohistoquímica) cuando prepare los portaobjetos para examinarlos bajo el microscopio. Para quien esté llevando la cuenta, esto se suma a más de una docena de diferentes tipos de colitis microscópica en total, a partir de la fecha de impresión de esta publicación, y las probabilidades son relativamente altas de que posiblemente existan otros tipos más, que todavía estén por descubrir.

Además de estas numerosas variaciones de la enfermedad, existen otras cuestiones médicas escasamente comprendidas que han sido mal clasificadas (en mi opinión), y que casi con seguridad deberían ser incluidas como otros tipos de colitis microscópica, incluyendo la gastritis colágena, el esprúe colágeno, y la duodenosis linfocítica.[10, 11, 12, 13, 14] No espere que su especialista gastroenterólogo sea capaz de nombrar todas las formas distintas que hay de la enfermedad, debido a que lo más probable es que ni él, ni ella, hayan escuchado hablar de la mayoría de ellas, a excepción de los tipos más comunes, la colitis colágena, la colitis linfocítica, y el término general, la colitis microscópica.

Tenga en cuenta que la enterocolitis mastocítica no es la única condición que puede provocar una inflamación intestinal debido a una implicación de mastocitos. En algunos casos, parece que incluso los números normales de mastocitos pueden ser un problema, si tienden a degranularse (liberar histamina u otros moduladores de inflamación) de forma inapropiada.[15] Además, en estos casos, se puede producir un problema similar al ingerir alimentos que contengan altos niveles de histaminas, o alimentos que tiendan a promover la degranulación de mastocitos.

Los detalles de la diferenciación entre las diversas formas de esta enfermedad parecen cuestionables, en cuanto a lo que concierne al paciente, porque los síntomas clínicos prácticamente son los mismos, y el tratamiento suele ser el mismo para todas las variaciones de la enfermedad. Mientras que la literatura muestra desacuerdo entre las autoridades con respecto a los porcentajes de género para la CC, la CL no parece ser específica al género, ya que parece mostrar una distribución más o menos equitativa entre ambos, hombres y mujeres.

La mayoría de las otras formas menos conocidas de la enfermedad son tan poco frecuentes que no se ha establecido una preferencia de género en este punto del tiempo. Con toda esta información en mente, todas las variaciones de la enfermedad serán mencionadas en este libro simplemente como colitis microscópica (CM), excepto donde se especifique lo contrario debido a circunstancias especiales.

¿Cuáles son los síntomas de la colitis microscópica?

Originalmente, la enfermedad fue descrita como una diarrea crónica acuosa de origen desconocido, pero apenas se mencionaron otros síntomas clínicos. Sin embargo, aquellos que tienen la enfermedad, reconocen que puede manifestar síntomas diversos que pueden variar desde los gastrointestinales a otro tipo de síntomas físicos, e incluso incluir síntomas neurológicos, en algunos casos. De hecho, indirectamente, puede afectar prácticamente a cualquier parte del tracto gastrointestinal, desde la boca hasta el ano. Como sucede con otras muchas enfermedades, todos los pacientes no manifiestan todos los síntomas posibles. Algunos, de hecho, muestran una serie muy limitada de síntomas pero, excepto en los casos asintomáticos, casi siempre existe algún tipo de comportamiento intestinal alterado como síntoma predominante.

Colitis Microscópica

El síntoma más conocido, por supuesto, es la diarrea, y la mayoría de las personas se sorprenden por la gran cantidad de diarrea que puede suceder con esta enfermedad. El tipo de diarrea relacionada con la mayoría de los problemas del sistema digestivo se conoce como diarrea osmótica. Sucede debido a cantidades excesivas de sustancias disueltas (solutos) en la corriente fecal, que impiden que el proceso de absorción tenga lugar normalmente, resultando en una diarrea debido al agua retenida.[16] Mientras que este tipo de diarrea en ocasiones se encuentra presente en la CM, no suele tener lugar el tipo de diarrea de grandes cantidades tan comúnmente relacionada con la CM.

Con la colitis microscópica, la diarrea puede variar de leve a severa, desde heces que son ligeramente más blandas de lo normal hasta prácticamente agua. La frecuencia de las deposiciones puede variar desde unas pocas al día, hasta 40 a 50 por día, en los casos más severos. Este tipo de grandes cantidades de diarrea se conoce como diarrea secretora, y sus características principales destacables son sus altos contenidos y su consistencia acuosa. La diarrea secretora sucede cuando la corriente fecal contiene un número mayor de lo normal de electrolitos, especialmente de sodio, que tiende a interferir con la habilidad de los intestinos de desarrollar las tareas normales de absorción.

Normalmente, el intestino delgado infunde agua en el lumen (el interior del intestino delgado) para ayudar en el proceso digestivo, pero esta agua adicional se recupera y recicla antes de que llegue al colon. Sin embargo, si la diarrea está presente, hay una ganancia neta en el volumen del agua que sale del intestino delgado, lo que resulta en la diarrea. Cuando la digestión tiene lugar normalmente, el colon recupera agua y electrolitos de la corriente fecal en el lumen. Por el contrario, con la diarrea secretora, los electrolitos y el agua adicional se infunden en el interior del colon, resultando en un volumen inusualmente alto, y en ocasiones, causando numerosas deposiciones al día.[17]

La diarrea no siempre está presente.[18] Algunos pacientes manifiestan episodios alternos entre diarrea y estreñimiento, otros pacientes predominantemente tienen estreñimiento, y algunos pacientes solo manifiestan estreñimiento. Otro subconjunto de pacientes es asintomático, y para estos pacientes, su enfermedad suele descubrirse de forma accidental cuando un patólogo examina las muestras de las biopsias tomadas por alguna otra razón distinta a la de buscar la colitis microscópica. No obstante, para la mayoría de las personas con CM, la diarrea es la norma, y la frecuencia típicamente se encuentra en el rango de cinco a diez evacuaciones por día, y de ahí para arriba.

Con la diarrea secretora, se puede desarrollar un estado peligroso de deshidratación bastante rápido, debido a la pérdida de agua y de electrolitos. Mientras que ayunar seguramente podría ralentizar la diarrea osmótica, no suele ser efectivo para detener la diarrea secretora porque el proceso podría perpetuarse en sí mismo, siempre y cuando los electrolitos y el agua sigan disponibles por infusión en el colon.[19]

Por desgracia, para muchas víctimas de la enfermedad, también se pueden manifestar otros muchos síntomas, incluyendo, aunque sin limitarse a, calambres abdominales y otro tipo de dolores abdominales, dolores articulares, dolores musculares, calambres en las piernas, calambres en los pies, dolores de cabeza, migrañas, rigidez en las articulaciones, rigidez en la nuca, dolor en el cuello, y dolor de espalda. Además, muchas víctimas de la enfermedad padecen de problemas tales como aftas o úlceras bucales recurrentes, nódulos linfáticos inflamados, y problemas diversos de la piel como eczema, erupción, y urticaria. Estas anormalidades de la piel pueden producirse prácticamente en cualquier lugar exterior del cuerpo, incluyendo el cuero cabelludo.

Las náuseas, y ocasionalmente incluso los vómitos, pueden ser un problema común para algunas personas con CM, mientras que otras raramente o nunca manifiestan tener estos síntomas. La prevalencia de estos síntomas no se ha investigado con detenimiento, aunque la evidencia anecdótica sugiere que hasta una tercera parte de las personas con CM podrían tener episodios ocasionales o frecuentes de náuseas, que pueden desencadenar en vómitos. Para algunos pacientes, parece que el problema podría ser debido a una gastroparesis (vaciado incompleto o lento de los contenidos estomacales), lo que sugiere una posible implicación estomacal en el síndrome de inflamación que causa la CM.

La enfermedad puede hacer que algunas víctimas se sientan como si estuvieran pasando por un caso grave de gripe que parece no terminar nunca o una en la que vuelven a recaer constantemente. Los síntomas pueden ser constantes, o ir y venir. Los síntomas pueden variar ampliamente de un paciente a otro y cada persona parece tener su propio patrón particular de síntomas clínicos. Algunos pacientes solo manifiestan el síntoma clásico relacionado en la descripción original de la enfermedad: diarrea acuosa.

Uno de los síntomas mencionados con frecuencia por muchas personas que tienen una CM activa son los ruidos anormalmente altos de su sistema digestivo. Un sistema digestivo normal hace algunos sonidos característicos cuando funciona correctamente. Este sonido digestivo normal se conoce como borborigmo. El ruido se origina en el estómago o en la parte superior del intestino delgado cuando se contrae el músculo para mover el quimo (una mezcla de comida parcialmente digerida y jugos gástricos) por el tracto gastrointestinal. Las vibraciones resultantes sirven para ayudar a agitar las partículas sueltas de quimo que, en caso contrario, podrían adherirse al estómago o a las paredes intestinales. Sin embargo, en el caso de colitis microscópica, estos sonidos suelen amplificarse hasta el punto de que pueden ser escuchados por alguien que se encuentre en el otro extremo de una gran habitación. El paciente no tiene control sobre este sonido, y la mayoría de las personas que lo sufren pueden ser más conscientes de ello cuando se encuentran en espacios públicos. Cualquiera que esté bien informado sobre la enfermedad, reconoce el sonido prácticamente de inmediato, y lo relaciona con la enfermedad.

Existe una cantidad importante de solapamiento entre la colitis microscópica y la enfermedad celíaca.[20] En un estudio limitado en Australia, se descubrió que de cada 10 personas que habían sido diagnosticadas con colitis colagenosa, y a las que se les habían tomado unas biopsias intestinales pequeñas, cuatro de cada diez pacientes tenían la enfermedad celiaca, lo que es una correlación muy alta. En el momento del estudio, la prevelancia de la enfermedad celiaca en Australia se consideraba como de 1 por cada 3.000. Las personas con estas enfermedades parecen compartir un par de genes que predisponen a ello: HLA-DQ, que podrían ser causantes del solapamiento de la celiaquía y la colitis microscópica.[21]

Las personas con colitis microscópica con frecuencia manifiestan inflamación celular mononuclear de leve a moderada en el intestino delgado. En algunos casos, acompañado por una atrofia, parcial o subtotal, de las vellosidades intestinales, lo que es un marcador de la enfermedad celiaca. El término "Células mononucleares" simplemente es otro nombre para describir cualquier tipo de célula sanguínea blanca o glóbulo blanco con un núcleo de un lóbulo, como un linfocito, un monocito o un macrófago.

Se necesitan más estudios para establecer pruebas científicas de si el daño patológico es o no es causado por la dieta con gluten, pero la evidencia ciertamente sugiere que el gluten, y posiblemente también otras proteínas ingeridas, podría ser la causa de los agentes inflamatorios que conducen a este daño en el intestino delgado de los pacientes con CM. No está claro cuánto solapamiento existe entre la enfermedad celíaca y la CM, pero estudios aleatorios de pacientes con colitis linfocítica muestran que al menos un 10% tenían un daño importante en las vellosidades de su intestino delgado (al menos una puntuación de 1 en la Clasificación de Marsh), a pesar de que no reunían los requisitos para un diagnóstico de la enfermedad celíaca por el criterio diagnóstico clásico de la celiaquía.[22]

La clasificación de Marsh se refiere a un método por el que se cuantifican los daños en las vellosidades del intestino delgado analizando las biopsias tomadas de zonas aleatorias del intestino delgado. La puntuación más baja significativa es 1, y corresponde a una condición en la que se encuentran presentes al menos 20 o más linfocitos por 100 enterocitos en la punta de las vellosidades. En el nivel 2 de Marsh, existe una cuenta elevada de criptas (las depresiones que se parecen a tubos en la superficie intestinal entre las vellosidades intestinales) que están agrandadas. Para cuando el daño alcanza el nivel 3 de Marsh, también están presentes los marcadores de los dos primeros niveles y las vellosidades intestinales han empezado a encogerse y a aplanarse. Este tipo de daño es conocido como atrofia de las vellosidades intestinales y la extensión se especifica mediante tres niveles de daño.

3a corresponde a una atrofia parcial de las vellosidades intestinales
3b corresponde a una atrofia subtotal de las vellosidades intestinales
3c corresponde a una atrofia total de las vellosidades intestinales

En el nivel 4 de Marsh, las vellosidades intestinales están totalmente atrofiadas y las criptas también han encogido. Para cuando se llega a este nivel, la malabsorción de nutrientes suele ser un problema importante.

En muchos casos, cuando el paciente es sensible al gluten, también hay síntomas neurológicos, además de los síntomas gastrointestinales. En algunos casos, los síntomas neurológicos aparecen primero, antes de que sean evidentes los síntomas gastrointestinales.[23] Incluso es posible que los individuos con sensibilidad al gluten desarrollen síntomas neurológicos en ausencia total de síntomas gastrointestinales. Pero, sin una implicación gastrointestinal y sin síntomas clínicos, obviamente la colitis microscópica no sería un problema mayor, y la mayoría de las personas no serían conscientes de tener la enfermedad.

Si estuviera presente a pesar de todo, el hecho de que fuese asintomático lo convertiría en un punto discutible, en cuanto al efecto que ejerce sobre el paciente. Sin embargo, habría que tratar la sensibilidad al gluten, de lo contrario, la probabilidad sería muy alta de que los efectos neurológicos pudieran eventualmente progresar a una enfermedad celíaca o a una colitis microscópica, o a ambas. También es posible que el daño neurológico se convierta en permanente si los síntomas no son tratados de forma eficaz y a tiempo.

Después de la diarrea, el segundo síntoma más destacado de la CM para muchos pacientes es la fatiga extrema. Muchas personas con CM sienten que incluso con niveles de actividad bajos están prácticamente totalmente exhaustos al final del día, y el cansancio es un compañero casi constante.

Además, para muchos pacientes con CM, el dolor severo en las articulaciones, y en ocasiones el dolor muscular, puede llegar a niveles en los que la actividad normal se puede ver obstaculizada de manera significativa. Pueden manifestarse síntomas similares a la artritis en las articulaciones de rodilla y cadera, y la rigidez y dolor en el cuello, espalda superior y zona baja de la espalda, puede ser bastante severa. Muchos pacientes refieren sentirse como si tuvieran un caso severo de gripe o un envenenamiento por alimentos.

No es raro para las personas con CM que desarrollen condiciones que en ocasiones se confundan con enfermedades autoinmunes diversas. Por ejemplo, el trastorno de la articulación temporomandibular (ATM), suele diagnosticarse a menudo, y parece que este síntoma podría estar relacionado con la sensibilidad al gluten. Después de que todas las trazas de gluten se hayan eliminado de la dieta de alguien con CM, y que se hayan resuelto los síntomas gastrointestinales, a menudo los síntomas de la ATM también suelen desaparecer.

Un estudio basado en 50 pacientes que tenían tiroiditis de Hashimoto reveló que el 40% de ellos tenían los marcadores diagnósticos para la colitis linfocítica, pero solo uno de ellos manifestaba síntomas clínicos de la CL.[24] Esto sugiere que la CL no solo está estrechamente relacionada con la enfermedad del tiroides, sino que puede estar presente sin causar los síntomas típicos durante largos periodos de tiempo antes de que la enfermedad esté completamente activa.

Debido a que parece haber una relación bastante elevada entre la CM y los desórdenes del tiroides, la enfermedad del tiroides puede ocasionar que aparezcan síntomas adicionales, y esto puede causar el desarrollo de sindromes autoinmunes adicionales, tales como el síndrome de fatiga crónica, el lupus eritematoso sistémico (LES), el síndrome de Sjögren, y el fenómeno de Raynaud. A menudo, los síntomas asociados con estos trastornos autoinmunes adicionales disminuirán, y en algunos casos desaparecerán completamente, después de que quede controlada la inflamación que está relacionada con la colitis microscópica.

¿En realidad, la CM es una enfermedad rara, tal y como pretendía inicialmente la comunidad médica?

Definitivamente, la CM no es rara, según investigaciones recientes. Ya en el año 2004, los datos publicados por Martin Olesen y sus colegas mostraron que la incidencia anual de la colitis microscópica, en sus formas varias, es significativamente más alta de lo que piensan normalmente la mayoría de los profesionales médicos, y de hecho, descubrieron en Suecia, que la incidencia anual de la colitis microscópica, en sus formas combinadas, coincidía con la incidencia de la enfermedad de Crohn, y que se aproximaba con la incidencia de la colitis ulcerosa.[25]

Un estudio canadiense más reciente, publicado en 2011, verifica que la colitis microscópica es de hecho significativamente más común que ambas, la enfermedad de Crohn y la colitis ulcerosa.[26] El estudio canadiense mostró que no solo la incidencia de la colitis microscópica es significativamente más alta que ambas, la enfermedad de Crohn y la colitis ulcerosa, sino que la incidencia de la CM es más de un 60% más alta que la enfermedad celíaca.

El estudio verificó también que la incidencia de la CM está aumentando a un ritmo medio de crecimiento anual de un 12%, prácticamente el doble del ritmo de crecimiento de la enfermedad celiaca. En comparación, se dice que la enfermedad celíaca está aumentando a un ritmo anual de aproximadamente un 7%. Bajo estos cálculos del ritmo de crecimiento en un estudio llevado a cabo por la clínica Mayo, que concluyó que el riesgo de desarrollar la enfermedad celíaca aumentó cuatro veces con respecto al ritmo inicial, a lo largo de un periodo de 50 años, comenzando en los años 50.[27]

Otras investigaciones han demostrado que los casos asintomáticos de colitis linfocítica son bastante comunes. Los datos sugieren que incluso un 26% de la población general podría tener CL clásica o paucicelular.[28]

Problemas con la descripción de la enfermedad

Según la descripción original de la colitis microscópica, su síntoma clínico primario es una diarrea acuosa, crónica. Muchos gastroenterólogos no parecen asociarlo con el dolor abdominal, calambres, náuseas, fatiga, o efectos neurológicos, así que como resultado de ello, muchos médicos parecen asumir que ninguno de estos síntomas están relacionados con la enfermedad. Esto supone una gran sorpresa para la mayoría de los pacientes con CM que sufren de dolor abdominal severo, y otros dolores y molestias, dolores de cabeza, migrañas, fatiga severa, y problemas neurológicos como ataxia, problemas de equilibrio, y confusión mental que les impide poder pensar con claridad o enfocar su pensamiento en la resolución de los problemas que intentan resolver.

La interpretación médica típica de la colitis microscópica no incluye la posibilidad de estreñimiento como un síntoma, ni que exista diarrea y estreñimiento de forma alternativa, sin embargo todavía muchos pacientes con CM tienen estos síntomas en lugar de una diarrea crónica. Desgraciadamente, estos malentendidos sobre la enfermedad a menudo tienden a ser sorprendentemente persistentes.

El problema principal con la percepción de la enfermedad es que a menos que el paciente acuda a un gastroenterólogo quejándose de una diarrea acuosa, la CM probablemente estará fuera del radar del médico. Se llevan a cabo pocas colonoscopias para investigar los casos de estreñimiento, y sin una colonoscopia o sigmoidoscopia con biopsias, el diagnóstico de la CM es imposible. En casos como estos, el diagnóstico por defecto casi seguro será el síndrome del intestino irritable (SII), por lo que el paciente es poco probable que reciba un tratamiento que sea eficaz en aliviar la inflamación que está causando los síntomas. ¿Es de extrañar que el número de casos de SII esté aumentando con tanta rapidez? Y como resultado de todos los casos que están siendo mal diagnosticados, ¿es de extrañar que los tratamientos convencionales para el SII estén siendo ineficaces en muchos casos, conllevando a muchos médicos a utilizar tratamientos más agresivos para el SII – tratamientos que anteriormente se reservaban para el tratamiento de la enfermedad inflamatoria intestinal?

Resumen

Como resumen de lo que hemos hablado en este capítulo, la colitis microscópica no está considerada como una enfermedad potencialmente mortal, aunque los problemas asociados como una deshidratación puede cambiar rápidamente el pronóstico, si no se corrige de forma oportuna. Los síntomas pueden variar ampliamente entre los casos individuales. Sin embargo, en su forma más común, la enfermedad se caracteriza típicamente por una frecuente y, en ocasiones, prácticamente explosiva diarrea acuosa que puede ser tan repentina que se produce casi sin aviso previo. Por eso, sin duda debe ser considerada una enfermedad debilitante y que altera la vida. Algunos casos se manifiestan con diarrea y estreñimiento, y en otros casos el estreñimiento es la norma. En vista de las tendencias diagnósticas recientes, está claro que la colitis microscópica en la actualidad no es una enfermedad rara en absoluto, como se creyó en un principio. Parte de este malentendido fue debido a la descripción original de la enfermedad, que se centró en las características más destacadas, excluyendo otros muchos factores que sabemos están a menudo relacionados con la enfermedad.

Capítulo 2

¿Qué Causa la Enfermedad?

Se han sugerido muchas causas posibles para la CM

Ninguna de las causas sospechosas de CM ha sido probada por medio de métodos científicos rigurosos como causa de la enfermedad, pero muchas condiciones parecen estar relacionadas con el desarrollo de la enfermedad. Prevalece la opinión médica que sugiere que la enfermedad inflamatoria intestinal, incluida la CM, es causada por un problema autoinmune en el que el sistema inmunológico del cuerpo ataca las bacterias del intestino o el tejido intestinal del propio cuerpo. Algunas autoridades sospechan que un patógeno, todavía por descubrir, podría ser la causa, ya sea en forma de bacteria o en forma de virus. Aunque se han hecho estudios para intentar aislar la causa, hasta la fecha, los resultados de estos estudios no han sido concluyentes.

Muchos casos de CM han desarrollado infecciones con varios parásitos o bacterias, como la *C. difficile, E. coli,* o uno de los otros patógenos intestinales comunes, y el riesgo de desarrollar la enfermedad aparentemente aumenta siempre que rebrota un determinado tipo de infección o que se convierte en severa. Dado que los virus tienen la habilidad de alterar los genes y son conocidos por sus atributos epigenéticos, algunas autoridades creen que un virus podría estar implicado en el desarrollo de la CM.

Colitis Microscópica

Existe evidencia de que la colitis microscópica podría ser provocada por patógenos y compuestos químicos ingeridos, incluyendo pero no limitado a, numerosos medicamentos, parásitos, infecciones virales, infecciones bacterianas o sobrecrecimiento bacteriano, e incluso a soluciones de vaciado intestinal como preparación para una colonoscopia. Terminar un hábito de largo plazo de fumar ha provocado muchos casos de esta enfermedad. De hecho, parece que casi cualquier problema del sistema digestivo que pueda causar una enteritis ha estado relacionado con el desarrollo de la colitis microscópica.

Algunos de los medicamentos que han mostrado estar asociados con el desarrollo de la CM incluyen la mayoría de los antibióticos, medicamentos antiinflamatorios no esteroides (AINE), inhibidores de la bomba de protones, inhibidores selectivos de la recaptación de serotonina (ISRS), inhibidores de la recaptación de la serotonina y norepinefrina (IRSN, betabloqueantes, estatinas, y bisofosfonatos.[1, 2] Naturalmente, no todo el mundo que utiliza estos medicamentos desarrollará la enfermedad, por lo tanto, aparentemente la genética y los efectos medioambientales influyen en el resultado.

A veces se pueden detectar algunas pistas sobre el origen de la enfermedad durante un estudio. Por ejemplo, las investigaciones han demostrado que cada vez que el recuento de eosinófilos es significativamente más alto en la parte izquierda del colon que en la parte derecha del colon, la colitis podría indicarse como inducida por medicamentos.[3]

Para aquellos que tienen la enfermedad, es evidente que el estrés puede empeorar los síntomas de la enfermedad, pero hasta la fecha, no se ha demostrado mediante una investigación médica específica que el estrés sea una de las causas de la enfermedad. Sin embargo, como veremos en el capítulo 16, existe una investigación científica sustancial, que cuando se recopila y agrega correctamente, parece ofrecer pruebas convincentes de que el estrés no solo podría estar implicado como uno de los posibles desencadenantes de la enfermedad, sino que incluso podría ser la causa primaria de la colitis microscópica. Existe un número importante de evidencias empíricas indicando que podría existir este vínculo, basándose en la observación de que muchos casos de CM se desarrollan en personas que han estado expuestas a largos períodos de estrés extremo. La lógica sugiere que demostrar de manera concluyente esta teoría por medio de una investigación científica, que requiere pruebas aleatorias de doble ciego, sería extremadamente difícil, sino imposible.

Se sabe que el estrés puede tener efectos epigenéticos, donde los factores medioambientales son capaces de cambiar la expresión genética sin cambiar la secuencia de ADN subyacente. Un mecanismo posible por el que podría suceder todo esto podría estar relacionado con el hecho de que el estrés puede alterar el equilibrio de la población bacteriana en el intestino. Los investigadores han demostrado que este efecto puede resultar en cambios en el sistema de respuesta inmune.[4]

Con estos conceptos en mente, no resulta difícil visualizar cómo el estrés podría desempeñar un papel importante en los problemas autoinmunes, como la enfermedad inflamatoria intestinal. Ya sea asociada con la respuesta al estrés, o con la producción de toxinas que afectan negativamente a otros procesos del sistema digestivo, parece lógico que la población de bacterias intestinales que prevalece podría desempeñar un papel importante en el desarrollo de la enfermedad.

Otras causas bacterianas sospechosas de la enfermedad

Algunos investigadores han sugerido que algún patógeno desconocido podría ser el responsable del desarrollo de la enfermedad inflamatoria intestinal. Uno de los sospechosos principales es el Mycobacterium avian subspecie paratuberculosis (MAP), o una mutación de la bacteria.[5]

Este es el patógeno que causa la enfermedad de Johne en el ganado bovino y en otros animales ungulados. Los síntomas son muy similares a los síntomas de la enfermedad de Crohn en los humanos. Hasta la fecha, sin embargo, no se ha descubierto una evidencia sólida que sostenga esta teoría. Por supuesto, parte del problema podría ser debido a que la bacteria MAP es muy difícil de detectar, utilizando un equipo convencional. Quizás sea necesario un enfoque nuevo.

Los investigadores han descubierto que los pacientes con Crohn que tienen una enfermedad activa en su íleo, mantienen niveles elevados de un determinado tipo de bacteria E. coli en las zonas infectadas. Esta bacteria en algo es única, en lo que respecta a que posee genes que también pueden encontrarse en las bacterias causantes de distintas enfermedades como la salmonela, el cólera, e incluso la peste bubónica.[6]

Podría haber una conexión más fuerte entre estas bacterias y la enfermedad inflamatoria intestinal (EII) de lo que parece, porque curiosamente, las bacterias causantes del cólera desencadenan una respuesta del sistema inmune que como resultado produce zonulina, una proteína humana que hace que las articulaciones estrechas de los epitelios de los intestinos se abran (y permanezcan abiertos) cuando deberían cerrarse, provocando lo que se conoce como síndrome de intestino permeable (LGS). El LGS permite que la comida parcialmente digerida, en forma de péptidos, entre en el torrente sanguíneo, y que como consecuencia de ello, se deposite en varias articulaciones y órganos, causando inflamación, como artritis, dolor e inflamación. El LGS es conocido por exacerbar los síntomas de la enfermedad celíaca y de las enfermedades inflamatorias intestinales, incluida la CM.

La dieta puede ser fundamental en la enfermedad

Se ha demostrado que la producción de zonulina existe tanto en la enfermedad celíaca como en la Sensibilidad al Gluten No celíaca (SGNC).[7] Además, las sensibilidades a los alimentos han demostrado desempeñar un papel no solo en la enfermedad celíaca sino también en la enfermedad inflamatoria intestinal.[8, 9] No sería del todo sorprendente si algún día la investigación demostrara que esta conexión se extiende prácticamente a todas las enfermedades de base autoinmune, ya que es obvio que muchas enfermedades autoinmunes están relacionadas, y las enfermedades autoinmunes tienden a suceder en grupo para muchos pacientes.

Mientras que una parte de la comunidad médica a cargo del tratamiento de las enfermedades del sistema digestivo en los seres humanos ha sido sorprendentemente lenta en comprender la relación entre la dieta y los problemas en el sistema digestivo, como la colitis, los veterinarios han sido conscientes de esta relación desde hace décadas.[10] El resultado de esta brecha en el conocimiento médico ha significado que los perros y los gatos con colitis a menudo son tratados con éxito mediante la simple eliminación de los alimentos que causan sus problemas, mientras que sus compañeros humanos se ven obligados a tomar medicamentos para tratar los mismos problemas porque los medicamentos son la única opción que les ofrece su gastroenterólogo.

Otros problemas que pueden complicar la enfermedad

La bilis es liberada por la vesícula biliar al intestino delgado para ayudar en la digestión de las grasas. Normalmente, aproximadamente el 90% de los ácidos biliares excretados son reabsorbidos por los intestinos y reciclados de regreso al hígado y a la vesícula biliar. La reabsorción tiene lugar en el íleon terminal (el extremo final del intestino delgado). El proceso de reabsorción podría verse comprometido cuando el íleon, junto con las áreas cercanas al colon, se inflama. Si estas sales biliares no se pueden reabsorber y permanecen en la corriente fecal, a menudo iniciarán la diarrea y posiblemente otros síntomas también. Es bastante común que la inflamación asociada con la CM se extienda al íleon terminal.[11]

El análisis lógico sugiere que una posible razón por la cual los ácidos grasos biliares no pueden ser reciclados adecuadamente cuando llegan al íleon terminal (como deberían, si el proceso digestivo se estuviera haciendo siguiendo su curso normal), podría ser debido a que todavía están recubriendo los glóbulos rojos cuando alcanzan el íleon y, como consecuencia de ello, están en un estado donde no pueden ser reabsorbidos. En otras palabras, si la lipasa pancreática no hidroliza las grasas con éxito, entonces las sales biliares no pueden ser reabsorbidas. Como no pueden ser reabsorbidas y recicladas, pasan al colon, contribuyendo en el proceso a la diarrea.

No obstante, esto no significa necesariamente que el exceso de bilis sea la razón principal de la diarrea. El fallo de las enzimas pancreáticas en hidrolizar las grasas podría ser la causa del problema, y la razón última de que la función pancreática esté comprometida, muy probablemente esté relacionada con la inflamación generalizada del sistema digestivo que conduce a la inflamación del páncreas, conocida como pancreatitis. Además, tenga en cuenta que la mayoría de la bilis se pierde, en lugar de reciclarse, la demanda total de bilis puede aumentar tanto hasta un máximo aproximadamente 10 veces la cantidad normal. A largo plazo, perder toda esa cantidad de bilis reciclada provoca una exigencia anormal del hígado y de la vesícula para poder mantener las necesidades del cuerpo. Esto podría explicar, al menos parcialmente, por qué los problemas de la vesícula suelen estar tan relacionados con la colitis microscópica.

Estos ácidos grasos son materia prima que el cuerpo utiliza para producir colesterol y abastecer sus necesidades normales. Si el 90% (más o menos) de esas sales biliares que normalmente se reciclarían, en su lugar se pierden debido a una mala absorción, entonces el cuerpo obviamente tendrá que producir mucho más colesterol desde cero. Si como se mencionó arriba, esto podría ser aproximadamente 10 veces los requisitos normales de producción, parecería lógico que los niveles séricos de colesterol puedan bajar, en función de un problema de mala absorción a largo plazo.

De hecho, ese fenómeno ha sido documentado para la enfermedad de Crohn activa.[12, 13] Parece pues probable, entonces, que otras enfermedades inflamatorias intestinales, incluida la colitis microscópica, también puedan estar asociadas con este fenómeno.

Factores genéticos

Ya hemos hablado de la asociación entre la colitis microscópica y la celiaquía, pero vale la pena destacar que no solo la CM se encuentra asociada con los dos genes más comunes de la celiaquía, conocidos como DQ2 y DQ8, sino que esta enfermedad también se encuentra asociada con los genes DQ1,3. Estos genes predisponen a la sensiblidad al gluten pero no a la celiaquía.[14]

Estos mismos genes predisponen también a otras enfermedades varias como la artritis, fibromialgia, síndrome de fatiga crónica y la enfermedad del tiroides. Por lo tanto, no es sorprendente que si la inflamación asociada con la CM no está controlada con éxito, los mediadores liberados en el torrente sanguíneo por el sistema inmune tiendan a promover síntomas que podrían ser típicos de otras enfermedades autoinmunes varias. Esto conduce a que algunos pacientes y sus médicos crean equivocadamente que podrían haber desarrollado algunas de estas enfermedades autoinmunes adicionales. De hecho, muchos pacientes con CM han sido diagnosticados con otros síndromes autoinmunes, solo para descubrir que cuando controlan sus síntomas de la CM, los demás problemas autoinmunes también desaparecen.

Se sabe que si los síntomas de la CM permanecen sin tratar de forma indefinida, problemas autoinmunes adicionales pueden llegar a ser una realidad, e incluso si los problemas son resueltos más adelante, los daños pueden permanecer de forma permanente, especialmente en el caso de los síntomas de la artritis. Además, puede producirse un daño neurológico residual permanente como resultado de la sensibilidad al gluten sin tratar.[15]

Resumen

Nadie sabe exactamente qué causa la CM, pero aparentemente puede ser provocada por muchos factores diferentes que van desde infecciones de diversos tipos, pasando por el uso de ciertos tipos de medicamentos, a sensibilidades a los alimentos y, en algunos casos, la causa incluso se puede remontar a la terminación de un hábito de muchos años de fumar. El estrés no es una causa probada, pero la evidencia empírica sugiere fuertemente que el estrés, posiblemente, podría desempeñar un papel importante en el desarrollo de la enfermedad. Prácticamente cualquier persona que tenga la enfermedad puede decirle que el estrés tiende a empeorar los síntomas.

Este capítulo cubre los aspectos fundamentales del pensamiento médico convencional sobre las causas posibles de la colitis microscópica. En el capítulo 16, exploraremos mi propia teoría de lo que yo creo son una serie de eventos que suelen conducir al desarrollo no solo de la colitis microscópica, sino de todas las enfermedades inflamatorias intestinales, e incluso podría estar implicado en el desarrollo de la mayoría de los problemas conocidos como enfermedades autoinmunes.

Capítulo 3

Diagnóstico de la Enfermedad

¿Cómo se diagnostica la colitis microscópica?

Como se ha descrito anteriormente, en la actualidad, solo existe un método que puede utilizarse para diagnosticar la colitis microscópica. Este método requiere tomar muestras de biopsias del revestimiento interior (el epitelio) del intestino grueso (colon) durante una colonoscopia o sigmoidoscopia. La capa superficial del epitelio de los intestinos también se conoce como mucosa, ya que está compuesta de tejido mucoso.

Entonces, estas muestras de tejido son examinadas bajo un microscopio por un patólogo, y si están presentes determinados marcadores de la enfermedad, entonces se puede hacer un diagnóstico. Sin contar con el informe del patólogo, es imposible hacer un diagnóstico válido, ya que la mayoría de los especialistas gastrointestinales no pueden detectar visualmente la presencia de la enfermedad.

Debido a que la CM se produce normalmente en forma de manchas o parches que se encuentran dispersos en lugares aleatorios de la superficie interior del colon, es posible tomar muestras de biopsia de áreas improductivas, (es decir, de áreas que no están inflamadas). Si esto ocurre, se puede perder el diagnóstico de la CM, simplemente porque las muestras de biopsia no se tomaron de las localizaciones óptimas, o porque el gastronterólogo no tuvo un buen día.[1, 2]

Por supuesto, esta misma premisa también es válida para la enfermedad celíaca. La atrofia de las vellosidades, el marcador principal de la enfermedad celíaca, suele estar presente en parches dispersos en diversas áreas del intestino delgado. Si el gastroenterólogo toma muestras de biopsia de áreas improductivas del intestino delgado, entonces, obviamente, se puede pasar por alto la presencia de la celiaquía, y el resultado será un diagnóstico erróneo. En este ejemplo, como área improductiva se considera cualquier área del intestino delgado que no contenga ningún marcador diagnóstico para la enfermedad celíaca.

De hecho, las investigaciones muestran que incluso si las muestras de biopsia son tomadas de la forma correcta, los marcadores de la CM suelen pasarse por alto con frecuencia. En un estudio, por ejemplo, se obtuvo el historial clínico, incluidos los síntomas y medicación, de 25 pacientes, y esta información se relacionó con sus hallazgos histológicos. Se descubrió que el 25 % de los pacientes con CC y el 50 % de los pacientes con CL, a los que se les habían tomado biopsias antes de su diagnóstico definitivo, ya habían mostrado los marcadores definitivos de colitis microscópica en sus biopsias previas. Desafortunadamente, los marcadores se habían pasado por alto o habían sido ignorados por los patólogos que analizaron e interpretaron las muestras.[3] Cuantas más muestras de biopsia se tomen del colon del paciente (de todas las secciones del colon), mayores son las posibilidades de que la enfermedad sea debidamente diagnosticada.

Algunos especialistas gastroenterólogos prefieren utilizar una sigmoidscopia en lugar de una colonoscopia para tomar muestras de biopsia para la CM, ya que hay un menor riesgo de una perforación y el procedimiento es menos estresante para el paciente cuando se usa una sigmoidoscopia en lugar de una extensa colonoscopia. Sin embargo, a la larga, esto dará como resultado que en algunos casos se pasen por alto diagnósticos. Los estudios demuestran que una sigmoidoscopia típicamente detectará algo mejor que aproximadamente el 90% de los casos de CM que son detectados mediante un examen en el que se utiliza una colonoscopia.[4, 5] La diferencia, por supuesto, es debido a que el campo de actuación es mucho menor con la sigmoidoscopia, en comparación con una colonoscopia, que impide que el médico pueda examinar el colon ascendente y el colon transverso.

En cuanto al criterio diagnóstico, específicamente cuando se encuentra presente la colitis colagenosa, se pueden encontrar bandas engrosadas de colágeno bajo la superficie de la mucosa (la zona subepitelial) normalmente en el colon proximal, (el ascendente, o colon derecho), y en el colon transverso, y de forma menos común en el colon distal (el descendiente y sigmoide, o colon izquierdo). La infiltración linfocítica del epitelio es común, pero la infiltración neutrófila no es un marcador de la enfermedad, y la estructura de las criptas no suele alterarse con la colitis colagenosa.

Por el contrario, se sabe que los neutrófilos están asociados de forma prominente con el tejido de la mucosa inflamada de pacientes que tienen, o bien la enfermedad de Crohn, o bien colitis ulcerosa. La infiltración de linfocitos se refiere a una acumulación del número de células blancas de la sangre (por lo general, células linfocitos T) en la capa mucosa del revestimiento interior de los intestinos. La estructura de las criptas se refiere a la configuración normal de las criptas (las depresiones tubulares en el revestimiento de los intestinos).

Las criptas en realidad son glándulas, y en el intestino delgado, producen enzimas digestivas. En ambos intestinos, el grueso y el delgado, la función más importante de las criptas es generar células nuevas, para reemplazar las células antiguas de la mucosa que se desgastan por el alimento parcialmente digerido que pasa a través del intestino. Con los otros tipos de enfermedad inflamatoria intestinal (incluyendo la enfermedad celíaca), es típico que se altere la estructura física de las criptas.

La colitis linfocítica también se caracteriza por la inflamación crónica de la lámina propia, debido principalmente a la infiltración linfocítica del epitelio, pero con la C.L., las bandas de colágeno subepiteliales existentes no se engrosan de forma significativa. Estructuralmente, la capa superficial del epitelio consiste en una sola capa de células alargadas verticalmente (conocidas como enterocitos) que sirven como barrera entre los contenidos del lumen (el espacio interior de los intestinos) y el resto del cuerpo. Con la C.L., se infiltran un número mayor de lo normal de linfocitos entre los espacios entre los enterocitos del epitelio. Los neutrófilos también suelen estar ausentes en la C.L, y la distorsión de las criptas, si de algún modo se encontrara presente, debería ser mínima. Entonces, ¿qué significa todo esto en términos simples?

Una muestra de biopsia de un colon normal, sin enfermar, suele contener aproximadamente cinco linfocitos por cada 100 células epiteliales.[6] Si se cuentan más de 20 linfocitos por cada 100 células epiteliales, entonces está indicando colitis linfocítica.[7] Si se cuentan más de 20 células madre por cada campo magnificado, bajo el microscopio (con un aumento de 40X), entonces está indicando enterocolitis mastocítica.[7] Si las bandas subepiteliales de colágeno son más gruesas de lo normal (se exceden de un espesor de 10 micrómetros), entonces el diagnóstico es el de colitis colagenosa.[7]

Muchos especialistas gastroenterólogos asumen erróneamente que un diagnóstico basado en un recuento relativamente bajo de linfocitos (es decir, un recuento de linfocitos que apenas está cualificado para un diagnóstico positivo) se correlaciona con un caso "leve" de CL. Además, los médicos que tienen esa opinión con frecuencia piensan que solo un grado "leve" de engrosamiento de la banda de colágeno sugiere un caso de CC. Lamentablemente, no hay ninguna base de hecho para tales supuestos, como se ha podido determinar por los datos de la investigación publicados por la Clínica Mayo.[8] Esta observación se correlaciona correctamente con el hecho de que el grado de atrofia de las vellosidades intestinales (la clasificación de Marsh) para una persona con la enfermedad celíaca no tiene relación con la gravedad de los síntomas clínicos debido a la enfermedad celíaca.[9]

¿Por qué se diagnostica mal la enfermedad con tanta frecuencia?

Diagnosticar la CM puede ser una tarea bastante complicada, porque si el especialista gastroenterólogo y el patólogo no buscan específicamente los marcadores diagnósticos de la enfermedad, la pasarán por alto. Como ya hemos comentado anteriormente, la enfermedad solo puede diagnosticarse cuando se examinan bajo el microscopio las tiras obtenidas de las muestras de biopsia tomadas de las zonas del colon de un paciente donde la enfermedad se encuentra activa y se analizan específicamente en busca de los marcadores conocidos de la colitis microscópica.

Durante una colonoscopia o una sigmoidoscopia, la superficie luminal (la superficie interior del colon) de un paciente con CM típicamente no tendrá complicaciones, es decir, parecerá normal, a menos que estén presentes los marcadores de otras enfermedades. La CM no causa marcadores diagnósticos importantes que son fácilmente visibles a simple vista. Esto quiere decir que si el gastroenterólogo no toma muestras de biopsia durante el examen, entonces la CM no será, ni podrá ser diagnosticada.

Colitis Microscópica

Este descuido, aparentemente inofensivo, se ha traducido en que se han perdido muchos, muchos casos de colitis microscópica en los últimos años, porque si los gastroenterólogos ven un colon a través del escopio que aparentemente parece completamente normal, y él o ella no toma muestras de biopsia, y el paciente se queja de diarrea, y de malestar abdominal, entonces el diagnóstico casi siempre será de ISS, por defecto. Las tasas de diagnóstico de la CM parecen estar mejorando últimamente, pero un mal diagnóstico ha sido tan común en el pasado que una antigua broma en los foros de conversación en Internet de la colitis microscópica suele ser algo como esto: "¿Cuál es la diferencia entre CM y el ISS?" La respuesta, por supuesto, es: "Las biopsias."

Dicho todo esto, podría existir una clave que indique la existencia de CM, que puede verse a través de una colonoscopia o sigmoidoscopia por un médico experimentado en diagnosticar la enfermedad si él, o ella, está atento y observa con detenimiento durante el examen. Esta técnica puede utilizarse para aumentar con creces las probabilidades de tomar muestras de biopsia de áreas productivas en el colon. Tras un análisis exhaustivo, se puede observar que en los dos puntos, donde están presentes los marcadores de la inflamación microscópica, habrá zonas aleatorias repartidas por todo el fondo normalmente rosa claro de un colon normalmente no destacable, que parecen ser de un tono ligeramente más oscuro del tono rosa. Estas zonas pigmentadas, ligeramente más oscuras, son más propensas a estar correlacionadas con las zonas de inflamación. Tomando muestras de biopsia de ellas se disminuyen las probabilidades de fallar en el diagnóstico correcto de la enfermedad, de estar presente.

Esta habilidad de identificar visualmente zonas de inflamación microscópica durante un examen utilizando una colonoscopia o una sigmoidoscopia fue informada en primer lugar por el Dr. Kenneth Fine, un destacado investigador de la CM y de la enfermedad celíaca. Desde entonces, otros gastroenterólogos han mencionado los beneficios de utilizar esta técnica. La página web del Dr. Fine contiene el comentario siguiente en su explicación de la colitis microscópica.[10]

> *Aunque originalmente, el colon visto en la colonoscopia parecía normal, suele ser habitual descubrir zonas con parches enrojecidos e inflamados levemente. De hecho, yo (el Dr. Fine) de forma rutinaria puedo decir, simplemente viendo la superficie del colon con un escopio, si se va a inflamar o no (por experiencia). Digo esto porque, en ocasiones, la visualización de estos cambios conduce a un diagnóstico erróneo de colitis ulcerosa, enfermedad de Crohn, u otras formas de colitis.*

Hace muchos años, durante mi propia colonoscopia, yo estaba despierto y alerta durente el examen. Pude ver esas zonas parcheadas de inflamación en el monitor durante el examen. Incluso pregunté al médico qué representaban. En esa época, él no lo sabía, así que le restó importancia diciendo que posiblemente eran zonas de infecciones previas.

Históricamente, la colitis microscópica ha sido considerada como una enfermedad rara. Como resultado de ello, ya que los médicos no esperan encontrarse enfermedades raras en sus propias prácticas, durante muchos años por lo general ni siquiera intentan descartar la CM cuando investigan las quejas de sus pacientes de diarrea.

Debido a ese prejuicio generalizado, ha tardado en ser adoptada la práctica, de forma rutinaria, de tomar muestras de biopsia durante las colonoscopias de pacientes con diarrea crónica. Esto resultó en una tasa de diagnóstico muy baja para la CM. Afortunadamente, la palabra finalmente se está difundiendo y las tasas de diagnóstico de la enfermedad han ido aumentando durante los últimos años.

Las tasas de diagnóstico varían ampliamente entre hospitales

Parece significativo que los departamentos de gastroenterología en algunos hospitales sean mucho más propensos a diagnosticar esta enfermedad que otros. Presumiblemente, esto es debido al nivel de familiaridad con la enfermedad, compartida por los especialistas gastroenterólogos y probablemente por los patólogos, también, en esas instituciones. Las diferencias en las tasas de diagnóstico pueden ser bastante pronunciadas en algunas comparaciones, y seguramente esto probablemente no es debido a la escasez de casos de CM en regiones con unas tasas de diagnóstico muy bajas. También hay evidencia de que las tasas de diagnóstico para los diferentes tipos de CM con frecuencia varían entre los hospitales, con tasas de diagnóstico diferentes para los casos de CL, CC, y la categoría no especificada, CM. Algunos investigadores se han percatado de que los casos diagnosticados como CM sin especificar, suelen asociarse con el uso de AINE.[11]

Problemas con el criterio diagnóstico para la colitis microscópica

Debido a los umbrales un tanto arbitrarios para los criterios diagnósticos, muchas personas que tienen CM no son diagnosticadas. Según el criterio que usan los patólogos para diagnosticar la CM, para indicar un diagnóstico de CL, el recuento de linfocitos de una o de más muestras de biopsia del colon de un paciente debe exceder de 20 linfocitos por cada 100 enterocitos. Para el diagnóstico de la CC, el espesor de la banda de colágeno debe exceder de 10 micrómetros (micrones) de espesor en una o más muestras de biopsia.

Sin embargo, un colon normal puede contener fácilmente alrededor de cinco linfocitos por cada 100 enterocitos, y el espesor de la banda de colágeno normalmente no suele ser superior de cinco por cada siete micrones. Entonces, ¿qué sucede con todos esos pacientes que tienen muestras de biopsia con marcadores que exceden los límites normales, pero que, sin embargo, no logran cumplir los estándares mínimos para un diagnóstico? Desgraciadamente, con frecuencia permanecen sin diagnosticar, incluso a pesar de que claramente son sintomáticos, simplemente porque tanto el patólogo como el gastroenterólogo solo están familiarizados con las formas más comunes de la enfermedad, y tienden a seguir el criterio diagnóstico de forma rígida. Su inadecuada formación, y los criterios diagnósticos un tanto arbitrarios para definir el criterio diagnóstico para la enfermedad, se combinan para hacer que no se diagnostiquen muchos casos de colitis microscópica.

Esto solo puede suceder en las fases tempranas de la enfermedad, pero también después de seguir un tratamiento con éxito durante un tiempo, cuando está comenzando el proceso de curación, pero todavía están presentes los síntomas clínicos. Muchos gastroenterólogos no se dan cuenta de cuánto tarda el intestino en curarse de los daños causados por la CM, así que después de transcurrir unos meses de tratamiento, sin remisión de los síntomas, algunos médicos recomiendan otra colonoscopia para ver si han omitido algo la primera vez, o para determinar si se ha desarrollado algún problema nuevo. Por supuesto, la endoscopia no revelerá ninguna evidencia nueva, y si el tratamiento ha tenido éxito en revertir la tendencia a la inflamación, una vez el recuento de linfocitos disminuya por debajo de 20 por cada enterocito, por defecto, el diagnóstico cambiará por el de "sin indicios de colitis microscópica" cuando las muestras de biopsia son analizadas bajo el microscopio. Muchos pacientes en esta situación han sido informados que su CM ya no se encuentra activa, a pesar de que obviamente todavía están en un brote activo. Cuando sucede esto, suelen estar bastante enfermos, pero ya no tienen un diagnóstico, lo que ocasiona un gran dilema. Nuevamente, el diagnóstico erróneo casi seguro será SII. El criterio diagnóstico para la colitis microscópica deja mucho que desear.

Colitis Microscópica

Otra posibilidad que seguramente conducirá a muchos diagnósticos fallidos es la colitis linfocítica paucicelular. Los marcadores histológicos sugieren que en lugar de ser un subgrupo de la colitis linfocítica, se trata de una forma separada y diferente de la enfermedad.[12] La falta de familiaridad con esta forma de la enfermedad casi seguro conducirá a un diagnóstico fallido debido a la tendencia de que el recuento de linfocitos sea elevado pero no lo suficientemente alto como para cumplir con el criterio de diagnóstico para la CL. Como resultado de ello, el paciente probablemente será diagnosticado erróneamente con SII.

Debido a que la enterocolitis mastocítica fue descrita solo hace unos años, suele ser común que sea omitida durante el proceso de evaluación de las muestras de biopsia bajo el microscopio. Una enzima, presente en las células cebadas, triptasa, parece ser un marcador clave de la actividad de las células cebadas.[13] A menos que se analice con un prueba especial para la triptasa, los mastocitos son más difíciles de distinguir y suele ser habitual que se pasen por alto, resultando en un diagnóstico fallido.[14]

La mayoría de los laboratorios no almacenan una cadena especial de triptasa, por lo que hay que pedir esta cadena de forma especial. Por ello, a menos que el gastroenterólogo que tomó las muestras de biopsia específicamente pida el uso de la cadena de base-triptasa cuando proporcione las muestras al laboratorio de patología, lo más seguro es que este paso sea omitido, resultando en un diagnóstico fallido en los casos donde hay un número excesivo de células cebadas.

Desgraciadamente, incluso hoy en día, algunos pacientes que han sido diagnosticados erróneamente, son informados de que sus síntomas están "todos en su cabeza", y en pocos casos, especialistas gastroenterólogos, frustrados por su propia incapacidad de resolver los síntomas de sus pacientes, han insistido en que estos pacientes acudan para ser evaluados y tratados por un psiquiatra antes de regresar para pedir más ayuda del gastroenterólogo. No hace falta decir que, si su gastroenterólogo en alguna ocasión le ha mencionado algo tan irresponsable como esto, probablemente sea el indicio de que es posible que haya llegado el momento de buscarle un sustituto.

Resumen

La colitis microscópica solo se puede diagnosticar examinando bajo el microscopio las muestras de biopsia tomadas del revestimiento interior del colon. Si existe un número significativamente alto de linfocitos, y si están ausentes los marcadores de la enfermedad de Crohn o de la colitis ulcerosa, entonces está indicada la colitis linfocítica. Un recuento elevado de linfocitos que es demasiado bajo como para cumplir el criterio necesario para cualificar para un diagnóstico de CL podría indicar una colitis linfocítica paucicelular. Si las bandas de colágeno existentes están significativamente engrosadas, entonces está indicada la colitis colagenosa. Un número excesivo de células cebadas indica la presencia de enterocolitis mastocítica.

En el pasado, con frecuencia se ha fallado en diagnosticar la enfermedad, pero recientemente, la tasa de diagnóstico está aumentando de forma constante. Las deficiencias en la descripción de la enfermedad y el criterio diagnóstico tienden a hacer que muchos casos sean pasados por alto o diagnosticados erróneamente como SII, y desgraciadamente, algunos pacientes mal diagnosticados incluso son informados por sus médicos que se están imaginando sus síntomas.

Capítulo 4

Métodos Convencionales de Tratamiento

Métodos convencionales utilizados para tratar la colitis microscópica

Aproximadamente 20 años después de que se describiera por primera vez la colitis microscópica, algunos investigadores sugieren que podría no ser necesario usar medicamentos para tratar la enfermedad, en base a conclusiones alcanzadas por estudios que mostraron que la enfermedad suele seguir un curso benigno, y que los síntomas suelen desaparecer, incluso sin tratamiento, después de algunos años. Cualquiera que haga una búsqueda de información, encontrará muchas fuentes que repiten esta afirmación, insistiendo en que la colitis microscópica es auto-limitadora, y que los síntomas remitirán, con o sin intervención médica, después de un periodo de varios años, lo que implica que la enfermedad remitirá a largo plazo, con o sin tratamiento.

Parece que esta creencia errónea está tan omnipresente en la literatura, que, al menos durante un tiempo, la mayoría de los gastroenterólogos fueron engañados a aceptarla como verdad. Aparentemente, todavía hay algunos que la aceptan como verdad. El origen de esta idea errónea se puede remontar a uno de los dos, o a ambos, estudios de seguimiento realizados que mostraron que la mayoría de los casos de CM se resolvieron con o sin tratamiento en un plazo medio de unos tres años. En un estudio de un grupo de pacientes con colitis colágena, (publicado en 1997), se concluyó que el 63% del grupo tuvo una "duradera resolución de los síntomas tras una media de 3,5 años de seguimiento".[1]

En otro estudio de un grupo de pacientes con colitis linfocítica, (publicado en 1998), los datos mostraron que la diarrea dejaba de ser un síntoma para el 93% del grupo, y el examen de las muestras de biopsia mostró que sus células epiteliales intestinales habían vuelto a la normalidad, en el 82 % de los casos, para el final del periodo de una media de 38 meses después del comienzo inicial de la enfermedad.[2]

Tenga en cuenta que en el estudio publicado en 1998, los investigadores hicieron sus exámenes de seguimiento con un sigmoidoscopio en lugar de con una colonoscopia, y que justificaron este procedimiento alegando que en la colitis linfocítica, el recuento de linfocitos intraepiteliales no varía entre los diferentes segmentos del colon, lo que implica que las muestras de biopsia tomadas del recto y del colon sigmoide usando un sigmoidoscopio pueden considerarse representantes fieles del colon completo. Como se ha mencionado en el capítulo anterior, esa afirmación ha sido refutada por estudios de investigación posteriores, que mostraron que suelen pasarse por alto al menos un 10 % de los casos cuando se utiliza un sigmoidoscopio.[3]

Además, si bien los investigadores no definen claramente el criterio utilizado para seleccionar los sujetos de su estudio, un examen minucioso de su artículo sugiere que podrían haber utilizado algún tipo de sesgo de selección. Parece que podrían haber seleccionado preferentemente sujetos que mostraron una manifestación repentina de síntomas, por ello excluyendo los sujetos que habían estado luchando con sus problemas de diarrea durante años. La experiencia muestra que la aparición repentina de diarrea suele estar relacionada con la colitis microscópica inducida por medicación, y que sabemos suele remitir simplemente interrumpiendo el tratamiento con el medicamento que causó la inflamación. Al ser tan selectivos, se quedaron con solo 27 pacientes en los que basar su estudio, por lo tanto, no sorprende que llegaran a una conclusión tan irreal. El otro estudio de investigación citado, implicando a pacientes con colitis colágena, solo examinó 31 casos, por lo tanto, una vez más, cuestiona el criterio de selección u otra forma de manipulación creativa de datos, que podría haber desempeñado un papel crítico en conducir a conclusiones tan divergentes de las experiencias reales de la extensa mayoría de los pacientes que padecen CM.

Como se mostrará en el Capítulo 6, extensas conversaciones con cientos de pacientes que tienen colitis microscópica, incluyendo un número significativo de casos que han sido seguidos durante al menos cinco a 10 años, y en algunos casos, incluso durante más tiempo, sugieren claramente que los pronósticos de remisión a largo plazo, especialmente sin algún tipo de tratamiento adecuado (y continuo), son exageradas significativamente por las conclusiones de estos dos estudios. En base a estas pruebas empíricas y los estudios vigentes, (como se describe en el Capítulo 6), parece bastante evidente que en la extensa mayoría de los casos, las remisiones a largo plazo sin una forma de tratamiento continuo es un objetivo muy difícil de alcanzar y no un hecho común, como sugieren estos dos estudios. Obviamente, los casos asintomáticos son excepciones a esa afirmación, pero en general, los individuos que tienen casos asintomáticos nunca han sido conscientes de que tienen la enfermedad porque nunca han experimentado síntomas clínicos importantes. Las conclusiones que aportan estos estudios, y especialmente la afirmación de que después de unos años había poca diferencia entre los pacientes sin tratamiento y los que recibieron alguna intervención médica, parecen contrastar vehementemente con la vida real, las experiencias a largo plazo de cientos de pacientes que viven con la colitis microscópica a diario y que han documentado sus experiencias en un foro de conversación de Internet.

Como prueba adicional de que los dos estudios anteriores eran imperfectos, mencionar un estudio científico publicado en 2006 que llegó a una conclusión mucho más creíble cuando los investigadores determinaron que hasta un 50 % de los pacientes con colitis colágena, que recibían un tratamiento antiinflamatorio, mostraron remisión de la diarrea y de los síntomas relacionados a lo largo de un seguimiento de 10 años.[4] Aparentemente, en la otra mitad del grupo de estudio persistían los síntomas, incluso con los mejores métodos de tratamiento conocidos por la ciencia médica.

Esto sería una evidencia bastante evidente de que las conclusiones alcanzadas en los dos estudios anteriores se vieron comprometidas por el sesgo de selección, por datos erróneos, o porque dieron lugar a confusión. Según lo destacado anteriormente en este capítulo, existe una excepción a esta observación en el caso de la CM inducida por fármacos.

Tratamiento de la colitis microscópica inducida

Tratar la colitis microscópica inducida por fármacos suele ser una tarea sorprendentemente simple. Cuando la enfermedad ha sido causada por el uso de un medicamento, muchos pacientes pueden conseguir la remisión y permanecer libres de síntomas simplemente interrumpiendo el tratamiento con el medicamento que causó la enfermedad.

Y suelen seguir libres de síntomas, siempre y cuando eviten ese medicamento, y medicamentos similares, basados en el mismo principio activo o derivados de esos ingredientes. En base a pruebas empíricas, parece que los pacientes con CM inducida por fármacos podrían ser los únicos pacientes que pueden conseguir una remisión a largo plazo, sin la necesidad de seguir un tratamiento continuo.

Desafortunadamente, para la mayoría de los individuos, especialmente cuando los síntomas han estado activos durante muchos años, simplemente interrumpir el tratamiento del medicamento podría no ser suficiente para conseguir una remisión. En estos casos, podría ser necesario un tratamiento adicional para alcanzar la remisión de los síntomas.

¿Qué sucede con una colitis microscópica causada por dejar el hábito de fumar?

Mientras que muchas personas parecen haber desarrollado la CM poco tiempo después de abandonar el hábito de largo plazo de fumar, desafortunadamente, no existen pruebas empíricas que sugieran que volver a fumar pueda resolver los síntomas de la enfermedad. Tampoco existe ninguna investigación, hasta la fecha, que haya investigado el posible uso de la nicotina para tratar la colitis microscópica, pero se han hecho estudios sobre la colitis ulcerosa, que muestran que la nicotina protege contra la colitis ulcerosa; de hecho puede utilizarse para resolver los síntomas en muchos pacientes.[5]

No existen medicamentos aprobados por la FDA para tratar la CM

Hasta la fecha de publicación de este libro, no existen medicamentos aprobados por la FDA indicados para tratar la colitis microscópica. Como consecuencia de ello, como se les pidió desde que se describió la enfermedad por primera vez, si los médicos tienen que prescribir un medicamento para tratar la CM, se ven forzados a prescribir un medicamento de los aprobados por la FDA, para su uso fuera de lo especificado en el prospecto. El uso fuera de lo especificado en el prospecto es la práctica de prescribir productos farmacéuticos para una indicación no aprobada, o para un grupo de edad no aprobado, o en dosis o formas diferentes de las indicadas oficialmente, o para un uso fuera de lo autorizado por la administración.

Colitis Microscópica

En los Estados Unidos, la Administración de Alimentos y Medicamentos para la Evaluación e Investigación del Medicamento supervisa las solicitudes de aprobación de fármacos nuevos, y en atención a los datos de ensayos clínicos y otra información del fabricante, la agencia determina la inocuidad e idoneidad de un medicamento para las indicaciones especificadas en la petición de aprobación antes de conceder la aprobación del medicamento. Representantes del fabricante y de la FDA acuerdan el idioma que aparecerá en la etiqueta, que describe los ingredientes, dosis, vías de administración y cualquier otra información importante y de renuncia que aparecerá en el prospecto.

Debido a que la FDA no tiene la autoridad legal para regular la práctica de la medicina, un médico puede prescribir un medicamento para su uso fuera de lo especificado en el prospecto sin la autorización de la FDA. Si bien es legal para un médico prescribir un medicamento para un uso fuera de lo especificado en el prospecto, no es legal que una empresa farmacéutica promocione un medicamento para un uso fuera de lo especificado en el prospecto. Se podría pensar que las empresas farmacéuticas intentarían obtener la aprobación de etiquetado de sus productos para todos los usos posibles. Lamentablemente, los ensayos clínicos de investigación y los requerimientos de documentación que conducen al proceso de aprobación de la FDA tienden a ser tan costosos, que a menos que el potencial adicional de mercado sea elevado, el coste de una flexibilidad de ese tipo del etiquetado puede ser difícil de recuperar para el fabricante.

Durante décadas, desde su primera descripción, la colitis microscópica ha sido vista mayormente por la comunidad médica como una enfermedad rara, por ello no es especialmente sorprendente que, hasta la fecha, ninguna empresa farmacéutica haya querido invertir el dinero necesario para obtener el permiso de la FDA para indicar este uso específico en algún medicamento. Por lo tanto, hasta la presente, el uso fuera de lo especificado en el prospecto es la única opción disponible si alguien quiere disfrutar de los beneficios de un medicamento recetado para el tratamiento de la colitis microscópica.

Durante la última década, y especialmente durante los últimos años, las tasas de diagnóstico se han intensificado a medida que más médicos han tomado consciencia de la enfermedad, y como grupo, muchos más se han inclinado en tomar muestras de biopsia durante la colonoscopia o sigmoidoscopia. Debido a que los médicos no pueden encontrar la enfermedad a menos que la busquen, este cambio de rutina diagnóstica parece haber dado lugar a un dramático incremento en el número de diagnósticos. Como explicamos en el capítulo uno, los datos de investigación ya en 2004 mostraron que la colitis microscopica estaba siendo diagnosticada a un ritmo anual mucho mayor que la enfermedad de Crohn, y el ritmo de diagnóstico sigue aumentando. Y, sin embargo, todavía algunos médicos profesionales, y ciertamente la industria farmacéutica, sigue considerando la CM como si fuera una enfermedad rara.

Puede que algún día, la industria farmacéutica reconozca que la colitis microscópica es una enfermedad común, y que alguna de las empresas farmacéuticas decidan registrar uno o más medicamentos para tratarla. Hasta entonces, no obstante, la mayoría de los medicamentos que están indicados para tratar, o bien la enfermedad de Crohn o bien la colitis ulcerosa, suelen prescribirse habitualmente para tratar la colitis microscópica fuera de lo especificado en el prospecto, al mismo tiempo que otro tipo de medicamentos que han sido documentados que tienen como efecto secundario el estreñimiento. Dado que una característica diagnóstica común de todas las enfermedades inflamatorias intestinales es la inflamación, no sorprende que la mayoría de los medicamentos etiquetados para suprimir la inflamación en cualquiera de estas enfermedades, también sean prescritos habitualmente para tratar la colitis microscópica.

Como parte de sus recomendaciones de tratamiento, la mayoría de los gastroenterólogos suelen aconsejar a sus pacientes con CM que eviten algunos medicamentos concretos que se ha documentado están asociados frecuentemente con la aparición de la colitis microscópica, como los AINE, y que a menudo recomiendan a sus pacientes que deberían evitar la cafeína y otros estimulantes, así como los alimentos picantes. Los antidiarreicos como el Imodium o Lomotil suelen recomendarse como parte del tratamiento. En realidad, los antidiarreicos no tratan la inflamación, pero suelen tender a ralentizar la motilidad, y a menudo esto puede ayudar a disminuir la urgencia y frecuencia de los movimientos intestinales.

El tratamiento con Pepto-Bismol (salicilato de bismuto)

Podría decirse que el primer tratamiento desarrollado específicamente para tratar la colitis microscópica fue demostrado hace más de una década, por un investigador médico, que resultó tener colitis microscópica él mismo, el Dr. Kenneth Fine. Mediante el uso de métodos aceptados para la realización de ensayos clínicos, él y sus colegas demostraron que Pepto-Bismol (que contiene salicilato de bismuto como principio activo) podría aportar la remisión de los síntomas de la CM si se tomaba en dosis significativas (ocho pastillas, o dosis equivalente) cada día, durante un periodo de ocho semanas.[6] Aunque el tamaño de la muestra era relativamente pequeña, sus datos indicaron que la diarrea remitió en un 75% de los sujetos que completaron el ensayo; el tiempo de respuesta promedio fue de dos semanas, sin efectos secundarios significativos.

De todos modos, el Dr. Fine ya no recomienda este tratamiento, ya que con una tasa de dosificación tan elevada, existe un ligero riesgo de una acumulación tóxica de bismuto en el cuerpo si el tratamiento se continúa más allá del intervalo recomendado; algunos pacientes también reaccionan de forma adversa a los colorantes u otros ingredientes incluidos en el Pepto-Bismol. Según sus investigaciones posteriores, de todos modos, el tratamiento con salicilato de bismuto no suele ser necesario, ya que se puede conseguir la remisión solamente con cambios en la dieta.[7]

Medicamentos que disminuyen la motilidad

Los medicamentos en esta categoría tratan la diarrea disminuyendo la acción de bombeo peristáltico de los intestinos, por lo que ralentizan la motilidad. Lotronex, (alosetron), es uno de los medicamentos en esta categoría, y suele utilizarse mayormente para tratar el SII. De forma ocasional, sin embargo, se prescribe para tratar la CM. Para la mayoría de los pacientes, suele ser un poderoso agente anti-motilidad – tan efectivo que tiene un pasado un poco oscuro – debido a un uso inadecuado cuando se aprobó por primera vez su venta. En el año 2000, fue retirado del mercado, solo nueve meses después de su rápida aprobación por la FDA, debido a un número de muertes asociadas con su uso.[8]

Lotronex fue etiquetado para el tratamiento del SII, pero los médicos lo prescribían no solo para los pacientes con diarrea predominante por el SII, sino también para pacientes con estreñimiento predominante por el SII. Algunos de estos pacientes, en la última categoría, desarrollaron colitis isquémica, obstrucción, perforación, megacolon tóxico, y otros desórdenes graves, que en algunos casos pusieron su vida en peligro y que, a veces, requirieron intervención quirúrgica.

El medicamento fue reintroducido en 2002 bajo nuevos requisitos para el prospecto que estipulaban que antes de que un médico prescribiese el medicamento, él o ella tenía que registrarse con el fabricante para recibir una formación especial diseñada para disminuir las posibilidades del medicamento prescrito a un paciente que podría estar en riesgo de una reacción que pusiera su vida en peligro. Las nuevas normas estipulan también que Lotronex solo se puede prescribir para su uso en mujeres con diarrea predominante por SII. En la actualidad, este medicamento no se suele utilizar para tratar la CM.

Los antidiarreicos como el Imodium (Loperamida) y Lomotil (Difenoxilato y atropina) también funcionan ralentizando la motilidad. Lomotil requiere receta médica, mientras que Imodium se puede adquirir sin receta médica. A pesar del hecho de que Imodium se encuentra disponible sin receta médica, muchos pacientes lo encuentran igual de efectivo que Lomotil. Algunos pacientes incluso han encontrado que Imodium les funciona mejor que Lomotil.

Antiespasmódicos

Los medicamentos de esta categoría funcionan suprimiendo la motilidad del estómago y de los intestinos, y disminuyendo la secreción de los ácidos estomacales y de otros fluidos. Este grupo de medicamentos está basado en Alcaloides de belladona y Fenobarbital, incluyendo atropina, hiosiamina, y escopolamina. Levsin (hiosiamina), aunque no ampliamente prescrito para tratar la CM, parece ser el fármaco más prescrito de este grupo para tratar la CM. En general, este tipo de medicamentos se utiliza con mayor frecuencia para tratar los síntomas del SII o las úlceras, y rara vez se prescriben para tratar la colitis microscópica.

Secuestradores de ácidos biliares

Los medicamentos en esta categoría son conocidos como hipolipemiantes, porque restringen la reabsorción de los ácidos biliares. Fueron desarrollados originariamente con el propósito de disminuir los niveles de colesterol, pero suelen ser prescritos a los pacientes con diarrea, especialmente después de una cirugía de la vesícula biliar, para unir las sales biliares que de otro modo causarían diarrea. Estos medicamentos, tienden a causar estreñimiento, y por esta razón, algunos médicos los prescriben a sus pacientes con CM.

Uno de los problemas de este grupo de medicamentos es que mientras que, en cierto modo, son efectivos en reducir, o incluso en detener la diarrea, en ocasiones producen un aumento de gases y de dolor, que tiende a limitar su atractivo. Algunos médicos puede que prescriban los secuestradores de ácidos biliares para tratar la CM porque erróneamente creen que la CM y el SII son similares, o posiblemente la misma enfermedad, y por lo tanto asumen que el tratamiento del SII debería ser efectivo para la CM. Otros, prescriben este tipo de medicamentos sencillamente porque intentan encontrar una manera de controlar la diarrea, sin tener en cuenta la necesidad de suprimir la inflamación que está causando los síntomas. Como dice el viejo refrán: "En el amor y en la guerra, todo vale", y tal vez esto debería aplicarse también al tratamiento para la CM. Porque la malabsorción de los ácidos biliares, parece ser un problema común para la mayoría de los pacientes que tienen colitis microscópica, el tratamiento con un secuestrador de ácidos biliares al menos, a veces, en alguna medida sirve de alivio para la diarrea, a pesar de que esto equivale a tratar un síntoma, en lugar de tratar la causa de la inflamación.

Antidepresivos

El efecto secundario del estreñimiento también es la razón por la que, en ocasiones, se suelan prescribir antidepresivos para tratar la CM. Las opciones más populares para este uso parecen ser los inhibidores selectivos de la recaptación de la serotonina (ISRS) y los inhibidores de la recaptación seritonina-norepinefrina (IRSN). Existen muchas marcas para elegir, con diferentes posibilidades de proporcionar algún beneficio para los síntomas de la CM, pero el fundamento básico para utilizar cualquiera de ellos para tratar la colitis microscópica se encuentra en el hecho de que muchos medicamentos de esta clase han demostrado tener el efecto secundario del estreñimiento para muchas personas.

Dado que la depresión parece estar comúnmente relacionada con esta enfermedad para algunas personas, los antidepresivos pueden proporcionar beneficios adicionales en algunas situaciones. Algunos médicos piensan que los atributos ansiolíticos de algunos de estos medicamentos también podrían ofrecer algunos beneficios para reducir las contracciones musculares en los intestinos. Estos medicamentos no hacen nada para suprimir la inflamación que conduce al desarrollo de la enfermedad en primer lugar, pero para algunas personas, detener la diarrea aporta el alivio sintomático suficiente como para considerar que el tratamiento sea un éxito. Si hacer caso omiso a la inflamación es una elección prudente, es un tópico que se encuentra abierto a debate.

No resulta sorprendente, que para muchos pacientes, estos medicamentos no resuelvan la diarrea, y que para otros, incluso provoquen que los síntomas existentes empeoren. Este riesgo relativamente alto de efectos secundarios, y el riesgo de que el cuerpo pueda desarrollar una dependencia a estos medicamentos con un uso a largo plazo, siendo necesario que la dosis sea disminuida gradualmente cuando se discontinua su uso, añade complicaciones a su uso.

Aunque un antidepresivo podría ayudar a aliviar la diarrea en algunos casos en los que la diarrea fuese el síntoma gastrointestinal predominante de la CM, este tipo de medicamento obviamente estará contraindicado en los casos en los que el estreñimiento fuese el síntoma gastrointestinal predominante, o cuando exista una alternancia entre la diarrea y el estreñimiento. Y, por supuesto, los ISRS y los IRSN también estarían contraindicados en todos los casos en los que el paciente sea sensible al medicamento, como puede indicar una reacción adversa de cualquier tipo. Como se menciona en el capítulo anterior, este tipo de fármaco ha sido asociado con ocasionar CM en un número importante de casos, por lo que debería utilizarse con precaución y de forma discontinua si los síntomas empeorasen.

Analgésicos

Con los AINE fuera del alcance, el único analgésico no narcótico, conocido por ser seguro su uso por alguien con CM, parece ser Tylenol (acetaminofén). A diferencia de la mayoría de los analgésicos opiáceos, Ultram (tramadol) no parece provocar que los pacientes desarrollen una tolerancia tras un uso prolongado, por lo que tiene un riesgo muy bajo de adicción en comparación con la mayoría de los analgésicos de tipo opioide, como la oxicodona o la hidrocodona. Los analgésicos narcóticos a veces se recetan para tratar la CM no solo por su efecto analgésico, sino porque ralentizan la motilidad y tienden a causar estreñimiento. Además del riesgo de adicción, el uso de analgésicos de tipo narcótico para tratar la CM implica un riesgo adicional de causar un problema de retención fecal de por vida. Por supuesto, como sucede con muchos medicamentos, utilizar analgésicos a base de estupefacientes para tratar los síntomas de la CM equivale a solo tratar los síntomas mientras que se ignora la inflamación.

Ácido 5 aminosalicílico (5-ASA)

Como se mencionó anteriormente, los medicamentos más prescritos para tratar la colitis microscópica a menudo suelen ser los que han demostrado ser eficaces para tratar otras enfermedades inflamatorias intestinales. Desde el principio, era frecuente la prescripción de sulfasalazina (Azulfidina) como tratamiento.

La Sulfasalazina es un profármaco, es decir, no se activa en el sistema digestivo hasta que es liberado por las bacterias que hay en el colon en ácido 5 aminosalicílico (5-ASA) y sulfapiridina. Mientras que la sulfapiridina tiene un efecto terapéutico para la artritis reumatoidea, no se ha observado un efecto beneficioso de la sulfapiridina para tratar una enfermedad inflamatoria intestinal. Como muchas personas suelen reaccionar de forma adversa a los medicamentos que contienen sulfas, la sulfasalazina ha sido mayormente reemplazada por mesalamina, en ocasiones conocida como mesalazina, en el tratamiento para las EIIs.

Mesalamina contiene el principio activo de la sulfasalazina, conocido como 5-aminosalicílico. Hay un número de medicamentos en este grupo que utilizan el mismo principio activo, y que en ocasiones son denominados como 5-ASA. En los Estados Unidos, este grupo de medicamentos incluyen un número de marcas conocidas, como Asacol, Asacol HD, Lialda, Apriso, Colazal, Pentasa, y Rowasa. En el Reino Unido, los nombres de marcas comúnmente disponibles incluyen Asacol, Canasa, Ipocal, Salofalk, y Mezavant XL.

Hay otras marcas disponibles en otros países, pero todas se basan en la mesalamina como ingrediente activo. Todas utilizan alguna forma de recubrimiento entérico para evitar que la medicación se active antes de alcanzar la zona objetivo del tracto digestivo, por lo general en algún lugar del tercio inferior del intestino delgado, o del colon. Desafortunadamente, la mesalamina está químicamente relacionada con la aspirina, por lo que las personas que son alérgicas a la aspirina, o a otro tipo de salicilato, no deben usar este medicamento.

No solo eso, sino que esta similitud química podría extenderse a otros atributos de los AINES. Aunque estudios *in vitro* han demostrado que la mesalamina aparentemente inhibe las enzimas que se cree son responsables de la producción de ambos, los leucotrienos y las prostaglandinas (ambos conocidos como mediadores inflamatorios), estudios de caso han mostrado que en algunos individuos, y en combinación con la enfermedad inflamatoria intestinal, podría promover la producción de leucotrienos, similar a los AINES, resultando en diarrea o en inflamación intestinal (o en ambos).[9] Esto implica que los medicamentos de tipo 5-ASA podrían beneficiar a algunos pacientes con CM, al mismo tiempo que empeoran la inflamación en otros casos.

La experiencia demuestra que, en general, los medicamentos de este grupo son relativamente más efectivos en suprimir la inflamación que está asociada con la CM, pero que – de alguna manera – tienden a ser lentos en aportar una remisión. Lo típico es que tarden varias semanas, o incluso más, antes de establecer el control. No siempre realizan un control satisfactorio de los síntomas y algunos pacientes no los toleran.

Corticosteroides

Otro tipo de medicación comúnmente prescrita para la colitis microscópica son los corticosteroides; los corticosteroides son bien conocidos por suprimir la inflamación. Estos medicamentos suelen ser más efectivos que los medicamentos 5-ASA en conseguir la remisión de los síntomas, pero los corticosteroides se han ganado una reputación por causar efectos secundarios severos, si se toman a largo plazo.

Uno de los corticosteroides prescritos con mayor frecuencia es la prednisona, pero debido a su importante riesgo de algunos efectos secundarios graves, no se puede utilizar como tratamiento a largo plazo sin incurrir en un alto e inaceptable riesgo de desarrollar efectos adversos en la salud. Sus principales ventajas son el bajo coste y su potente eficacia. Parte de su eficacia radica en su efecto inmunosupresor. Por supuesto, este efecto inmunosupresor tiene la desventaja de disminuir la resistencia del cuerpo a una enfermedad y a las infecciones. Debido a su potente efecto en las glándulas suprarrenales del cuerpo, la retirada de este medicamento debe ser llevada a cabo con gran precaución disminuyendo lentamente la dosis, durante el periodo de retirada. Otra desventaja bien conocida de utilizar prednisona y otros corticosteroides es que interfieren en la sanación de las heridas, resultando en que se necesita más tiempo para la curación y aumenta el riesgo de infección.

Un corticosteroide más moderno, la budesónida, puede usarse a menudo con la misma eficacia que la prednisona, con un riesgo mucho menor de efectos adversos para la salud.[10] La budesónida es el ingrediente activo de Entocort EC. Las cápsulas de Entocort EC ofrecen la ventaja de un recubrimiento entérico especial que retrasa la activación de la budesónida hasta que alcanza el tercio inferior del intestino y del colon, de forma que solo se absorbe una cantidad mínima del ingrediente en el torrente sanguíneo. Ensayos clínicos muestran que cuando se administra la budesónida de esta manera, solo se absorbe entre un 9 y un 21 % en el torrente sanguíneo.[11] La relativamente baja velocidad de absorción en el torrente sanguíneo tiende a disminuir significativamente el riesgo de efectos secundarios sistémicos. Dado que esto significa que la parte más fuerte de la medicación se encuentra disponible para tratar las zonas inflamadas del tercio inferior del intestino delgado y del colon, hace que Entocort EC sea efectivo, y un medicamento mucho más seguro de utilizar, en comparación con la prednisona.

Podría decirse que la mayor ventaja que tiene Entocort EC frente a otros corticosteroides para tratar la CM es que se ha demostrado que su uso a largo plazo es seguro. Los ensayos clínicos de más de 52 semanas han demostrado que el riesgo de los efectos secundarios a largo plazo por el uso de Entocort EC en seis mg. por día es similar al riesgo asociado con el uso a corto plazo (ocho semanas) de Entocort EC en nueve mg. por día, estableciendo así su seguridad para el uso a largo plazo en seis mg. por día.[12]

Supresores del sistema inmune

A veces, ciertos potentes supresores del sistema inmune como Imuran (azatioprina) o metotrexato, son prescritos para tratar la CM. Estos supresores del sistema inmune fueron desarrollados en principio para disminuir las tasas de rechazo después de trasplantes de órganos y para la quimioterapia relacionada con los tratamientos para el cáncer, pero suelen ser prescritos para tratar las EII, especialmente la enfermedad de Crohn.

La Azatioprina es otro profármaco. Durante el proceso digestivo, es metabolizado en la forma activa, 6-mercaptopurina, que impide la síntesis del ADN. Esto a su vez retrasa la propagación de células nuevas, especialmente de linfocitos, que normalmente tienden a crecer rápidamente. Las células T y B se ven afectadas especialmente por esta restricción del crecimiento. Debido a esta característica, la Azatioprina es efectiva para tratar ciertas enfermedades autoinmunes y se utiliza comúnmente para tratar la enfermedad de Crohn, estableciendo así su potencial efectividad para el tratamiento de la CM.

El metotrexato se utiliza en el tratamiento para el cáncer, enfermedades autoinmunes como la artritis reumatoidea, la psoriasis, y la artritis psoriásica; e incluso se ha utilizado para inducir abortos médicos. Funciona inhibiendo el metabolismo del ácido fólico. Fue desarrollado originalmente como un tratamiento de quimioterapia y es conocido por su efectividad contra un número de distintos tipos de cánceres. En la actualidad, sin embargo, a diferencia de la azatioprina, parece que el metotrexato rara vez es prescrito para tratar la colitis microscópica.

Medicamentos Anti-TNF

Los medicamentos anti-tumorales del factor de necrosis (anti-TNF) como Embrel (Etanercept), Remicade (Infliximab), y Humira (Adalimumab) cada vez se prescriben más a menudo para tratar desórdenes inflamatorios diversos, incluyendo la enfermedad de Crohn.

Debido a esto, algunos médicos lo consideran una opción viable para tratar la colitis microscópica. Esta clase de medicamentos son de desarrollo relativamente reciente, sin embargo, y los estudios de caso lo demuestran, mientras la mayoría de los pacientes con problemas inflamatorios muestran beneficios significativos, algunos experimentan eventos adversos graves, e incluso potencialmente mortales.

Los medicamentos anti-TNF, por ejemplo, han sido vinculados recientemente con un mayor riesgo de una posible infección potencialmente mortal con la bacteria de la legionela y de la listeria, además de la larga lista de agentes patógenos que fueron previamente relacionados.[13] Mientras que se consideran generalmente seguros para la mayoría de los pacientes, debe tenerse especial cuidado antes de decidirse usar cualquiera de estos medicamentos ya que funcionan suprimiendo el sistema inmune, y esto puede conllevar un mayor riesgo de infecciones y de otros efectos adversos.

Intervención Quirúrgica

Como último recurso de tratamiento, algunos gastroenterólogos incluso podrían recomendar una ileostomía en algunos casos graves en los que el paciente no responda a los métodos de tratamiento convencionales. Una ileostomía desvía la corriente fecal a una bolsa externa, evitando totalmente el colon, por lo tanto evitando cualquier oportunidad para la inflamación del colon, mediante el aislamiento del colon de la corriente fecal.[14] Los estudios de caso demuestran que este procedimiento quirúrgico por lo general traerá la remisión de los síntomas, pero utilizar este tratamiento tan radical no parece la mejor forma de deshacerse de las ratas quemando el granero, ya que el colon ya no podrá proporcionar beneficio funcional alguno en el cuerpo después del procedimiento. Y, si el intestino delgado se ve involucrado en las reacciones, entonces no se puede esperar que la ileostomía pueda resolver las reacciones del intestino delgado.

Debido a que personalmente conozco al menos un caso en el que la ileostomía no resolvió los síntomas, debe estudiarse cada caso cuidadosamente antes de decidirse por este procedimiento. Si una dieta elemental, especialmente si es proporcionada por medio de un tubo de alimentación parenteral, no resuelve los síntomas, entonces será inútil intentar encontrar una solución mediante una ileostomía porque el procedimiento seguramente no resolverá la diarrea ni tampoco cualquiera de los demás síntomas. En el ejemplo mencionado, es exactamente lo que sucedió después de que los médicos convencieran al paciente para que de todos modos se embarcara en la operación, a pesar del fallo de la alimentación parenteral en resolver los síntomas. Después de la cirugía, los síntomas persistieron.

¿Qué hay de los Probióticos y prebióticos?

En teoría, ya que la enfermedad a menudo implica interrupciones en poblaciones normales de bacterias intestinales beneficiosas, y la CM puede ser desencadenada por infecciones causadas por ciertos patógenos intestinales como la C. difficile, podría parecer que un buen probiótico debería ayudar a restablecer la homeostasis en el intestino, promocionando un buen equilibrio de bacterias beneficiosas. Desgraciadamente, muchos individuos con CM encuentran que no solo los productos probióticos que prueban no les ayudan, sino que en muchos casos, empeoran los síntomas de forma significativa. Mientras que algunos pacientes con CM encuentran que determinados probióticos pueden ser útiles, para muchos de nosotros (de hecho, para la mayoría de nosotros), encontrar un producto probiótico que realmente ofrezca beneficios consistentes parece ser un objetivo difícil de alcanzar.

Puede ser que si los probióticos son para aportar algún efecto beneficioso, la mezcla de bacterias probióticas tenga que adaptarse a medida según las necesidades específicas de cada individuo. En todo caso, sobre la base de las ofertas actuales del mercado de productos probióticos que están disponibles, intentar localizar un producto probiótico que proporcione beneficios importantes parece un proceso de ensayo y error frustrante.

Los prebióticos son productos de fibra soluble que pasan sin digerir por el estómago y el intestino delgado al colon, donde son fermentados por las bacterias, incluyendo fructooligosacáridos (FOS) y fibra inulina. La teoría es que la fermentación de estos compuestos debería ayudar a alimentar a las bacterias beneficiosas y con ello restablecer la población saludable de bacterias intestinales beneficiosas. Desafortunadamente, no existe ningún tipo de investigación científica válida que demuestre que los prebióticos estén más capacitados para promover el crecimiento de las bacterias beneficiosas que las bacterias patogénicas. De hecho, un estudio aleatorio de doble ciego, utilizando FOS como tratamiento propuesto para la enfermedad de Crohn, no mostró ningún beneficio en absoluto.[15] Casi cuatro veces más de participantes recibiendo FSO, en comparación con los grupos de control, dejaron el ensayo antes de la finalización del periodo. Esto implica un porcentaje significativo de resultados adversos en el grupo de FOS. En consecuencia, no debería sorprender que el uso de prebióticos en alguien con CM normalmente tenga efectos impredecibles en el mejor de los casos, y efectos indeseables en el peor.

Desórdenes de Mastocitos

La mayoría de los gastroenterólogos tienen poco conocimiento sobre la enterocolitis mastocítica (si es que han escuchado en alguna ocasión este término antes mencionado), por lo tanto es muy natural que los especialistas gastroenterólogos que saben cómo tratar esta condición sean pocos y distantes entre sí, a la fecha de cierre de la impresión de este libro. Estos especialistas poco frecuentes que tienen el conocimiento suficiente sobre los desórdenes de los mastocitos como para saber cómo diagnosticar y tratar la EM, u otro desorden relacionado con los mastocitos del tracto gastrointestinal, normalmente suelen prescribir o bien Gastrocrom (cromoglicato disódico), o un antihistamínico de tipo 1 o 2 para controlar los síntomas de los mastocitos. Se explica más en detalle este tema y los desórdenes de los mastocitos en el capítulo 14.

Resumen

En este capítulo hemos aprendido que las conclusiones alcanzadas en estudios anteriores que afirmaban que la colitis microscópica era una enfermedad benigna, autolimitante, que se resolvía sin la necesidad de tratamiento alguno, parecían entrar en conflicto con las experiencias reales vividas por la mayoría de las personas con CM. Hemos descubierto que los pacientes sesgo de selección y el uso de técnicas de examen inadecuadas para la obtención de datos de seguimiento más que probablemente condujeron a las conclusiones inválidas alcanzadas en estos estudios.

También hemos aprendido que no hay medicamentos etiquetados específicamente para tratar la colitis microscópica. Sin embargo, existen algunos medicamentos que están disponibles para tratar otras enfermedades de inflamación intestinal que pueden usarse para tratar la CM, con distintos grados de éxito, incluyendo, pero sin limitarse a un número de marcas que están basadas en la mesalamina, algunos tipos de corticosteroides, y varios tipos de supresores del sistema inmune. Además, en ocasiones suelen ser útiles los antidiarreicos, y para algunos pacientes, los secuestradores de ácidos biliares pueden tener éxito al suprimir la diarrea. Otros encuentran muy útil el Pepto-Bismol.

Otros tipos de medicamentos que tienen como efecto secundario el causar estreñimiento son prescritos en ocasiones para tratar la CM, como los ISRS y los IRSN. Los analgésicos opiáceos suelen prescribirse en ocasiones para tratar la enfermedad, y algunos individuos encuentran que determinados tipos de probióticos pueden ser útiles, aunque su viabilidad debe determinarse mediante pruebas de ensayo y error. Los productos conocidos como prebióticos parece que raramente aportan algún beneficio para tratar la CM.

En situaciones con pacientes que no responden a los métodos de los tratamientos médicos convencionales, algunos gastroenterólogos podrían recomendar una intervención quirúrgica para casos severos. En mi opinión, esta opción solo debería reservarse para los casos extremos y considerarse solamente después de haber intentando y fallado otros métodos de tratamientos prácticos para aportar alivio. Como veremos en capítulos siguientes, hay formas mucho mejores que la extracción quirúrgica o la desviación de partes importantes del cuerpo.

Aunque en este capítulo mencionamos brevemente el tratamiento de los desórdenes de los mastocitos, aprenderemos mucho más sobre este problema en el capítulo 14. Los mastocitos han demostrado ser mucho más importantes en el desarrollo y tratamiento de la CM de lo que ha sido reconocido de forma general por la comunidad médica.

Capítulo 5

Eficacia Tratamiento Convencional

¿Cómo de efectivos son los métodos de tratamientos convencionales?

Conversando con personas que tienen colitis microscópica se ve rápidamente que los síntomas varían ampliamente entre pacientes. Algunos tienen náuseas mientras que otros no. Algunos sienten un dolor abdominal importante y calambres, y otros no. Algunos padecen dolores musculares y de articulaciones mientras que otros no. Algunos manifiestan confusión mental y cansancio extremo, mientras que otros no.

Debido a que los síntomas varían tanto, no existe un tratamiento que funcione para todos por igual. Un medicamento que funcione para un individuo podría empeorar los síntomas de otro. Por ello, la mayoría de los programas de tratamiento tienen que ser determinados por ensayo y error. Debido a que la enfermedad normalmente requiere un tratamiento hecho a medida, basado en las respuestas individuales del paciente, no es de sorprender que gastroenterólogos y pacientes por igual hayan descubierto que intentar tratar esta enfermedad suele ser una experiencia extremadamente frustrante y que requiere mucho tiempo.

Por lo tanto, ¿cómo de efectivos son los distintos tratamientos para controlar los síntomas de la CM?

La siguiente información está basada en una evaluación informal de una base de datos que refleja la experiencia de cientos de pacientes con colitis microscópica que han compartido libremente sus experiencias y el conocimiento y comprensión que han adquirido mientras conviven y aprenden a controlar los síntomas de esta enfermedad. Las experiencias varían ampliamente entre individuos, pero algunas tendencias son evidentes cuando se revisan las experiencias y resultados de diversos programas de tratamientos. Tenga en cuenta que dado que esta información es anecdótica y que no está basada en estudios científicos rigurosos, no debe considerarse como definitiva. Más bien, se trata de un consenso general de las opiniones de muchas personas que han utilizado estos medicamentos para tratar la colitis microscópica, y siempre deberíamos tener en cuenta que las respuestas individuales a los distintos medicamentos pueden variar ampliamente.

Los ensayos publicados originalmente del tratamiento con Pepto-Bismol (salicilato de bismuto) mostraron una tasa de hasta un 90 % de resolución de la diarrea. Como sucede con prácticamente todos los medicamentos, sin embargo, los resultados del mundo real rara vez son tan de color de rosa como indican los ensayos de medicamentos. En condiciones típicas de la vida real, las tasas de éxito parecen significativamente más bajas para la mayoría de las personas con CM que han utilizado este tratamiento, a menudo porque la medicación se ha interrumpido debido a los efectos secundarios antes de alcanzar la remisión. Los efectos secundarios varían, pero ejemplos comunes incluyen malestar gastrointestinal y eventos neurológicos, como problemas de visión, vértigo, dolores de cabeza y confusión.

Sin embargo, para aquellos que pueden tolerar el tratamiento y, siempre que eviten todas las fuentes de gluten y de productos lácteos en su dieta, este tratamiento parece ser tan eficaz como la mayoría de los medicamentos prescritos que se utilizan para tratar la CM, con la posible excepción del Entocort EC, y que suele proporcionar la remisión de los síntomas aproximadamente durante el mismo período de tiempo, aproximadamente de dos a seis semanas. Para mantener la remisión, casi siempre es necesario seguir con la dieta de exclusión de todas las sensibilidades de alimentos después de completarse el tratamiento con Pepto-Bismol, con el fin de evitar una recaída de los síntomas.

Debido a que los ensayos clínicos de tratamientos, llevados a cabo por compañías farmacéuticas con los distintos tipos de medicamentos de prescripción, se basaron en tratar pacientes que o bien tenían la enfermedad de Crohn o bien colitis ulcerosa, los resultados no necesariamente se pueden extrapolar directamente a los pacientes con CM, aunque los resultados podrían ser similares. La mayoría de los medicamentos aprobados por la FDA para tratar las enfermedades inflamatorias intestinales muestran aproximadamente una tasa de eficacia de un 60 a un 65%, o superior. En el mundo real, sin embargo, el consenso de opinión mostrado arriba sugiere que de media, los medicamentos con base de mesalamina no parecen producir el nivel esperado de éxito aclamado por los fabricantes, y en los casos en los que proporciona alivio de los síntomas, por lo general parecen tardar un tiempo significativamente mayor para aliviar los síntomas de lo que se indica en la etiqueta.

La prednisona es eficaz, pero conocida por causar efectos secundarios

Debido al riesgo de efectos secundarios graves, la prednisona no puede ser utilizada con seguridad para el tratamiento a largo plazo; debería reservarse para situaciones extremas donde se necesite controlar la enfermedad desesperadamente. Intentar retirar un tratamiento seguido a largo plazo con la mayoría de los corticosteroides (con la posible excepción de la budesónida) puede resultar una auténtica pesadilla. Este problema definitivamente debe tenerse en cuenta antes de usar cualquier tipo de corticosteroide distinto a la budesónida para cualquier propósito que no sea un tratamiento a corto plazo.

La mayoría de las referencias en la literatura afirman que se desconoce el mecanismo por el que los corticosteroides consiguen suprimir los síntomas de la enfermedad inflamatoria intestinal. Sin embargo, una búsqueda más exhaustiva de la literatura muestra que este no es realmente un misterio después de todo, y que la forma en la que actúan sí que se conoce, solo que no es ampliamente reconocida. La investigación muestra que los corticosteroides disminuyen el número de mastocitos presentes en la mucosa intestinal.[1] Como veremos en el capítulo 16, los mastocitos desempeñan un papel vital en el desarrollo y proliferación de la enfermedad inflamatoria intestinal.

Esto sugiere que la habilidad de los corticosteroides de suprimir el número de mastocitos casi seguro es el mecanismo primario por el que ayudan a suprimir los síntomas de la enfermedad inflamatoria intestinal. Existen numerosos estudios disponibles en la literatura que describen posibles relaciones entre los corticosteroides y diversos tipos de componentes del sistema inmune, pero están desordenados con ofuscación y, por lo general, ignoran el simple hecho de que suprimiendo el número de mastocitos, hay menos moduladores inflamatorios disponibles para provocar la inflamación.

Entocort EC casi siempre es una elección más segura

Entocort EC, o una forma genérica de budesónida que se encuentra disponible ahora, suele ser mucho más eficaz en suprimir la inflamación asociada con la CM que cualquier otra medicación de tipo 5-ASA, especialmente Asacol y Asacol HD, que contienen lactosa. Muchas personas con CM son sensibles a las trazas de caseína contenidas en la lactosa y reaccionan de forma adversa a ello. Además, dado que los secuestradores de ácidos biliares y los ISRS son prescritos para tratar la CM debido a su efecto secundario del estreñimiento, no sorprende que puedan mostrar una eficacia limitada para controlar los síntomas de la enfermedad en muchos pacientes.

Por ello, la mayoría de los pacientes con CM encuentran que Entocort EC es mucho más eficaz que los medicamentos que son prescritos porque tienen el efecto secundario del estreñimiento. La razón de esa eficacia superior es la habilidad de Entocort EC de suprimir la inflamación que está asociada con la CM. Porque la budesónida tiene un riesgo mucho menor de efectos secundarios adversos que cualquier otro corticosteroide, suele ser la elección de tratamiento más segura que la prednisona.

¿Cómo debería tomarse Entocort EC?

Debido a que, por experiencia, se ha descubierto que Entocort EC es una de las mejores opciones entre los tratamientos disponibles para tratar la CM, algunos consejos sobre cómo debería tomarse para obtener la máxima eficacia podrían ser beneficiosos para quienes decidan tomarlo. Para algunos individuos, puede que no importen los detalles de este tipo, pero para otros podrían marcar una diferencia importante en cuanto a que el medicamento pueda o no pueda proporcionarles una remisión de sus síntomas.

La investigación ha demostrado que Entocort EC es prácticamente un 50% más eficaz en proporcionar una remisión en un intervalo de tiempo determinado si se toma del mismo modo en el que se administran todos los corticosteroides, es decir, tomando la dosis diaria total a una hora del día. Lo mejor suele ser hacerlo a primera hora de la mañana, simplemente porque, de este modo, es menos probable que el medicamento interfiera con el sueño. Pero, la hora exacta podría no ser crítica para su eficacia.

Una razón por la que funciona mejor el tomar la dosis diaria total de una sola vez, cada día, para muchos pacientes es porque los corticosteroides suplementan (y al menos reemplazan parcialmente) el cortisol que es producido naturalmente por las glándulas suprarrenales. El nivel de cortisol para la mayoría de las personas suele tener su nivel máximo unos 30 minutos después del despertar para ir disminuyendo a lo largo del resto del día. Los corticosteroides parecen ser los más eficaces en suprimir los efectos inflamatorios si se utilizan de una manera similar al aportar la dosis total en una sola vez en el día. Esto podría proporcionar una especie de efecto "shock", que permite que decaiga durante el resto del día. Tomar la medicación de este modo ha sido apoyado por la investigación que muestra que hacerlo así es mucho más efectivo que aportar la misma cantidad de medicación dividida en dosis en múltiples momentos del día.[2]

Para muchos pacientes, Entocort EC tiende a causar un aumento de peso. Uno de los factores que contribuyen a este efecto secundario es el hecho de que como el cortisol, los corticosteroides antagonizan la insulina. Esto tiende a causar una condición similar al estado de resistencia a la insulina que puede predisponer al depósito de grasa en las células, especialmente en la cintura. Para muchos usuarios, el peso añadido podría disminuir lentamente después de interrumpir este medicamento.

Muchos especialistas en gastroenterología parecen cometer el error de discontinuar Entocort demasiado pronto, y cuando vuelven los síntomas, renuevan la prescripción. El problema al hacer esto es el hecho de que para la mayoría de los pacientes, cada vez que se discontinúa el corticosteroide y que vuelven los síntomas, el medicamento tarda más en hacer efecto cuando se reinicia o, podría necesitarse una dosis mayor para conseguir los mismos resultados.

Finalmente, se podría alcanzar un punto en el que el medicamento ya no resuelva eficazmente los síntomas después de haber sido discontinuado y retomado en varias ocasiones. Se trata de un problema bien conocido de los corticosteroides, pero muchos gastroenterólogos parecen comportarse como si lo desconocieran, y los resultados podrían ser muy frustrantes para el paciente, por decir lo mínimo, especialmente pudiendo ser evitado fácilmente si el médico sabe cómo tratar eficazmente la colitis microscópica.

Existe otra buena razón por la cual puede ser ventajoso continuar con el tratamiento de Entocort EC en lugar de detener un tratamiento y posteriormente retomarlo. La investigación muestra que los pacientes que toman corticosteroides por primera vez sufren menos pérdida de densidad ósea (cuando se utiliza budesónida por primera vez) que los pacientes que han utilizado un corticosteroide previamente, o los pacientes que usan prednisona por primera vez.[3] Esto significa que discontinuar un tratamiento con budesónida y reanudarlo después, aumenta el riesgo de pérdida de densidad ósea. La diferencia es grande. Schoon et al. (2005) demostraron que los pacientes que tomaban corticosteroides por primera vez en la forma de budesónida solamente tenían una pérdida media de una cuarta parte de la densidad ósea que los pacientes que retomaban la toma de budesónida después de haber discontinuado un tratamiento anterior.

Muchos pacientes con CM encuentran que el desafío de disminuir la dosis y de retirar el tratamiento con Entocort está lleno de peligros, porque suele ser normal que pasadas un par de semanas a un par de meses después de terminar el tratamiento, las probabilidades de sufrir una recaída de los síntomas sean relativamente altas. Como veremos en el próximo capítulo compartiendo las experiencias con otros pacientes con CM podremos aprender mucho acerca de mejores formas de tratar la enfermedad. Una de las cosas que se hace evidente cuando se comparan las notas es que cuanto más lenta sea la tasa de reducción de la budesónida, menor es el riesgo de sufrir una recaída.

La mayoría de los especialistas gastroenterólogos parecen recomendar un período de disminución gradual de seis a ocho semanas para la budesónida. La experiencia demuestra que si ampliamos este período de disminución de cuatro a seis meses o más, las probabilidades de permanecer estable en remisión son significativamente más altas. Las etapas finales del proceso de disminución gradual parecen ser las más críticas, y los que pasan más tiempo en hacer la transición de tres mg. por día, a tres mg. cada dos días, tres mg. cada tres días, y así sucesivamente, parecen tener mejores oportunidades de permanecer en remisión.

¿Por qué es esto así? No existen datos de investigación disponibles en la literatura para explicar este fenómeno, pero en mi opinión, esto es debido al efecto que tienen los corticosteroides sobre el número de mastocitos. Dado que los corticosteroides suprimen el número de mastocitos, cuando se retira el tratamiento con corticosteroides, seguramente el número de mastocitos aumentará a medida que los diversos sistemas corporales intentan volver a un estado de mayor normalidad (o al estado anterior al comienzo del tratamiento con corticosteroides). A medida que aumenta el número de mastocitos, esto crea un medioambiente proinflamatorio y, si esto sucede demasiado rápido, el resultado podría ser una tasa de inflamación que aumenta rápidamente, lo que en sí mismo podría desencadenar una respuesta inflamatoria. Por lo tanto, una retirada más lenta parece reducir las posibilidades de provocar una respuesta inflamatoria que podría resultar en una recaída de los síntomas.

Algunos pacientes encuentran que cuando están disminuyendo gradualmente la dosis de Entocort EC (o de budesónida), pueden mantener la remisión con mayor facilidad tomando Imodium (loperamida) en días alternos, cuando se saltan una dosis de la budesónida. El Imodium parece ayudar en evitar que la motilidad aumente inapropiadamente conforme se retira el tratamiento con el corticosteroide.

Los supresores del sistema inmune no suelen usarse para la CM

En la mayoría de los casos en los que se selecciona un supresor del sistema inmune como tratamiento de elección, se suele elegir con frecuencia Imuran (azatioprina), en base a su historial de eficacia y a su amplia trayectoria. No funciona con todo el mundo que tiene CM, y debe ser monitoreado adecuadamente con analíticas de sangre periódicas, porque una revisión de las estadísticas disponibles sobre los efectos adversos de este tipo de medicamentos, ha mostrado que puede aumentar en cinco veces el riesgo de linfoma.[4]

Los medicamentos anti-TNF y la mayoría de los otros supresores del sistema inmune han servido de bien poco para tratar la CM, y por ello, debido a que estos medicamentos tienen un efecto muy poderoso sobre el sistema inmune con riesgos significativos a largo plazo, el jurado todavía está estudiando su eficacia y seguridad a largo plazo para tratar esta enfermedad. En este momento del tiempo, parece que sería prudente utilizar este tipo de medicamentos como una opción viable solo para los casos más graves, después de haber intentado todos los demás tratamientos convencionales sin éxito.

Personalmente solo conozco un par de casos en los que alguien con colitis microscópica ha utilizado un medicamento anti-TNF. En estos casos, los medicamentos fueron utilizados para tratar la artritis psoriásica y la artritis reumatoide, y en estos ejemplos, los síntomas de la CM como la diarrea, la distensión abdominal y la fatiga, no solo no se resolvieron, sino que no hubo ninguna mejora evidente, a pesar de que el medicamento tuvo éxito en controlar los síntomas de la artritis.

Una de las cosas a tener en cuenta es que los supresores del sistema inmune aumentan el riesgo de desarrollar herpes zóster. Dado que cualquier persona que haya tenido varicela en la infancia es susceptible de desarrollar herpes zóster en cualquier momento en el futuro, si se considera utilizar un supresor del sistema inmune para tratar la CM, entonces podría ser prudente considerar vacunarle contra el herpes zóster antes de comenzar el tratamiento.

La mayoría de las personas que tienen CM encuentran que los antidiarreicos como el Imodium y el Lomotil son útiles para aportar un poco de control extra en los días en los que tienen que salir de casa sea como sea, a pesar de que sus síntomas de la CM están activos y que están preocupados por no poder llegar al aseo a tiempo. Por lo general, la mayoría de las personas pueden tomar hasta la dosis máxima especificada en el prospecto, si fuera necesario, sin ningún tipo de consecuencias adversas.

Sin embargo, no debería tomarse más de lo necesario porque ingerir cantidades excesivas podría dar lugar a estreñimiento. Estos productos no ofrecen una solución a largo plazo, obviamente porque solo posponen lo inevitable. Cuando se necesita un control adicional, no obstante, como en reuniones o mientras se está de viaje, pueden ser útiles, y por lo general son considerados seguros.

Los desórdenes de los mastocitos asociados con la CM tienden a ser muy difíciles de controlar. Las dificultades principales son debidas a la complejidad de las interacciones y a la falta de profesionales cualificados para tratar este problema. La mayoría de los especialistas gastroenterólogos no están capacitados para tratar este tipo de problemas y pocos alergólogos e inmunólogos están experimentados en el trato de los efectos de los trastornos de los mastocitos en el sistema digestivo. Actualmente, la mayoría de los profesionales más cualificados para tratar con los trastornos de los mastocitos están típicamente asociados con el tratamiento de la mastocitosis, que consiste en una forma sistémica de desorden de los mastocitos. Los antihistamínicos de tipo 1 y de tipo 2, en combinación con un control de la dieta, parecen aportar cierto grado de control para muchos pacientes con desórdenes de los mastocitos, mientras que el cromoglicato disódico es útil para otros. Como mencionamos en el capítulo cuatro, los desórdenes de los mastocitos se tratarán en mayor detalle en el capítulo 14.

Algunos pacientes encuentran que el suplemento Histame les beneficia. Histame reemplaza la diamino oxidasa (DAO), que normalmente se produce en el cuerpo y que ayuda a regular los niveles de histamina. Algunos encuentran necesario usar una combinación de estos medicamentos con objeto de encontrar alivio.

Por qué los medicamentos no siempre son una solución completa

El problema principal parece ser que los medicamentos antiinflamatorios ayudan a suprimir la inflamación, pero no pueden evitar que vuelva a suceder. Tratan los síntomas, pero no pueden evitar que los síntomas vuelvan a reproducirse una vez que se interrumpe el tratamiento. Y los medicamentos que no suprimen la inflamación no tienen la habilidad de evitar que los síntomas reaparezcan después de detener el tratamiento. Esto sugiere que, independientemente de qué medicamentos se utilicen para tratar la CM, se debe seguir algún tipo de tratamiento en todo momento, o los síntomas volverán.

Colitis Microscópica

Por ejemplo, un ensayo de tratamiento que implicó el uso de budesónida para tratar pacientes que tenían colitis colagenosa mostró que casi el 80 % de los pacientes recayeron durante las 24 semanas posteriores a la terminación del tratamiento, y que el tiempo medio de la recaída era de 39 días.[5] Para la mayoría de los medicamentos, la tasa de dosis puede reducirse a una dosis de mantenimiento menor durante un uso a largo plazo con el fin de reducir los efectos secundarios a largo plazo, a la vez que todavía mantiene un control satisfactorio de los síntomas. Por ejemplo, algunos pacientes que toman Entocort EC para tratar la CM son capaces de controlar sus síntomas con solo tres mg. cada dos días, o incluso con tres mg. cada cuatro o cinco días.

Muchos de los medicamentos aprobados para usarlos en el tratamiento de las enfermedades inflamatorias intestinales no figuran etiquetados para un uso a largo plazo debido al riesgo de los efectos secundarios, incluso en dosis reducidas. Y los supresores del sistema inmune, que están etiquetados para un uso a largo plazo, imponen un mayor riesgo de infecciones y en algunos casos, de cáncer o de otros eventos adversos. Además, algunos pacientes no toleran uno o más de los ingredientes activos contenidos en ciertos medicamentos; lo que reduce la lista de opciones todavía más.

Como resultado, no existen soluciones ideales disponibles en cuanto a un producto farmacéutico que sea capaz de forma consistente de controlar los síntomas de la enfermedad de una mayoría de pacientes. Y para añadir más inconvenientes, la mayoría de los medicamentos que son utilizados, entrañan un riesgo significativo de efectos secundarios. Todavía podemos añadir, como ya hemos hablado, que muchos médicos no están por la labor de prescribir determinados medicamentos como la budesónida con cualquier otro propósito que no sea hacerlo como tratamiento a corto plazo (de seis a ocho semanas). El paciente es abandonado a una recaída, después de la cual el médico tiene que volver a prescribir el mismo medicamento, o uno diferente, durante otro periodo de tiempo relativamente corto, y el ciclo se repite una y otra vez.

Un problema adicional es que para algunos pacientes, ninguno de los medicamentos prescritos por su médico para tratar la enfermedad son capaces de controlar los síntomas. En vista de todas estas limitaciones, está claro que el uso de medicamentos para tratar la colitis microscópica no ha demostrado ser una manera muy satisfactoria de al menos controlar los síntomas de la enfermedad, y mucho menos de eliminar y prevenir la inflamación que causa la enfermedad.

Resumen

Así como los síntomas de la colitis microscópica pueden variar ampliamente entre pacientes individuales, también varía la eficacia de los diferentes medicamentos prescritos para tratar la enfermedad. Este capítulo contiene información sobre la eficacia general de muchos de los medicamentos prescritos comúnmente para tratar la colitis microscópica, según la percepción de aquellos que realmente utilizan estos medicamentos para tratar la enfermedad bajo las circunstancias del mundo real.

No se ha encontrado un medicamento que sea eficaz en todos los casos y muchos de los medicamentos parecen tener un nivel de eficacia más bien bajo, de media, especialmente los que son prescritos porque uno de sus efectos secundarios es la diarrea. Encontrar una medicación que sea eficaz suele requerir un proceso de ensayo y error.

El problema principal con muchos de estos medicamentos parece ser que las opciones más efectivas no se pueden utilizar como tratamiento a largo plazo sin incurrir en un riesgo inaceptable de efectos secundarios adversos. Debido a ello, en general, los medicamentos no suelen ser útiles para un tratamiento a largo plazo de la enfermedad.

Capítulo 6

Tratamiento mediante Dieta

Utilizar cambios en la dieta para tratar la colitis microscópica

Afortunadamente, existe una manera mejor de tratar la colitis microscópica — un método que es inherentemente mucho más seguro que los métodos convencionales de tratamiento, ya que por lo general se puede hacer sin necesidad de ningún medicamento, si se desea, por lo tanto evitando los riesgos potenciales para la salud debido a los efectos secundarios de los medicamentos que suelen usarse comúnmente para tratar la enfermedad. Además, tiene una gran ventaja sobre todos los tratamientos convencionales de tratamiento debido a que en la mayoría de los casos elimina las fuentes de la inflamación que causa los síntomas de la enfermedad. Y, como ventaja final, puede utilizarse en combinación con los tratamientos farmacológicos convencionales para aportar remisión en muchos casos en los que el tratamiento solamente con medicamentos no aliviará alguno o todos los síntomas. La capacidad para resolver casos que son refractarios al tratamiento farmacológico es prueba *prima facie* de que las sensibilidades a los alimentos, de hecho, son una fuente de la inflamación que causa los síntomas de la enfermedad.

¿Por qué es importante la dieta?

Colitis Microscópica

Hemos visto en el capítulo dos que una revisión de la literatura muestra que las sensibilidades a los alimentos sí que tienen que ver en la enfermedad de Crohn y en la colitis ulcerosa, y que los cambios en la dieta en ocasiones se pueden utilizar para conseguir una remisión de los síntomas, y a menudo para mantener la remisión. Por lo tanto, seguramente no sería ilógico asumir que las sensibilidades a los alimentos también podrían desempeñar un papel en la inflamación que causa la colitis microscópica.

De hecho, la experiencia ha demostrado que la mayoría de las personas que tienen colitis microscópica también tienen sensibilidades a los alimentos, y responderán a una dieta que evita esos alimentos a los que tienen intolerancias. Parece que el Dr. Kenneth Fine fue el primer investigador en sugerir que la sensibilidad al gluten suele estar asociada con la inflamación que causa la enfermedad, y algunas de sus investigaciones subsecuentes han mostrado que también suelen estar implicadas con frecuencia otras sensibilidades de alimentos. Además, su investigación sugiere que la sensibilidad al gluten, y posiblemente otras sensibilidades alimenticias, podrían estar asociadas con muchas otras enfermedades autoinmunes y también con ciertos desórdenes de salud.[1] Debido a que él mismo tiene CM, ha estado muy motivado para investigar la enfermedad y su tratamiento. Después de que él descubriera la relación entre las sensibilidades a los alimentos y los síntomas de la CM, desarrolló unos métodos de laboratorio mejorados desarrollando unas pruebas en heces para detectar la mayoría de las sensibilidades alimenticias que están implicadas en la enfermedad. Desafortunadamente, la mayoría de los datos de investigación relacionados con este proyecto nunca se han publicado en una importante revista médica de arbitraje, por lo que la mayoría de los gastroenterólogos no son conscientes de su trabajo o se niegan a reconocer su validez. Esto es una verdadera lástima, porque estarían mucho mejor preparados para comprender la enfermedad y para tratarla eficazmente si aprovecharan el conocimiento que proporciona su investigación.

Debido a que la comunidad médica en general ha negado la posibilidad de que las sensibilidades a los alimentos puedan estar asociadas con la inflamación crónica que causa los síntomas de la CM, tenemos que basarnos en otra prueba de que el enfoque de la dieta podría ser una forma práctica de tratar la enfermedad. La mayoría de los gastroenterólogos se apresuran en destacar que no existe ninguna prueba científica de que las sensibilidades alimenticias puedan desempeñar un papel en la etiología de la colitis microscópica, y esa afirmación técnicamente es correcta porque al parecer ningún investigador ha publicado un informe de un estudio de doble ciego, un estudio clínico aleatorio de este tema, en una revista médica de arbitraje que cumpla las normas rígidas de prueba científica.

Sin embargo, tan solo porque los resultados de este tipo de estudio no se hayan publicado nunca en una prestigiosa revista médica, no constituye prueba de que el concepto no se merezca una oportunidad. Tan solo demuestra que nadie se ha preocupado nunca en hacer este estudio y subsecuentemente en publicar los resultados en una de las revistas médicas importantes. Probablemente existen múltiples razones por las que la prueba de la relación entre la inflamación implicada en la CM y las sensibilidades a los alimentos no se haya investigado nunca en profundidad y que los resultados no se hayan publicado en una revista médica de buena reputación. Debido a una cosa, la mayoría de los proyectos de investigación son financiados hoy en día por las compañías farmacéuticas y ninguna compañía farmacéutica está dispuesta a pagar por un estudio que no solo no ayudará a que se vendan más medicamentos, sino que en su lugar, incluso podría desanimar a utilizar medicamentos en ciertos desórdenes para los que están siendo prescritos en la actualidad. Existe algún tipo mínimo de investigación que se financia por parte de universidades, negocios y organizaciones de negocios, pero estas fuentes de financiación suelen buscar proyectos de interés nacional que muestren al menos algún grado de promesa en aportar alguna forma de beneficio financiero a la organización que lo financia. Las asociaciones nacionales sin ánimo de lucro de pacientes, como aquellas que ofrecen apoyo para la enfermedad de Crohn y la colitis ulcerosa suelen financiar investigación para el tratamiento de estas dos enfermedades, pero hasta la fecha, han mostrado poco interés en apoyar la investigación de la CM; unas pocas referencias a la información más básica sobre la enfermedad en sus páginas web parece ser todo el alcance de su apoyo. Todo su dinero para la investigación aparentemente se invierte en apoyar otras enfermedades de inflamación intestinal, lo que no es sorprendente, dado que las demás enfermedades de inflamación intestinal son mucho más publicitadas, a pesar de que como hemos visto en el capítulo uno, la investigación ha demostrado que la CM es mucho más común que ambas, la enfermedad de Crohn y la colitis ulcerosa.

Otra posible razón por la que no se ha perseguido la prueba de la conexión entre la dieta y la CM se debe a que las viejas y bien arraigadas políticas y las opiniones predominantes en el mundo médico, suelen ser lentas para cambiar. Nadie quiere admitir que han estado equivocados durante tantos años, y los especialistas e investigadores no son diferentes en este sentido. En los casos en los que ha existido cierto consenso de la opinión médica durante un largo periodo de tiempo, parece que existe una renuencia general entre las principales revistas médicas a publicar datos que contradigan la opinión predominante, y una política no oficial y unas normas no escritas posiblemente podrían estar jugando un papel en la ausencia de datos relacionados con la conexión entre las sensibilidades a los alimentos y la CM en la literatura médica.

¿Cómo si no se puede explicar la ausencia de pruebas científicas en la literatura, cuando tantos pacientes con la enfermedad han mostrado por su propia experiencia personal, durante tantos años, que la opinión médica establecida obviamente está equivocada? Uno podría pensar que si existieran pruebas científicas que indicaran lo contrario, ya se habrían publicado por ahora. Dado que no existe documentación sustancial que se haya publicado ni confirmando ni denegando cualquier conexión entre las sensibilidades a los alimentos y la colitis microscópica, uno se tiene que preguntar el por qué. A pesar de que ningún investigador ha publicado nunca prueba alguna de que no exista una conexión entre las sensibilidades a los alimentos y la colitis microscópica, muchos especialistas gastroenterólogos han estado negando la existencia de una conexión con la dieta durante tanto tiempo que la mayoría de ellos parecen creer que se trata de un hecho probado. Estas actitudes son lentas en cambiar, pero el cambio parece estar empezando ya que cada vez hay más y más gastroenterólogos que empiezan a reconocer que los cambios en la dieta pueden traer alivio de los síntomas en los pacientes con CM.

Como ejemplo de cómo de arraigado ha estado esta negación de la conexión con la dieta en el pasado entre los principales profesionales médicos; bastantes pacientes con CM se han visto horrorizados por la respuesta que recibieron cuando informaron a sus gastroenterólogos que estaban controlando sus síntomas con éxito solamente con la dieta, o combinando cambios en la dieta y un medicamento determinado. Increíblemente, algunos especialistas respondieron haciendo fruncir su ceño y asesorando al paciente de que estaban perdiendo su tiempo, ya que la dieta no tenía nada que ver con la enfermedad, y que deberían volver a comer una dieta normal. Esta actitud parece casi increíblemente cerrada de mente, pero la realidad es que un número sorprendentemente alto de pacientes con CM han tenido esta experiencia.

Sin embargo, algunos especialistas gastroenterólogos están predispuestos a escuchar a sus pacientes, y a aprender de ellos, y en la actualidad, por aquí y por allá, algunos pacientes con CM están descubriendo gastroenterólogos que están empezando a reconocer que la dieta ciertamente parece desempeñar un papel importante en el control de la enfermedad, sobre todo en base a la respuesta de algunos de sus pacientes que se han auto-impuesto cambios en sus dietas. Unos pocos médicos incluso están empezando a animar a sus pacientes a intentar hacer cambios en sus dietas.

¿Cómo definimos la remisión?

Algunas personas consideran la resolución de la diarrea que suele estar típicamente asociada con la CM como la remisión de la enfermedad. En realidad, sin embargo, la remisión debería significar la completa resolución de todos los síntomas resultantes de la enfermedad, incluyendo, pero no limitado a, la diarrea, los dolores musculares, de espalda, dolores abdominales, calambres, dolores de cabeza, migraña, cansancio, náuseas, estreñimiento, y confusión mental, por ejemplo, cuando están presentes estos síntomas. Ya que es posible que algunos pacientes tengan los síntomas de la enfermedad durante muchos años antes del diagnóstico, la remisión de los síntomas de la CM puede traer una resolución de largo plazo, de problemas aparentemente no relacionados como un problema de estreñimiento que ha existido durante décadas, e incluso de reacciones autoinmunes comunes, como el asma. En cualquier caso, la remisión de la CM debería restaurar un patrón de lo que se considera como movimientos intestinales normales, incluso si la consistencia y frecuencia de las heces haya sido anormal durante décadas, además de la eliminación de cualquier otro síntoma que haya podido estar asociado con la enfermedad cuando estaba activa.

Evidencia de que los cambios en la dieta pueden proporcionar un control efectivo de los síntomas

La epidemiología es una forma de investigación médica que estudia las causas, distribución y control de enfermedades a nivel de la población en lugar de en un laboratorio. Dado que los datos se basan en casos actuales y en las experiencias actuales, esto permite una oportunidad a los investigadores para descubrir la verdadera eficacia de los métodos de tratamiento en el mundo real. Los estudios epidemiológicos no proporcionan la rigidez científica de ensayos controlados aleatorios, por lo que la mayoría de las autoridades no aceptan los hallazgos como prueba absoluta de un concepto. En su lugar, estos estudios son vistos como prueba de una asociación entre una causa y un efecto. Debido a que algunos conceptos de la medicina son, o demasiado complejos, o demasiado poco comprendidos como para ser económicamente prohibitivos, los estudios epidemiológicos podrían ser la única fuente de información disponible para ciertos temas. Esta situación también se aplica a determinados ensayos en los que sería peligroso o moralmente inaceptable hacer un ensayo aleatorio, ensayos clínicos controlados con sujetos humanos.

En consecuencia, la información presentada en este capítulo, describiendo cómo se pueden utilizar los cambios en la dieta para controlar con eficacia los síntomas de la colitis microscópica, se basa en un estudio epidemiológico en marcha entre cientos de personas que tienen la enfermedad y que comparten sus experiencias gratuitamente como miembros de un foro y de un grupo de apoyo de colitis microscópica. Esta recopilación de experiencias de la vida real es sin duda la base de datos más grande del mundo con información específica para comprender y tratar la colitis microscópica y desórdenes relacionados. Muchos miembros han estado compartiendo sus experiencias e información en el foro *Discussion and Support Forum for*

Collagenous Colitis, Lymphocytic Colitis, Microscopic Colitis, Mastocytic Enterocolitis, and Related Issues, así como en foros anteriores que también se dedicaron al tratamiento dietético de la enfermedad, durante más de 10 años.[2] Esta amplia base de datos proporciona un recurso único para estudiar la enfermedad y la eficacia en el mundo real de varios métodos de tratamiento.

Como se ha documentado con respecto a otras enfermedades de inflamación intestinal, las sensibilidades alimenticias con la CM parecen variar entre casos individuales, existiendo algunos pacientes que muestran sensibilidad solo a uno o dos alimentos, mientras que otros podrían tener sensibilidades a numerosos alimentos. No obstante, una sensibilidad a un alimento destaca sobre todos los demás. En la colitis microscópica, debido a que existe una relación establecida con la enfermedad celíaca, la sensibilidad al gluten es el problema principal relacionado con la comida; una mayoría significativa de pacientes con CM claramente son sensibles al gluten. Además, la mayoría de los pacientes con CM que son sensibles al gluten también son sensibles a la caseína, la proteína principal contenida en todos los productos lácteos. Cerca de la mitad también son sensibles a la soja, la proteína principal de las habas de soja, y algunos individuos también tienen sensibilidades a alimentos adicionales.

Incluso la Clínica Mayo ha empezado a aprobar cambios en la dieta como la primera línea de tratamiento de la CM

Para añadir apoyo adicional a una aproximación dietética, el departamento de gastroenterología de esta altamente respetada institución aparentemente ha experimentado una epifanía de suertes, porque su página web ahora recomienda que los pacientes con CM primero deberían intentar cambiar su dieta, y si esto no les proporciona la remisión de sus síntomas, entonces tendrían que acudir a su médico para que les prescriba un medicamento que les ayude a suprimir sus síntomas. [3]

Las decisiones de cambios en las políticas largamente asentadas en instituciones tan prestigiosas no son fáciles, por lo que el departamento de gastroenterología de la Clínica Mayo es digno de elogio por sus esfuerzos para mejorar la calidad de la atención disponible para pacientes con CM. Al día de la fecha de la escritura de este texto, el departamento de gastroenterología de la Clínica Mayo se encuentra clasificado como el número uno de la nación por el U.S. News & World Report.[4]

Entonces, ¿cómo decidimos un programa de tratamiento que sea el mejor para nosotros?

Existen numerosas formas de tratar esta enfermedad. Algunos métodos de tratamiento son efectivos para un porcentaje pequeño de pacientes y algunos son efectivos para un porcentaje mayor de pacientes.

Desafortunadamente, ningún método de tratamiento es efectivo el 100% del tiempo para cada persona que tiene CM. Algunas aproximaciones solo aportan un alivio temporal para nuestros síntomas, mientras que otras proporcionan un alivio a largo plazo. Algunas opciones son más convenientes porque solo requieren unos cambios mínimos en nuestra rutina habitual, mientras que otras requieren cambios significativos en nuestra rutina y en nuestro estilo de vida.

Todas las opciones de tratamiento que implican el uso de medicamentos son conocidas porque entrañan un riesgo de efectos secundarios que varían desde efectos cosméticos o riesgos de salud mínimos, hasta riesgos de salud mayores que incluso pueden incluir el riesgo de discapacidad o de muerte. Normalmente, estas opciones implican unos cambios mínimos en el estilo de vida, y suele ser normal que solo requieran que nos acordemos de tomarnos nuestra medicación cada día o de seguir cualquier programa de tratamiento al que nos hemos sometido.

Existe una opción de tratamiento de la que no se conocen efectos secundarios que estén asociados con ningún riesgo de salud conocido, pero que requiere cambios significativos en nuestra rutina, y en nuestro estilo de vida. Esta opción de tratamiento, por supuesto, implica cambios importantes en nuestra dieta.

Siempre existe la opción de simplemente no hacer nada y dejar que la enfermedad siga su curso. Estudios de investigación anteriores concluyeron que no era necesaria una intervención en un alto porcentaje de casos y algunos gastroenterólogos todavía afirman que la enfermedad está auto-limitada y que los síntomas desaparecerán automáticamente tras unos años. Desgraciadamente, como hemos aprendido en el capítulo cuatro, las experiencias en el mundo real de muchos, muchos pacientes que tienen CM, claramente demuestran que este tipo de afirmaciones no se identifican con la gran mayoría de nosotros, y que la única forma que tenemos de conseguir un control completo y duradero de los síntomas de la enfermedad es mediante el cumplimiento de un programa de tratamiento efectivo. Obviamente, no hacer nada no es una opción válida para muchos pacientes, porque esta enfermedad puede hacer que la vida sea miserable, y no solo puede impedir que podamos disfrutar de nuestro tiempo libre y de una vida social plena, sino que también puede afectar seriamente nuestra habilidad para hacer nuestro trabajo. Y cuando no se trata, el riesgo de desarrollar enfermedades autoinmunes adicionales puede aumentar significativamente.

Además, dado que muchas personas que tienen CM son sensibles al gluten, se presupone que podrían tener el mismo riesgo elevado de desarrollar linfomas no hodgkinianos como las personas que tienen la enfermedad celiaca. Sin embargo, como seguir una dieta libre de gluten tiende a reducir el riesgo de desarrollar un linfoma en los celíacos, seguir una dieta exenta de gluten seguramente proporcionará los mismos beneficios para los que tienen CM, por lo que tras unos años siguiendo una dieta exenta de gluten, las probabilidades de desarrollar un linfoma no hodgkiniano seguramente disminuirán hasta el punto de no tener un riesgo mayor que cualquier persona de la población general.

Nuestra meta entonces, es poner en una balanza todas las opciones que hay disponibles y elegir la que pensamos que será el mejor tratamiento, o combinación de tratamientos. Obviamente, queremos un plan que nos ofrezca la mejor opción de conseguir recuperar nuestra vida normal, a la vez que nos requiera hacer el mínimo número de cambios en nuestro estilo de vida, sin incurrir en un nivel de riesgos de salud a largo plazo inaceptables.

El programa de tratamiento debe ser eficaz, porque, obviamente, nuestra primera prioridad es poder disfrutar el resto de nuestra vida en la mayor medida posible. Y nuestra segunda prioridad es ser capaz de hacer esto con el mínimo número de inconvenientes y sin tener que preocuparnos por los desagradables o posiblemente peligrosos efectos secundarios.

Una tercera consideración es el costo porque algunos tratamientos que utilizan algunos de los medicamentos más potentes, como los medicamentos anti-TNF, tienden a ser bastante caros. Estos mismos tratamientos normalmente también suelen conllevar algunos de los riesgos más altos de desarrollar efectos secundarios debilitantes o potencialmente mortales que los convierte en opciones mucho menos atractivas para nosotros. Sin un buen seguro médico, incluso Entocort EC y la mayoría de los medicamentos a base de mesalamina pueden llegar a ser prohibitivos.

Colitis Microscópica

Los medicamentos como los corticosteroides, si bien son efectivos para un uso a corto plazo, no pueden usarse con seguridad a largo plazo debido al daño que suelen causar en determinados órganos, y especialmente en la salud ósea, con un tratamiento prolongado en el tiempo. La budesónida, el ingrediente activo de Entocort EC, puede usarse con seguridad durante un periodo de tiempo más extenso que los corticoides convencionales, especialmente en una dosis de mantenimiento mucho menor, pero seguirá causando cierto grado de pérdida de masa ósea en un tratamiento a largo plazo, y esto puede ser algo importante a tener en cuenta, especialmente en los individuos más jóvenes.

Así que, en esencia, esto termina reduciéndose a la elección de utilizar cambios en la dieta para controlar la enfermedad o en usar medicamentos, la mayoría de los cuales solo se pueden usar de forma segura durante un periodo de tiempo relativamente corto. No hay medicamentos que se haya demostrado sean capaces de ser utilizados libres de riesgo, por décadas. Debido a que la colitis microscópica, una vez desencadenada, típicamente es una enfermedad para toda la vida, esto significa que muchos pacientes podrían estar enfrentándose a muchas décadas de tratamiento. Esta perspectiva drásticamente inclina las probabilidades a favor de utilizar cambios en la dieta como la forma más práctica para la mayoría de los individuos para tratar la enfermedad.

Muchos gastroenterólogos tienden a hacer creer a sus pacientes que un régimen de tratamiento relativamente corto con un medicamento les proporcionará la remisión, y que después de esto, la enfermedad ya no será un problema. Desgraciadamente, en el mundo real, esto no funciona así porque el paciente casi siempre vuelve a recaer. Eventualmente, el especialista se enfrenta a tener que prescribir medicamentos que son conocidos por entrañar riesgos sustanciales de efectos secundarios graves, o se queda sin opciones de tratamiento.

Cuando esto sucede, la mayoría de los pacientes con CM vuelven al punto de inicio.

Resulta normal que se prefiera el tratamiento más simple que hay disponible, y las empresas productoras de fármacos son conscientes de ello, por lo que sus anuncios siempre presentan un mensaje muy atractivo. Consecuentemente, parece que la mayoría de los pacientes, cuando se les ofrece una opción, eligen tratar la mayoría de las enfermedades, incluyendo la CM, tomándose una pastilla en lugar de hacer cambios en la dieta. Es como si la mayoría de nosotros estuviéramos programados para elegir siempre la forma más fácil de salir del paso, sin importar los riesgos que entrañe. La mayoría de las personas parecen muy reticentes a eliminar de su dieta un alimento que consideran un elemento básico, como si hacerlo fuese algo arriesgado. La realidad es que, si las cosas se ponen peor, el único riesgo que implica el cambio en la dieta es que podría no ser de utilidad. Eso no es exactamente lo peor que nos puede suceder, ¿verdad? En el capítulo ocho veremos por qué muchos de estos alimentos no son en realidad tan saludables como se suele pensar que son.

Por otra parte, si su médico prescribiese un medicamento con el efecto secundario más severo imaginable, la mayoría de estas mismas personas que son reticentes a intentar cambiar su dieta, estarían de acuerdo sin dudarlo en tomar ese medicamento, incluso sin poder estar totalmente seguros de que el medicamento realmente les ayudará, porque frecuentemente no lo hacen. Y si los efectos secundarios se hicieran realidad, entonces volverían a su médico, que posiblemente prescribiría un medicamento diferente, o posiblemente un medicamento más para contrarrestar los efectos secundarios del primer medicamento, en ocasiones provocando efectos secundarios adicionales.

Con bastante asiduidad, el medicamento que ha sido prescrito proporcionará una remisión pero tan pronto como se discontinua el tratamiento, se produce una recaída. El paciente vuelve al médico, el especialista aparenta estar sorprendido y escribe otra prescripción, bien para el mismo medicamento, o bien para uno más potente. Uno con riesgos de efectos secundarios mucho peores. Esta pescadilla que se muerde la cola sigue y sigue, pero no existe alivio para el paciente con CM si el tratamiento depende solo de los medicamentos, porque cuando se interrumpen los medicamentos, los síntomas siempre vuelven, tarde o temprano (más bien temprano).

Para algunos casos severos, la dieta por sí sola no siempre puede traer el alivio total porque un número pequeño de personas con CM desarrolla una sensibilidad a muchos, muchos alimentos, y podría no ser práctico, o incluso posible el eliminarlos todos de su dieta. En esos casos, una dieta estricta que evite las sensibilidades alimenticias más importantes, junto con una dosis de mantenimiento de uno de los antiinflamatorios puede ayudar a proporcionar remisión. Pero, la mayoría de nosotros, sin embargo, por lo general podemos controlar de forma segura y eficazmente nuestros síntomas de CM solamente haciendo cambios en la dieta.

Mirando las experiencias acumuladas por los miembros de los grupos de apoyo y foros antes mencionados, realísticamente, la dieta suele proporcionar una remisión (sin necesidad de utilizar un antiinflamatorio) en aproximadamente un 60 a un 70% de los que lo intentan. Y esa remisión puede ampliarse aproximadamente a un 95% o más alto, por el uso de cambios en la dieta en combinación con budesónida o una medicación de tipo 5-ASA, en los casos en los que solamente los cambios en la dieta no son suficientes para proporcionar la remisión. Estos porcentajes solo son cifras aproximadas, y no son precisos estadísticamente, pero son estimaciones razonables, cálculos estimativos de las tasas de respuesta experimentadas por los miembros de ese foro.

Esa tasa de éxito se compara muy favorablemente con las tasas de eficacia de los medicamentos típicos, porque la mayoría de los medicamentos utilizados para tratar la CM solo son efectivos aproximadamente en un 60 a un 65%. Muchos ni siquiera son tan eficaces, aunque algunos puedan hacerlo mejor que la media. Lamentablemente, sin embargo, no existen medicamentos que muestren resultados aceptables (eficaces y seguros) para el tratamiento a largo plazo de la CM.

Y como vimos en el capítulo anterior, la investigación muestra que en el mundo real, suele ser habitual que aproximadamente solo la mitad, o menos, de los pacientes con colitis colagenosa que reciben tratamientos médicos convencionales muestren una resolución satisfactoria de los síntomas con un seguimiento a lo largo de diez años, incluso si se utilizan los mejores antiinflamatorios que hay disponibles. Los resultados para los pacientes con colitis linfocítica y otras versiones de la enfermedad seguramente serían similares, si estuvieran disponibles este tipo de estadísticas de investigación.

Está claro entonces que los cambios en la dieta pueden ser utilizados para lograr tasas de remisión mejores que los resultados que se obtienen solamente por el uso de medicamentos, y si no se utilizan medicamentos, entonces se eliminarían los riesgos de los efectos secundarios. Y, si los cambios en la dieta se combinan con los medicamentos adecuados, existe una tasa de remisión muy alta, mucho más alta que utilizando cualquier método de tratamiento basado solamente en el uso de medicamentos.

En vista de todo esto, ¿por qué hay tantas personas que son reticentes a cambiar su dieta para deshacerse de los síntomas? Por supuesto, no es tan sencillo como tomarse una pastilla, pero la dieta es por descontado la manera más eficaz y segura que existe para tratar la enfermedad. Se trata de una forma libre de riesgos, y más eficaz que cualquier medicamento. ¿Acaso estas razones no convencen para que los cambios en la dieta para tratar la colitis microscópica sea el método más obvio a seguir?

Resumen

En este capítulo, hemos visto que, a pesar de la negación de muchos miembros de la comunidad médica de asimilar el hecho de que la dieta es un factor a tener en cuenta en el control de los síntomas de esta enfermedad, muchas personas con colitis microscópica están controlando sus síntomas con éxito en la actualidad eliminando algunos alimentos de su dieta. Algunos son capaces de lograrlo solamente con los cambios en la dieta, y algunos utilizan una combinación de cambios en la dieta y una dosis de mantenimiento de un antiinflamatorio.

Muchos pacientes han descubierto que cuando la medicación o medicamentos que les ha prescrito su gastroenterólogo fallan en proporcionarles alivio de sus síntomas, pueden eliminar ciertos alimentos de su dieta, y tras un periodo de curación, sus síntomas desaparecen. Y finalmente, en este capítulo hemos barajado los pros y los contras de las distintas opciones de tratamiento y determinado que la forma más segura para tratar la colitis microscópica, y la única forma eficaz y segura para tratarla a largo plazo, parece ser el hacer ciertos cambios en la dieta.

Capítulo 7

Alergias a Alimentos Versus Sensibilidades a los Alimentos

¿Cuál es la diferencia entre alergias a alimentos y sensibilidades a alimentos?

El tema parece ampliamente incomprendido por parte de la mayoría de los médicos, investigadores médicos, dietistas, y prácticamente por todas las demás personas de la comunidad médica que se ocupan de los problemas del sistema digestivo, por lo tanto no sorprende que muchos pacientes que se ven afectados por sensibilidades a los alimentos también estén confundidos y desconozcan la verdadera causa de sus síntomas. Puede ser una situación desconcertante y parece que solo un porcentaje relativamente pequeño de los alergólogos, inmunólogos y especialistas gastroenterólogos comprenden realmente las diferencias, por no hablar de las implicaciones de las relaciones que diversas sensibilidades a los alimentos pueden tener con ciertas enfermedades.

La mayoría de la gente tiene unas nociones básicas de las alergias clásicas a los alimentos que suelen manifestar los síntomas habituales de erupción, picazón, ojos llorosos y secreción nasal. Y casi todo el mundo es consciente de que en los casos más graves, los síntomas anafilácticos como dificultades respiratorias, enrojecimiento visible, erupción cutánea o ronchas en la cara, cuello o en el pecho, confusión, presión arterial peligrosamente baja y taquicardia (palpitaciones) pueden ocurrir unos minutos después de la exposición a un alimento alergénico. Estas reacciones implican anticuerpos IgE, por lo tanto nos referiremos a ellas como reacciones basadas en la IgE. Las reacciones basadas en la IgE son el resultado de una rápida liberación de histaminas en el torrente sanguíneo, y esto tiende a causar todos o muchos de los síntomas descritos arriba. Los alergólogos/inmunólogos están familiarizados con este tipo de reacciones, y están acostumbrados a tratar estos temas.

Las sensibilidades a los alimentos que suelen estar asociadas con la colitis microscópica están relacionadas con la producción de anticuerpos IgA en los intestinos, pero estos anticuerpos rara vez aparecen en la sangre en concentraciones suficientes como para ser detectados por las pruebas en sangre convencionales. Esta es la razón por la que las pruebas en sangre clásicas de la celiaquía no detectarán los anticuerpos antigliadina que son producidos en los intestinos cuando aquellos de nosotros que somos sensibles al gluten (pero no celíacos) ingerimos gluten.

Esos anticuerpos rara vez aparecen en cantidades suficientes en la sangre a menos que tengamos la enfermedad celíaca completamente desarrollada además de la CM. Contrariamente a los anticuerpos IgE, los anticuerpos IgA no están asociados con la liberación de histaminas, por lo que normalmente no experimentamos ninguno de los síntomas clásicos de la alergia cuando comemos alimentos a los que somos sensibles (a menos que también seamos alérgicos a esos alimentos). En lugar de causar los síntomas clásicos de la alergia, las sensibilidades a los alimentos resultan en la producción de células T, que se acumulan en la mucosa de los intestinos, resultando en la inflamación que causa la enfermedad celíaca y/o la colitis microscópica.

Alergias a Alimentos Versus Sensibilidades a los Alimentos

Por desgracia, la situación no es tan simple en todos los casos, porque algunos de nosotros tenemos una implicación de mastocitos en nuestra colitis microscópica, además de las reacciones basadas en IgA. En las reacciones alérgicas clásicas, los síntomas clínicos son causados cuando los mastocitosis que contienen histaminas, y otros moduladores de la inflamación, son estimulados para degranularse. La degranulación implica la liberación de histaminas y posiblemente de otros moduladores de la inflamación. Los intestinos también suelen contener números significativos de mastocitos, y debido a esto, ciertas condiciones pueden conducir a problemas de mastocitos relacionados con la CM. Algunos alimentos contienen un nivel alto de histaminas y otros alimentos son capaces de desencadenar la degranulación de mastocitos en los intestinos.

Para pacientes con desórdenes que impliquen los mastocitos, los alimentos en cualquiera de estas categorías pueden provocar problemas gastrointestinales, además de algunos de los síntomas comúnmente relacionados con las reacciones alérgicas convencionales con base IgE. En los casos graves, incluso pueden manifestarse algunos grados de síntomas anafilácticos. Consecuentemente, esto sugiere que algunos de nosotros tenemos ambos, sensibilidades alimenticias (reacciones con base IgA) y alergias alimenticias (reacciones con base IgE).

La enterocolitis mastocítica es un tipo de colitis microscópica que implica un número excesivo de mastocitos (mastocitosis) en los intestinos. Como se describe en los capítulos uno y tres, esta condición implica un recuento mayor de mastocitos que 20 mastocitos por campo de gran aumento, cuando las muestras de biopsia del colon son examinadas bajo un microscopio con un 40X de aumento.

La enterocolitis mastocítica fue descrita hace tan solo unos años y la condición aún es poco conocida, por lo que como se puede esperar, pocos médicos tienen conocimiento de esta dolencia, y mucho menos de diagnosticarla correctamente. En estos momentos, solo hay un puñado de profesionales de la medicina que están cualificados para tratar los problemas relacionados con los mastocitos en los intestinos, y muchos de ellos parecen estar relacionados con el tratamiento de la mastocitosis, que es una forma sistémica de desorden de los mastocitos. Esperemos que esta falta de formación se corrija pronto.

Para los pacientes con colitis microscópica con problemas de mastocitos, los antihistamínicos de tipo 1 o 2, en combinación con el manejo de la dieta, parecen proporcionarles algún grado de control, mientras que para otros es útil el cromoglicato disódico. Algunos necesitan usar una combinación de ambos, los antihistamínicos y el cromoglicato disódico, para encontrar alivio de sus síntomas.

Hasta que no se difunda más información sobre el diagnóstico y el tratamiento de los problemas de los mastocitos entre los gastroenterólogos y otros especialistas, no espere que su especialista gastroenterólogo o su alergólogo/inmunólogo local sea capaz de ayudarle si tiene un problema que implique los mastocitos. La fuente más fiable con información actualizada sobre la investigación de los mastocitos y los profesionales que están implicados con este problema, hasta la fecha de este escrito, pueden encontrarse en la web de la Sociedad de Mastocitosis.[1]

¿Cómo podemos determinar nuestras sensibilidades alimenticias?

Actualmente, los métodos más fiables y prácticos para determinar las sensibilidades alimenticias incluyen alguna variación de los dos métodos siguientes:

1. Se puede seguir una dieta estricta de eliminación, que solo incluye unos pocos alimentos conocidos por no causar reacción en la mayoría de

las personas con CM, hasta que se obtiene una remisión estable. Entonces, se pueden ir reintroduciendo alimentos en la dieta, uno cada vez, para ir viendo las reacciones.[2]

2. Pueden usarse las pruebas en heces ofrecidas por EnteroLab, un laboratorio completamente acreditado, ubicado en Dallas, Texas, para detectar de forma fiable las sensibilidades alimenticias más comunes.[3] Estas pruebas están basadas en la detección de anticuerpos IgA (en muestras de heces) a determinados alimentos de la dieta.

Hay que tener en cuenta que este laboratorio utiliza un proceso patentado para detectar los anticuerpos IgA en las heces, y que no existe otro laboratorio, en ningún lugar del mundo, que tenga licencia para utilizar esta tecnología para las pruebas en heces. Como consecuencia de ello, este laboratorio en concreto parece ofrecer las únicas pruebas en heces fiables y precisas para las sensibilidades a los alimentos disponibles en cualquier lugar del mundo, según tengo entendido. La mayoría de las pruebas en sangre y pruebas dérmicas han demostrado tener escaso valor para detectar las sensibilidades a alimentos porque los anticuerpos se generan en los intestinos y no son transferidos a la sangre en cantidades suficientes como para que las pruebas que se utilizan actualmente en sangre o las pruebas en la piel sean precisas y eficaces para detectar estos anticuerpos.

Estos kits de pruebas pueden ser pedidos por el paciente, directamente al laboratorio (excepto en algunos estados de los Estados Unidos). Sin embargo, será más probable que la compañía del seguro se haga cargo de los gastos si los solicita el médico.

Es necesario tener en cuenta que aproximadamente 1 de cada 300 personas tienen lo que se conoce como deficiencia selectiva de IgA, en la que el cuerpo es incapaz de producir cantidades normales de inmunoglobulina A. Cuando este es el caso, cualquier prueba basada en la detección de anticuerpos IgA provocará resultados negativos falsos. Con esto en mente, antes de pedir las pruebas en heces a EnteroLab, quizás sería prudente pedirle a su médico que le haga una prueba en sangre para comprobar si existe una deficiencia selectiva de IgA, con objeto de descartar la posibilidad y eliminar el pequeño riesgo que existe de malgastar su dinero en resultados de pruebas que podrían resultar inútiles.

Esto mismo también es aconsejable cuando se hacen las pruebas para la enfermedad celíaca. Además, con las pruebas en sangre para la celiaquía, es una buena idea asegurarse que la capacidad de producción de IgG es normal, porque una de las pruebas en sangre para la enfermedad celíaca comprueba los anticuerpos anti-gliadina de ambos, el IgA y el IgG. Si un paciente es incapaz de producir cantidades normales de anticuerpos IgA o IgG, será muy probable que la prueba proporcione resultados negativos falsos.

¿Por qué somos sensibles a estos alimentos?

Mientras que muchas preguntas siguen sin respuesta, la experiencia claramente muestra que las sensibilidades alimenticias, en realidad, están relacionadas con la proliferación de los síntomas de la CM y que pueden impedir una remisión, en muchos de los casos. Según el Dr. Fine (2000): "Además, parece que la colitis puede causar que el sistema inmune empiece a reconocer el gluten como inmunoestimulante y vice versa, la sensibilidad al gluten puede conducir a una colitis".[4] Hay que añadir que, su investigación proporciona evidencias de que cuando se activan los genes que predisponen a la colitis microscópica, estos mismos genes también se codifican para iniciar una reacción contra el gluten, por lo tanto estableciendo una relación genética entre las sensibilidades alimenticias y la colitis microscópica.

Alergias a Alimentos Versus Sensibilidades a los Alimentos

Antes de determinar los alimentos específicos que suelen estar implicados frecuentemente como fuentes potenciales de inflamación para la CM, comprender determinados hechos relacionados con las reacciones autoinmunes podrían ayudar a aclarar cómo nos afectan determinados tipos de alimentos durante una reacción. Básicamente, existen dos tipos de modos en los que los alimentos pueden causar problemas digestivos para alguien con CM.

1. Algunos alimentos parecen promocionar la inflamación al activar un tipo de reacción autoinmune. Estos alimentos hacen que el sistema inmune produzca anticuerpos IgA en los intestinos que pueden ser detectados en heces. Parece que estos alimentos podrían promover una reacción autoinmune que resulta en una respuesta de células T que conducen al patrón de inflamación característico de la CM. Además, estos alimentos siempre son proteínas. Nos referiremos a este modo de reacción como "sensibilidades a alimentos".

2. Cuando el revestimiento de los intestinos ya se encuentra en un estado de hipersensibilidad debido a la inflamación, ciertos alimentos como la fibra o aditivos alimenticios, tienden a irritarlos mecánica o químicamente. Esto puede causar una continuidad de los síntomas, incluso después de haber eliminado de la dieta estas proteínas causantes de la reacción autoinmune. Nos referiremos a estos alimentos como "irritantes" en lugar de como sensibilidades a alimentos.

La razón de esta distinción es que las sensibilidades a alimentos están relacionadas genéticamente, de forma que una vez que se activan, tienden a ser un problema permanente. Los alimentos que solo son irritantes, por otra parte, suelen ser seguros de comer (en principio, en cantidades moderadas) después de que se haya controlado la inflamación y que el intestino haya tenido tiempo suficiente como para curarse.

Sensibilidades a alimentos

Es incuestionable que el gluten es la sensibilidad alimenticia más significativa que tiende a afectar a la mayoría de las personas con CM, y puede ser un enemigo muy insidioso. El gluten se puede encontrar en muchos alimentos procesados. Tanto el gluten como la caseína se sabe que contienen compuestos químicos que reaccionan con los receptores de opiáceos en el cerebro. Estos péptidos parecen imitar medicamentos con base opiácea como la heroína y la morfina. En consecuencia, ambos, el gluten y la caseína pueden crear una respuesta adictiva en el cerebro.[5]

Debido a que esta característica puede hacer que eliminar estos alimentos de la dieta sea realmente difícil para muchas personas, no es de extrañar que los problemas digestivos relacionados con el gluten y la caseína estén tan extendidos y que sean tan difíciles de superar. El péptido que causa este efecto en el trigo – y que existe también en el centeno, cebada y avena – es conocido como gliadorfina o gluteomorfina. En la caseína, el péptido asociado es conocido como casomorfina y este péptido se encuentra en todos los productos lácteos. Parece que la mayoría (si no todas) las personas que son sensibles al gluten también son sensibles a la caseína.

Evidencia adicional de que el gluten es adictivo se puede ver en la observación de que aproximadamente el 70% de todos los celíacos en realidad experimentan síntomas de abstinencia después de eliminar el gluten de su dieta.[6] Parece que no se ha llevado a cabo ninguna investigación definitiva para evaluar cuantitativamente esta respuesta de retirada, pero muchos pacientes que lo han experimentado han informado a sus médicos que se sintieron cansados y que tuvieron intensos deseos de alimentos horneados. El insomnio también es un síntoma comúnmente reportado y algunas personas incluso han informado sufrir confusión mental.

De forma similar, muchas personas también informan que sienten una fuerte necesidad de productos lácteos después de eliminar la caseína de su dieta. Algunas personas encuentran que la eliminación de productos lácteos de su dieta es mucho más difícil que eliminar el gluten, ya que parece que echan mucho más de menos los productos lácteos que los productos que contienen gluten.

Gluten es el nombre dado a ciertas proteínas de almacenamiento que se encuentran en todos los granos. Mientras que "gluten" es el término genérico utilizado para describir aquellas proteínas de almacenamiento en cualquier grano, en realidad se refiere a ciertas fracciones de proteínas con propiedades aglutinantes específicas. Gluten es una palabra del Latín que significa "pegamento", y "aglutinar" significa que se adhieren entre sí.

El gluten es el componente que se encuentra en la harina de trigo que permite que la masa se pegue entre sí, lo que le proporciona a la masa su elasticidad, y permite que "suba" de forma que pueda usarse para cocer pan y para hacer varios tipos de pasteles. El gluten se compone de dos fracciones de proteínas, las prolaminas y las glutelinas.

Para el gluten de trigo, por ejemplo, las prolaminas se denominan gliadinas y las glutelinas se conocen como gluteninas. Ambas fracciones de esta proteína pueden causar reacciones en personas que son sensibles a ellas. La mayoría de las personas que son sensibles al gluten del trigo también son sensibles a las prolaminas que se encuentran en el centeno (conocidas como secalinas) y en la cebada (conocidas como hordeinas), y muchos de estos individuos también son sensibles a la prolamina (avenina) que se encuentra en la avena. Aparte de las gluteninas en el trigo y las hordeninas en la cebada, el único otro grano en el que se menciona comúnmente la glutelina, es el arroz. Esta glutelina se conoce como oricenina.

Tenga en cuenta que el trigo contiene un número de péptidos de gliadina y glutenina diferentes, a los que se sabe que reaccionan los celíacos, mientras que el centeno, la cebada y la avena, cada uno suelen contener un número menor de péptidos reactivos. Sin embargo, en conjunto, a partir de estos granos se han identificado cientos de péptidos diferentes que provocan una respuesta del sistema inmune en las personas que son sensibles a ellos.[7] Y, es muy probable que existan otros que todavía no han sido investigados y descritos. No todo el mundo reacciona a los mismos péptidos, por supuesto, pero la mayoría de las personas que son sensibles al gluten reaccionan al péptido gliadina alfa y a un par de otros que son conocidos por ser los más problemáticos.

Algunas personas que tienen CM también son sensibles a las proteínas de almacenamiento primarias contenidas en otros granos, como la zeína (en el maíz), o la panicina (en el mijo), y un número todavía más pequeño es sensible a la orcenina (en el arroz). Como la sensibilidad a la prolamina orcenina del arroz es más bien rara, también es bastante raro que alguien sea sensible a la glutelina del arroz, la orcenina. La experiencia muestra que el arroz es uno de los granos menos alergénicos de las opciones comúnmente disponibles. Esto significa que la mayoría de nosotros (pero no todos) podemos usarlo en una dieta de eliminación.

Por desgracia, los granos no son los únicos alimentos que pueden causar reacciones del sistema inmune en algunas personas con CM. La mayoría de las personas que son sensibles al gluten también son sensibles a la caseína, la proteína principal en todos los productos lácteos, y aproximadamente la mitad de ellos también son sensibles a la soja, la proteína principal en los granos de soja. Además, la mayoría de los individuos que son sensibles a la soja también son sensibles a la mayoría, o a todos, los alimentos conocidos como legumbres, un grupo que incluye la mayoría de las habas, guisantes y la mayoría de las gomas alimenticias utilizadas para reemplazar el gluten en las harinas sin gluten. Estas gomas incluyen la goma de guar, goma de algarroba y goma de semilla de algarrobo.

El sustituto más popular para las cualidades adhesivas del gluten, utilizado para hornear las harinas sin gluten, es la goma xantana, que suele ser derivada del almidón de maíz que se ha convertido en azúcar complejo mediante un proceso de fermentación que implica el uso de una especie única de bacteria, la Xanthomonas campestris. El producto resultante de este proceso de fermentación se seca y se procesa adicionalmente para producir el mejor sustituto del gluten disponible actualmente para hornear harinas sin gluten. Aunque la goma xantana no es un legumbre, un sorprendentemente alto porcentaje de personas que tienen sensibilidades alimenticias también reaccionan a la goma xantana, lo que hace que el horneado de panes y pasteles sin gluten sea mucho más difícil. Dado que el proceso de fermentación y el procesamiento posterior seguramente elimina cualquier clase de residuo de proteína de maíz (zeína) del producto final, los que somos sensibles a la goma xantana, probablemente reaccionamos a un subproducto del proceso de fermentación final en lugar de a cualquier proteína residual de maíz en el producto.

Además de las sensibilidades alimenticias más comunes, algunas personas que tienen CM también son sensibles a otros alimentos como a los huevos, levadura, maíz, nueces y, ocasionalmente, a otros alimentos. En algunos casos extremos, la selección restante de alimentos seguros disponibles puede llegar a estar bastante limitada, especialmente después de que los alimentos que tienden a irritar el intestino también sean eliminados de la lista.

Curiosamente, casi todos los alimentos de los que se sabe causan reacciones a personas que son sensibles a ellos (con la excepción obvia de los huevos y la levadura), son alimentos neolíticos, lo que significa que fueron añadidos a la dieta de nuestros antepasados durante la era neolítica del desarrollo humano, comenzando aproximadamente hace unos 10 millones de años. Antes de esto, durante el período paleolítico, ninguno de estos alimentos estaba disponible en cantidades significativas. El periodo neolítico comenzó con los albores de la agricultura, cuando las tribus errantes de cazadores nómadas comenzaron a asentarse en poblaciones permanentes conforme aprendieron a cultivar granos de nuevo desarrollo y a la cría de ganado, como fuente de carne y leche. Obviamente, esto aportó un cambio drástico en la dieta, y reemplazó una dieta que se había seguido durante más de un millón de años.

Solo podemos juzgar por las evidencias halladas en los restos fósiles, pero hasta donde podemos determinar, antes de que se desarrollaran estos alimentos neolíticos "nuevos", las sensibilidades alimenticias no existían en los humanos. Muchas autoridades especulan que no han vivido suficientes generaciones de humanos desde entonces como para permitir que nuestro sistema digestivo se acomode a los cambios en la dieta que se hicieron durante el periodo neolítico, no digamos de los cambios que se han hecho durante las últimas décadas, donde los alimentos procesados han dominado nuestra dieta.

En estos días, en lugar de comer alimentos naturales, comemos alimentos "diseñados" que han sido creados a partir de una larga lista de ingredientes complejos y de aditivos químicos varios, muchos de los cuales ni siquiera sabemos pronunciar, y mucho menos comprender. ¿Acaso es de extrañar que nuestro sistema inmune se vea superado por la dificultad de intentar averiguar de qué alimento se trata y qué es una posible amenaza tóxica?

Alimentos que tienden a irritar el intestino

Alergias a Alimentos Versus Sensibilidades a los Alimentos

Los alimentos en esta categoría no parecen causar una reacción del sistema inmune. En su lugar, promueven una irritación intestinal, simplemente porque la mucosa de los intestinos ya se encuentra inflamada y, por ello, es mucho más sensible a los distintos tipos de alimentos que normalmente no causarían ningún tipo de problema, si los intestinos estuvieran en un estado de salud normal y saludable. Los alimentos en esta categoría pueden incluir, pero no están limitados a, fuentes de fibra, azúcares, edulcorantes artificiales, alimentos picantes, alimentos que contienen ácido cítrico, solanáceas, conservantes y colorantes de alimentos; todo lo que pueda irritar mecánica o químicamente un intestino ya inflamado.

La fibra parece ser particularmente problemática, pues cuando tenemos en cuenta el mecanismo por el cual la fibra promueve lo que se denominan como "movimientos de tránsito intestinal saludables", vemos que en realidad no es una sorpresa que la fibra irrite los intestinos, dado que la investigación demuestra que de hecho, la fibra rompe mecánicamente las células con las que entra en contacto en la pared intestinal.[8, 9] Cuando el revestimiento del intestino, la mucosa, se inflama o irrita, produce grandes cantidades de moco como medida defensiva. El moco ayuda a proteger la superficie de esta tierna mucosa de cualquier agente que la esté irritando. Ciertas células en la mucosa (conocidas como células calciformes) producen mucina, específicamente con este propósito. Cuando se disuelve la mucina en el agua, se forma moco.

Cuando tiene lugar una lesión mecánica importante, el contenido de mucina de las células dañadas se descarga rápidamente, porque estas células son marcadas inmediatamente para la destrucción y reemplazo en lugar de para su reparación. Por lo tanto, el daño causado a los tejidos por la fibra, está sujeto a promover la generación de moco, lo que ayuda a lubricar el interior de la superficie del intestino, por ello mejorando la motilidad y ayudando a desplazar los contenidos a lo largo. Sin embargo, este tipo de daño también resulta en la muerte de estas células. No todas las autoridades de salud ven esto como un beneficio deseable, incluyendo el Dr. Michael Eades, un experto en dieta paleo.[10] Esto no es una ciencia matemática, y obviamente, cuando el intestino ya se encuentra inflamado, no necesita otros factores adicionales que lo irriten. Porque la motilidad ya es demasiado rápida cuando hay diarrea, cualquier irritación adicional aportada por la fibra en la dieta solo será perjudicial y es casi seguro que promoverá una inflamación y diarrea adicional.

Los azúcares parecen causar problemas digestivos en muchas personas con CM, al no digerir de la forma adecuada cuando se hace la digestión. Esto conduce a su fermentación y, en consecuencia, a un aumento de las bacterias que prosperan de los azúcares, además de a un mayor riesgo de crecimiento bacteriano, debido a la presencia de azúcares sin digerir. El resultado son gases, hinchazón y calambres. La fructosa parece ser especialmente problemática, lo que significa que la mayoría de las personas con CM tienen problemas con la mayoría de las frutas, no solo debido a su alto contenido en fibra sino por su contenido en fructosa. Incluso muchas verduras contienen la cantidad suficiente de fructosa como para causar problemas en algunos casos.

Mientras que la mayoría de las personas de la población general parecen ser capaces de manejar los azúcares alcohólicos y los edulcorantes artificiales sin problemas importantes, muchas personas con CM encuentran que, como norma general, estos factores tienden a causarles problemas. Hay muchos azúcares alcohólicos, pero algunos de los ejemplos más comunes son el sorbitol, maltitol, y manitol, y como norma, no son bien absorbidos por el intestino delgado. Si se encuentran cantidades importantes de azúcares alcohólicos en la dieta, pueden resultar en problemas de fermentación, causando gases, hinchazón y diarrea.

Muchas frutas y verduras también contienen azúcares alcohólicos, especialmente sorbitol y manitol, y esta es otra razón por la que estos alimentos podrían no ser bien tolerados por alguien con CM. Los edulcorantes artificiales presentan más de un problema químico en un sistema inflamado y muchas personas con CM tienden a reaccionar de forma adversa prácticamente a todo tipo de edulcorantes artificiales.

Mientras que el contenido de fibra y de azúcar de la mayoría de las frutas hace que estén contraindicadas para la mayoría de las personas con CM, las verduras no solo tienen un problema con la fibra, sino que las verduras crucíferas también tienen una razón más compleja por la que posiblemente tendrían que ser evitadas por algunos individuos que tienen CM. La investigación reciente ha demostrado que las verduras crucíferas regulan el nivel de una proteína de célula de superficie conocida como receptor de aril-hidrocarburos (AhR). El AhR, a su vez, regula el nivel de linfocitos intraepiteliales (LIEs).[11, 12] Un nivel elevado de LIE, como hemos visto en el capítulo uno, es el marcador principal de la colitis linfocítica.

Así que lo que demuestra esta investigación es que si alguien no come verduras crucíferas, sus niveles epiteliales de AhR caerán, y esto, a su vez, hará que el número de LIEs caiga. El punto de este artículo de investigación, por supuesto, es reforzar la importancia de comer esas verduras, con objeto de mantener un nivel lo suficientemente alto de LIEs como para mantener una buena salud del sistema inmunológico.

Sin embargo, a aquellos de nosotros que tenemos CM, nos gustaría que esos niveles de LIEs disminuyan, porque ya tenemos un exceso de LIEs y parecen ser la causa principal de la inflamación intestinal que es la responsable de nuestros síntomas de colitis microscópica. Obviamente, hace falta que se lleve a cabo más investigación sobre este asunto, especialmente para determinar cómo podría afectar a alguien con una enfermedad inflamatoria intestinal. Hasta que esa investigación esté disponible, parece prudente que cualquiera que tenga una EII minimice la cantidad de verduras crucíferas de su dieta.

Otros alimentos en esta categoría, incluyendo solanáceas, alimentos picantes, alimentos que contienen ácido cítrico y aditivos alimenticios como conservantes, aromas, colorantes y emulsionantes, suelen causar reacciones indeseables y, en general, deberían ser evitados por quien tenga CM. Aunque las patatas se encuentran clasificadas como solanáceas, pocas personas con CM tienen problemas con las patatas, aunque existen excepciones.

Los aceites son una categoría especial

Técnicamente, los aceites no deberían crear problemas en el sistema inmunológico de alguien con sensibilidades alimenticias, pero en este caso, la teoría y la experiencia del mundo real difieren bastante, en cuanto a los efectos en alguien con CM. Los aceites derivados de un alimento al que alguien es sensible, como los granos de soja, no deberían contener ninguna proteína, según la teoría y la etiqueta de la mayoría de los aceites de este tipo. Por ello, si la teoría es correcta, el aceite de granos de soja no debería ser un problema para quien pueda ser sensible a la proteína de la soja contenida en los granos de soja. Por desgracia, muchas personas con CM, que son sensibles a los granos de soja han demostrado que esa teoría está equivocada. Lo mismo se aplica al aceite de maíz; cualquiera con CM que sea sensible a la zeína del maíz, casi siempre también es sensible al aceite de maíz.

Incluso los suplementos de aceite de pescado y posiblemente otros tipos de suplementos de aceite pueden ser un problema para quien tiene CM si son consumidos en grandes cantidades. Aparentemente, el problema en este caso no es debido a una reacción adversa *en sí misma,* sino por las cualidades lubricantes del aceite. Hay que tener en cuenta que muchos aceites tienden a tener un efecto laxante en virtud de sus cualidades lubricantes y, por ello, demasiado aceite podría provocar problemas imprevistos con diarrea.

El aceite de semilla de lino, por el contrario, es menos probable que cause problemas por la semilla de lino de la que procede el aceite de semilla de lino, debido a que la cabeza de las pequeñas semillas de lino tiene un alto contenido en fibra y la semilla de lino molida es bien conocida por sus propiedades laxantes. En general, tanto para el aceite de pescado como para el aceite de semilla de lino, un suplemento diario de unos 1.200 mg. de cada uno parece que funciona de forma efectiva en la mayoría de las personas con CM. Sin embargo, en cantidades significativamente mayores, en algunos casos puede dar diarrea, especialmente cuando el intestino es hipersensible, durante episodios de activación de la CM y antes de que se haya producido una curación suficiente.

Resumen

En este capítulo, hemos aprendido las diferencias entre alergias a alimentos y sensibilidades a alimentos y hemos descubierto que algunos problemas con alimentos tienden a ser permanentes y a activar una reacción autoinmune, mientras que otros problemas solo nos afectan de forma temporal y es improbable que nos causen una reacción autoinmune. También hemos considerado las razones por las que tanto el gluten como la caseína son adictivos, y por qué muchas personas tienen síntomas de abstinencia cuando los retiran de su dieta.

Hemos hablado sobre los cambios drásticos que se han hecho en la dieta humana desde hace unos 10.000 años y también hemos destacado que esto podría haber sido cuando comenzaron a manifestarse los primeros problemas de sensibilidades a alimentos en la historia de la humanidad. Algunos de estos numerosos cambios realizados en nuestra alimentación por la industria de procesamiento de alimentos, podrían haber intensificado nuestros problemas de salud.

Capítulo 8

¿Estos Alimentos Realmente Son Saludables?

¿Estos alimentos realmente son tan saludables como se afirma que son?

"Pero, ¿qué voy a comer?", suele ser la primera pregunta que se hace la mayoría de la gente cuando descubre que tiene que eliminar el gluten, la caseína, la soja, y posiblemente otros alimentos de su dieta. Debido a que esos alimentos son utilizados tan ampliamente en la dieta de Occidente, los hemos considerado una parte esencial de nuestra dieta durante la mayor parte de nuestra vida, por lo que es difícil asimilar que tenemos que prescindir de ellos. Y los conceptos erróneos comunes acerca de sus atributos saludables únicos solo tienden a agravar el problema.

¿El trigo realmente es tan saludable como afirman que es?

Se afirma que el trigo es el "alimento básico de la vida". Pero, ¿lo es? La quinoa, una alternativa al trigo exenta de gluten, contiene los nueve aminoácidos que son esenciales para la vida, pero el trigo solo contiene ocho de ellos. Se anuncia que el trigo contiene toda clase de vitaminas y minerales importantes y se promociona como si fuera una parte esencial de una dieta saludable. Pero, parece ser que muchos de estos minerales y vitaminas son añadidos al trigo durante el proceso conocido como proceso de "enriquecimiento". Sin todas las vitaminas y minerales añadidos, el trigo en realidad es inferior a algunos de los otros granos, en cuanto a lo que se refiere a muchos de los minerales y nutrientes importantes.[1] Debido a que crecimos siendo bombardeados por afirmaciones publicitarias y a los llamados expertos en consejos dietéticos que inequívocamente promocionan los granos como saludables, estamos acostumbrados a pensar que los carbohidratos (y especialmente los granos) son una parte esencial de nuestra dieta. En realidad, los carbohidratos son los únicos macro-nutrientes no esenciales. Los otros dos, proteínas y grasas, sí que son esenciales, y deben ser ingeridos con el fin de mantener la vida. Sin embargo, los carbohidratos, son totalmente opcionales.

¿Por qué comemos trigo en primer lugar? Lo principal que tiene el trigo a su favor son sus características de cocción; hace que una hogaza de pan obtenga un aspecto precioso junto con un sabor y textura atractivos. La mala noticia es que cuando comemos esa preciosa y sabrosa hogaza de pan, junto con los otros pasteles, casi todos los que tenemos problemas en el sistema digestivo, y otros que ni siquiera sospechan tenerlos, acumulamos daños en nuestros intestinos y posiblemente en otros órganos. Como veremos en el próximo capítulo, no solo el sistema digestivo humano es completamente incapaz de digerir el trigo, sino que algunos de estos péptidos parcialmente digeridos con frecuencia causan graves problemas de salud a largo plazo.

¿Y qué hay de la leche y de otros productos lácteos?

Se afirma que los productos lácteos son vitales para una buena salud debido a todos los nutrientes y, por supuesto, al calcio y vitamina D que se anuncian como necesarios para una buena salud ósea. Pero, algunas fuentes destacan que países con las tasas de consumo más altas de leche tienen las tasas más altas de osteoporosis y de fracturas de caderas, y que países con las tasas de consumo de leche más bajas, tienen tasas de osteoporosis mucho más bajas.[2] La investigación ha demostrado que la ingesta de calcio por encima de un determinado nivel mínimo no contribuye a un refuerzo óseo, y en algunos casos, incluso podría aumentar el riesgo de fracturas.[3, 4, 5] Esto en cuanto a las afirmaciones de que los productos lácteos son esenciales para una buena salud ósea. Y para colmo, la leche es una fuente natural pobre de vitamina D; la mayoría de la vitamina D contenida en la leche ha sido añadida durante el proceso de elaboración. Sin la vitamina D añadida, la leche no contiene suficiente vitamina D para aportar beneficios significativos.[6] Así que, ¿qué hay de tan bueno en la leche? Ni siquiera es una fuente respetable de proteína, a pesar de que se promociona como tal. En comparación con otras fuentes de proteína, la leche en realidad se encuentra en la parte baja de esa lista.

¿Qué hay de la soja?

La soja en realidad tampoco tiene nada que la haga destacar, salvo por las campañas de publicidad a su favor que la promocionan como un alimento milagroso. Los granos de soja están cargados con lo que se conocen como antinutrientes (toxinas naturales) y hasta hace unas décadas, los granos de soja se consideraban como inadecuados para el consumo humano. Por ejemplo, los granos de soja contienen inhibidores enzimáticos potentes que impiden que la tripsina y otras enzimas digestivas puedan digerir correctamente la proteína, lo que puede conllevar a una absorción reducida de aminoácidos. Estos inhibidores son proteínas grandes, fuertemente plegadas, que no son desactivados completamente por los métodos de cocción normales. Pueden producir malestar gástrico grave, disminuir la digestión de proteínas, y causar deficiencias crónicas en la absorción de aminoácidos.

Cuando se ha probado en determinados animales de laboratorio, las dietas altas en inhibidores de tripsina han demostrado causar un agrandamiento y cambios patológicos en el páncreas, incluyendo cáncer. La soja parece estar relacionada con tantos problemas de salud que sus escasos beneficios parecen muy ensombrecidos por una enorme lista de graves riesgos para la salud, que han sido documentados como relacionados con ella.[7]

Y desgraciadamente, varios derivados de la soja son utilizados ampliamente en muchos alimentos procesados, por lo que no es un producto fácil de evitar. Por ejemplo, la lecitina de soja se utiliza ampliamente como emulsionante, y la mayoría de las personas que reaccionan a la soja también reaccionan a la lecitina de soja. El aceite de soja es otro ingrediente muy común en los alimentos que típicamente causa reacciones en la mayoría de las personas que son sensibles a la soja, y el aceite de soja se utiliza comúnmente en las vitaminas y en varios productos farmacéuticos, así como en alimentos procesados. La soja no es nuestra amiga. Por supuesto que no, si somos sensibles a ella.

¿Son correctas las pautas dietéticas del Gobierno?

Tal vez es hora de cambiar la forma en la que pensamos acerca de la alimentación, porque al parecer hemos sido engañados sobre muchos de los hechos relacionados con diversos alimentos, presumiblemente a causa de las declaraciones engañosas realizadas por organizaciones diversas con agendas de promoción, y visos de prestigio y ganancias. Quizás deberíamos volver a lo básico y empezar a comer alimentos integrales de nuevo, el tipo de alimentos que comían nuestros antepasados durante miles de años antes de que los alimentos "de diseño", creados en laboratorios de fabricantes, se hicieran tan populares. Quizás no necesitemos todos esos aditivos y alimentos altamente procesados con listados de ingredientes que parecen no terminar nunca. De hecho, puede que no sean nada buenos para nosotros. Los problemas actuales de salud ciertamente no ofrecen ninguna evidencia alentadora de que lo que estamos comiendo estos días sea particularmente saludable, a pesar de todas esas campañas publicitarias persuasivas.

La obesidad está alcanzando niveles epidémicos porque al menos durante las últimas décadas, hemos sido informados por el gobierno y por expertos de la industria médica que nuestra dieta debería consistir en cerca del 60 % de carbohidratos. ¿De dónde se sacaron esa idea? La investigación ha demostrado que nuestros antepasados, los cazadores-recolectores, comían una dieta que variaba entre un mínimo del 3 % hasta un máximo de un 50 % de carbohidratos, dependiendo del lugar donde vivían con respecto al ecuador.[8] Cuanto más lejos vivían del ecuador, menos carbohidratos consumían. En general, parece que su dieta media contenía cerca de un 20 % de carbohidratos — aproximadamente la mitad de la cantidad de carbohidratos que hemos sido aconsejados que comamos hoy en día por parte de las agencias gubernamentales, profesionales médicos y expertos en alimentación varios. Otros datos de investigación apoyan la postura de que las dietas de los cazadores-recolectores contenían niveles significativamente más altos de proteínas y niveles más bajos de carbohidratos que una dieta Occidental moderna.[9] Además, Kulpers et al. (2010) descubrió que en comparación con las dietas de Occidente, las dietas de los cazadores-recolectores contenían niveles consistentemente más altos de ácidos grasos poliinsaturados de cadena larga y niveles más bajos de ácido linoléico.

Como veremos en mayor detalle en el próximo capítulo, los registros fósiles muestran que nuestros antepasados del paleolítico por lo general, eran más saludables que nosotros hoy en día. Eran más altos, con huesos más grandes, más músculos, y dientes más fuertes. Y, por supuesto, la obesidad no era un problema. Algunas personas intentan alegar que su dieta pudo haber sido malsana porque su esperanza de vida era relativamente más corta en esos días.

Sin embargo, no fue su dieta lo que causó una esperanza de vida tan corta, sino su estilo de vida. Recolectar proteínas, corriendo o emboscando animales, a menudo más grandes y peligrosos, y luchar contra otros depredadores para conservar la propiedad de sus propias cazas, o robar las matanzas de otros depredadores, solo con la ayuda de armas de piedra brutas para ayudar a defenderse, no es exactamente compatible con una esperanza de vida larga. Además, nuestros antepasados del paleolítico estaban sujetos a ser víctimas de otros depredadores que, o bien los emboscaban o perseguían, y no había instalaciones de atención médica para tratar infecciones bacterianas, huesos rotos u otras lesiones potencialmente mortales.

Y cuando las cosas escapaban de todo control, o se desataban conflictos con otras tribus, no podían llamar a emergencias y esperar ser rescatados. Todo tipo de eventos adversos reducían drásticamente sus esperanzas de vivir hasta una edad madura en los tiempos del paleolítico. Esto, sin embargo, no implica que en general fueran más sanos de lo que lo son sus descendientes hoy en día.

Por lo tanto, aunque nuestros antiguos antecesores fueran mucho más robustos de lo que somos hoy en día, en cuanto comenzó el periodo del neolítico, y la dieta humana cambió a un porcentaje mucho mayor de carbohidratos, los archivos arqueológicos muestran que la salud y la estatura del *Homo sapiens* empezó a disminuir drásticamente.[10] ¿Por qué nos empeñamos en basar nuestras directrices dietéticas actuales en una tendencia indeseable en la historia de la salud humana?

Durante los años 70, las directrices dietéticas del gobierno perdieron el norte

El primer precursor de una guía dietética de la USDA se publicó como un Boletín de Granja en 1902 por el Dr. Wilbur Atwater, un químico agricultor. En él, animaba a los granjeros a comer una dieta que incluyera proteínas, habas, y verduras, pero aconsejaba que las grasas, los azúcares, y los carbohidratos se comieran en cantidades limitadas. Esto aparentemente suena como un buen consejo. Después, con el paso de los años, sin embargo, en 1917, la USDA decidió publicar la primera guía dietética oficial de la USDA. En este momento, las cosas empezaron a ir un poco cuesta abajo, ya que la guía destacaba la importancia de las vitaminas y de los minerales, mientras que ignoraba las recomendaciones del Dr. Atwater de limitar las grasas, los azúcares y los carbohidratos en la dieta.

Conforme transcurrieron las décadas, solo se hicieron pequeños cambios de vez en cuando. Pero en 1968, cuando el Senado nombró al Senador George McGovern para presidir el Comité Selecto sobre Nutrición y Necesidades Humanas, por primera vez en la historia, comenzaron a considerarse seriamente cambios de políticas drásticas para las recomendaciones dietéticas.

El comité publicó su *Dietary Goals for the United States*, en enero de 1977, y a pesar de la falta de pruebas científicas válidas, el informe desaconsejaba la inclusión de fuentes importantes de grasas y colesterol en la dieta, mientras que proponía que el porcentaje de carbohidratos en la dieta debería aumentarse de un 55 a un 60 % del total de calorías.[11] Los asesores en salud y la comunidad médica pronto se subió al carro, y el consumo de productos saludables, integrales, empezó a declinarse conforme los alimentos procesados empezaron a reemplazarlos con un contenido cada vez mayor en carbohidratos.

Así empezó el deterioro actual de la salud iatrogénica de la población en general, no solo en los Estados Unidos, sino también en la mayoría de los demás países desarrollados. Si alguien necesita más pruebas de que la postura oficial de las recomendaciones dietéticas está totalmente desconectada de la realidad, Tom Naughton (de la película documental, *Fat Head*) ha elaborado un vídeo excelente de 20 minutos sobre este tema, que puede verse en Internet en la siguiente URL:

http://www.youtube.com/watch?v=6-oP34xXFWM&feature=youtu.be

¿La fibra realmente beneficia nuestra salud?

Además de las pruebas presentadas en el capítulo 7, que demostraban que grandes cantidades de fibra en la dieta podrían no ser tan saludables como se afirma, otra investigación muestra razones adicionales de por qué la fibra no aporta todas las propiedades saludables de las que se habla de ella, cuando se analiza en mayor detalle. De hecho, la investigación muestra que contrariamente a lo que se reclama, no existen pruebas convincentes de que la fibra realmente proteja contra el desarrollo de pólipos o cáncer colorrectal, ni se ha demostrado que ofrezca ayuda alguna para el estreñimiento o para cualquier otro síntoma del sistema digestivo.[12]

Es más, Tan y Seow-Chen, (2007), concluyó que la fibra parece empeorar el problema de diverticulosis en lugar de ayudar. Esta observación es difícil de rebatir, basado en el hecho de que a pesar de aumentar la ingesta de fibra en muchos países desarrollados, la incidencia de diverticulosis ha seguido subiendo durante las décadas recientes. Parece más bien lógico que la presión de gases causada por la fermentación de la fibra debería estar contraindicada en alguien en riesgo de desarrollar diverticulosis.

Ciertamente yo no trataría de reclamar que la fibra en general debería ser evitada por todos, pero la historia, la investigación científica, y la experiencia demuestran que las grandes cantidades de fibra recomendadas actualmente por las autoridades podrían ser inapropiadas y podrían contribuir a algunas de las tendencias adversas de salud actuales. La moderación casi siempre es la política más segura cuando se trata de algo tan importante como nuestra dieta.

Resumen

Una revisión de la historia arqueológica muestra que la mayoría de los alimentos que causan una reacción en nuestro sistema inmune no estaban disponibles durante la mayor parte de los cientos de miles de años durante los cuales evolucionó el sistema digestivo de nuestros antepasados. En términos de evolución, aquellos alimentos solo han estado disponibles durante un porcentaje relativamente pequeño del tiempo total de la existencia humana.

También hemos visto cómo nuestra salud en general y nuestra robustez física se han visto mermadas después de la introducción de estos alimentos en nuestra dieta. Y hemos sido conscientes que durante las últimas escasas décadas, incluso se han llevado a cabo cambios más radicales en nuestras dietas por la tendencia a consumir más alimentos altamente procesados y al incremento en el uso de aditivos químicos. Y, finalmente, hemos visto por qué las recomendaciones dietéticas de nuestro gobierno y de los expertos en salud en la industria alimenticia y en la comunidad médica contradicen la lógica, la ciencia y la historia.

Capítulo 9

Riesgos de Salud del Gluten

Por qué el gluten puede causar este tipo de problemas graves de salud

El principal problema del gluten es que los humanos no pueden digerirlo correctamente. Nuestro sistema digestivo no fue diseñado para manejarlo, y tratar de ignorar este hecho tan simple ha causado mucha miseria para muchas personas, probablemente desde que se introdujo por primera vez como un elemento básico en nuestra dieta humana. Todos los seres humanos pueden digerir parcialmente la molécula del gluten y dividirlo en péptidos, pero no tenemos ninguna manera de romper la mayoría de esos péptidos restantes, con el fin de utilizar los aminoácidos que contienen. Para la mayoría de las personas, sin embargo, su sistema inmunológico hace caso omiso a esos péptidos no digeridos, por lo que simplemente pasan a través de su sistema digestivo sin causar ningún problema. Para algunos de nosotros, desgraciadamente, nuestro sistema inmunológico detecta muchos de esos péptidos, los etiqueta como agentes tóxicos y luego intenta destruirlos. Durante este proceso se produce un daño colateral en el revestimiento de nuestros intestinos.

Aunque el momento varía según su ubicación, el gluten se introdujo por primera vez en la dieta humana en cantidades significativas hace unos diez mil años, y hace unos cinco mil años, cuando la agricultura se había convertido en una forma de vida estable en muchas zonas, el trigo se había convertido en una parte sustancial de la dieta humana. No sucedió porque las personas de repente se dieran cuenta de que los antepasados del trigo eran saludables; el hecho es que el trigo en la dieta no es saludable, y estudios bioarqueológicos muestran que el tamaño físico y la robustez de los humanos disminuyeron conforme avanzaba el periodo neolítico, aparentemente debido a crecientes problemas de salud.[1] El desarrollo de la agricultura, más bien se produjo debido a que el constante aumento de la población empezó a ejercer una presión excesiva en las fuentes de alimentos de poblaciones salvajes y de plantas silvestres, por lo que el aumento de los problemas relacionados con el hambre y el deseo de asegurar la comida fueron grandes incentivos para desarrollar formas alternativas de proporcionar alimento. Las evidencias arqueológicas muestran que conforme la producción agrícola reemplazó la caza y la recolección como una forma de vida, 19 de las 21 sociedades experimentaron un deterioro de su salud debido al aumento de problemas dentales e infecciones, junto con un aumento en las deficiencias nutricionales.[2] Los problemas dentales, ¿a qué nos recuerda? Sugiere la enfermedad celíaca, ya que la sensibilidad al gluten sin tratamiento es conocida por dañar el esmalte de los dientes, lo que conlleva un debilitamiento.[3]

Así que, al parecer, la sensibilidad al gluten ha sido un problema grave desde que se añadieron el trigo y otros cereales relacionados en la dieta humana. Resulta interesante destacar que el trigo se consideró una parte tan esencial de la vida que incluso obtuvo un papel vital en la mayoría de las religiones basadas en el cristianismo, en forma de hostia sacramental, por lo tanto elevándolo a algo tan importante como a un estatus sagrado. El trigo se ha convertido en algo tan arraigado en la dieta humana que no es de extrañar que después de miles de años, todavía estemos luchando para reconocer que el trigo en lugar de ser "el sostén de la vida", como se pretende que es, en realidad es una causa primaria de nuestro deterioro general de la salud.

Durante miles de años, los médicos se han visto desconcertados por la sensibilidad al gluten

Debido a su importancia en la dieta humana, la mayoría de los riesgos de salud asociados con el trigo, históricamente, han sido ampliamente ignorados por la comunidad médica. Y, debido a esto, la gran mayoría de las personas que son sensibles al gluten han vivido sin un diagnóstico oficial y sin ningún tipo de tratamiento.

Se puede encontrar una descripción de la enfermedad celiaca en los registros escritos, al menos tan atrás como en el año 250 d.C. , y existe una gran probabilidad de que en realidad podría haber sido descrita antes que eso, en registros que se han perdido. Y, sin embargo, hubo que esperar hasta 1888 para que un pediatra británico determinara que la enfermedad está relacionada con la dieta.

Ese parece constituir el punto principal de los avances relacionados con la enfermedad por la profesión médica en un lapso de 1.638 años. Parece que identificar los detalles de la enfermedad celíaca no era exactamente una alta prioridad en la agenda de la profesión médica durante todo ese tiempo. Pasaron otros 64 años antes de que un pediatra holandés descubriera en 1952 que la enfermedad es causada por la ingesta de las proteínas del trigo. Hizo el descubrimiento más bien debido a una situación extrema que resultó ser un golpe de suerte para él. La enfermedad celíaca prácticamente desapareció en los Países Bajos durante la II Guerra Mundial y después reapareció una vez que el trigo estuvo más ampliamente disponible. Un avance rápido hasta donde estamos ahora, 60 años más tarde. La mayoría de los médicos y de la comunidad médica convencional, en general, todavía no entienden realmente todas las implicaciones de la sensibilidad al gluten. La cuestión más preocupante, sin embargo, es el hecho de que todavía no tienen un método fiable para diagnosticarlo, ni que tampoco parecen preocupados por este defecto y por el daño que podría estar causando en la salud de un gran porcentaje de la población.

Por desgracia, incluso hoy en día, según la Fundación Nacional para el Conocimiento de la Celiaquía, solo se diagnostican aproximadamente un 5% del total de los casos de la enfermedad celíaca, por no hablar de todos los casos de sensibilidad al gluten que siempre van a incumplir los criterios diagnósticos oficiales de laboratorio (y, por supuesto desfasados) para la enfermedad celíaca.[4] Investigaciones recientemente publicadas sugieren que todavía se tarda una media de 9,7 años desde la aparición de los primeros síntomas para obtener un diagnóstico médico de la enfermedad celíaca.[5] La comunidad médica actualmente promueve que la enfermedad celíaca es una enfermedad de personas más mayores. Esto no es verdad. La realidad es que los médicos son incapaces de diagnosticar la enfermedad en la mayoría de las personas hasta más tarde en la vida, debido a las obsoletas prácticas diagnósticas.

Dado que el único tratamiento fiable conocido para la enteropatía de sensibilidad al gluten es la exclusión del gluten de la dieta, es fácil comprender por qué las empresas farmacéuticas no tienen incentivos para patrocinar la investigación relacionada con este tema. Pero, ¿por qué la profesión médica ha sido tan lenta en desarrollar métodos mejores para aumentar las tasas de diagnóstico a un nivel más aceptable? ¿Por qué cerca del 95% de los casos de celiaquía que quedan sin diagnosticar no sirven para inspirar un gran esfuerzo para al menos intentar corregir esta importante deficiencia de diagnóstico? ¿Es que no le importa a nadie? Desgraciadamente, la historia ciertamente no ofrece muchas esperanzas de mejoras importantes en un futuro cercano.

Los análisis de sangre que se utilizan para la detección de la enfermedad celiaca parecen ser el problema principal. La investigación muestra que a todos los efectos prácticos, solo son capaces de detectar los casos completamente desarrollados de la enfermedad celíaca, y que incluso se pierden un gran porcentaje de estos. Uno de estos estudios analizó 115 sujetos con enfermedad celiaca -demostrada por biopsia- y encontraron que solo el 77 % de los que tenían una atrofia de vellosidades total mostraron un resultado positivo en suero de la prueba de anticuerpos antiendomisiales.[6] Además, en este estudio en concreto, solo el 71% del número total de sujetos tenían una atrofia de vellosidades total, y de los que tenían una atrofia de vellosidades parcial, solo el 33% mostraron un resultado positivo de la prueba de anticuerpos antiendomisiales. Como el informe de la investigación bien destaca: "Las pruebas serológicas, en la práctica clínica, carecen de la sensibilidad descrita en la literatura" (Abrams, et al., 2004, p. 547).

En otro estudio, que involucró un desafío de gluten que se basó en el uso de cantidades bajas a moderadas de gluten en la dieta de sujetos que en principio estaban en remisión, después de un periodo de 12 semanas, solo el 43% de los sujetos mostraron un resultado positivo de la prueba en sangre, a pesar de que el 71% de ellos estaba experimentando síntomas de celiaquía, y que un análisis de las biopsias de su intestino delgado mostraron que el 67% de ellos había desarrollado cambios importantes en varios marcadores celulares de la enfermedad celíaca.[7] Todos los sujetos que mostraron un resultado positivo de la prueba en sangre habían desarrollado una atrofia de vellosidadades, lo que parece estar correlacionado con otra investigación similar.

Pero, por desgracia, las consecuencias van mucho más allá de los problemas digestivos causados por el trigo, el centeno y la cebada

Un problema mucho más siniestro parece existir con los cambios en la dieta que tuvieron lugar durante el periodo neolítico en nuestra historia. El cáncer, por ejemplo, era desconocido por las sociedades de cazadores-recolectores. En 1960, Vilhjalmur Stefansson, un explorador del ártico y etnólogo, quien décadas antes había demostrado a los dudosos expertos médicos que no solo era posible vivir solamente de carne, sino que se podía mantener una salud excelente mientras se siguiese este tipo de dieta, siempre y cuando la carne contuviera la cantidad adecuada de grasa, escribió un libro. En el libro, titulado *Cancer Disease of Civilization,* (La Enfermedad del Cáncer de la Civilización), destacó que ya en 1843, Stanislaw Tanchou había presentado un documento a la Sociedad Médica de París que ofrecía la primera fórmula de la historia para predecir el riesgo de cáncer.[8]

Básicamente, el análisis de Tanchou mostró que cuanto mayor es la cantidad de grano en la dieta, mayor es el riesgo de cáncer. Dado que Tanchou también predijo que las sociedades de cazadores-recolectores nunca tendrían un problema con el cáncer, esta afirmación inició una búsqueda frenética entre todas las sociedades de cazadores-recolectores que quedan, en un esfuerzo por probar o refutar esta teoría.

Según los datos, jamás se descubrieron casos de cáncer en esas sociedades de cazadores-recolectores. Por supuesto, se descubrió que cuando los miembros de estas sociedades empezaron a comer una dieta más moderna, que incluía granos, su riesgo de cáncer aumentó al mismo nivel básico que todos los demás que comieran una dieta más moderna.

De hecho, un estudio publicado recientemente de los datos asociados con las dietas de 229 sociedades de cazadores-recolectores muestra que las pruebas arqueológicas apoyan tales afirmaciones, y que una dieta basada en un bajo contenido de carbohidratos no solo ayuda a prevenir el cáncer, sino que puede ayudar a tratarlo.[9] Esto sugiere que a pesar del hecho de que hemos estado comiendo granos durante miles de años, nuestro sistema digestivo nunca ha evolucionado para adaptarse a ellos, por lo que el consumo de estos granos continúa haciendo mella en nuestra salud, y crea un nivel cada vez mayor de problemas de salud con cada nueva generación.

En su libro, *We want to live,* (Queremos vivir), Aajonus Vonderplanitz describe cómo una dieta de alimentos crudos curó su cáncer de médula ósea con éxito (mieloma múltiple) y numerosos tumores que padecía su compañero.[10] En una introducción a la segunda parte de su libro, Ron Strauss describe parte del de Vonderplanitz en cuanto a la ayuda para conseguir la remisión de 236 de 240 casos adicionales de cáncer, lo que supone una tasa de éxito de un 98%.

¿La enfermedad celíaca y la colitis microscópica son síntomas de alguna otra enfermedad?

Muchos informes de investigaciones destacan que los marcadores de laboratorio y los síntomas clínicos de los dos síndromes son muy similares. Ambas, la enfermedad celíaca y la colitis microscópica están asociadas con un recuento elevado de linfocitos en la mucosa de los intestinos. Con la enfermedad celíaca, la infiltración linfocítica eventualmente conduce a una atrofia de vellosidades en el intestino delgado. Esto suele ser típicamente cierto si el paciente tiene o bien el gen DQ2 o el gen DQ8.[11] Tenga en cuenta que la fase temprana de la enfermedad celíaca, conocida como enteropatía de Marsh fase 1, está marcada por un recuento de linfocitos intraepiteliales mayor de 30 linfocitos por cada 100 enterocitos.[12]

Sin embargo, a pesar de que los cambios histológicos en el colon no son un criterio diagnóstico para la enfermedad celíaca, los investigadores saben hacen tiempo que la enfermedad celíaca no solo resulta en la inflamación del intestino delgado, sino que suele ser normal que también es encuentren inflamados el colon y el estómago.[13] Como prueba de ello, Wolber et al. (1990) declaró:

Colitis Microscópica

> *Estos hallazgos indican que la celiaquía asociada con la linfocitosis del colon y la colitis infocítica son histológicamente, cuantitativamente, e inmunohistoquímicamente indistinguibles, que la infiltración epitelial de células T de la enfermedad celíaca se produce en la mucosa glandular en todos los niveles del tracto gastrointestinal, y que la deposición colonica subepitelial del colágeno en los pacientes con la enfermedad celíaca es un hecho poco frecuente. Estos hallazgos sugieren también que la infiltración epitelial de células T gastrointestinal podría ser una reacción inmunológica que es común en individuos sensibilizados a los antígenos luminales absorbidos, y que la linfocitosis colonica podría suceder como respuesta a una serie de antígenos, incluyendo el gluten.* (p. 1092)

In 1998 Fine et al. concluyó: "En contraste, la histopatología colonica en la celiaquía refractaria es indistinguible de la colitis linfocítica, aunque existen diferencias inmunhistoquímicas." (p. 1433).[14] Entonces, obviamente, la enfermedad celíaca y la colitis microscópica causan cambios celulares idénticos en la mucosa del colon.

Y aunque no se hace mención al intestino delgado en los criterios diagnósticos para la colitis microscópica, los investigadores han descubierto que la infiltración linfocítica suele estar presente con frecuencia en el intestino delgado de los pacientes con CM, y en algunos casos, el daño en las vellosidades es suficiente como para justificar el diagnóstico de la enfermedad celíaca. Incluso cuando no se cumplen los criterios diagnósticos formales para la enfermedad celíaca, un número importante de pacientes con colitis microscópica (más del 10%) muestran al menos un nivel Marsh 1 de daños en las vellosidades en el análisis de la biopsia de su intestino delgado.[15]

De hecho, una pequeña afectación del intestino delgado es bastante común en la CM.[16] Otros investigadores han observado que el tipo de células ayudantes T del patrón de respuesta de la mucosa de citoquinas de tipo 1 exhibida por la colitis microscópica es muy similar al patrón de respuesta de la enfermedad celíaca.[17] La mayoría de los investigadores han estado inseguros en cómo clasificar esta información, ya que implica una sensibilidad al gluten no celíaca.[18] A menudo, se toman muestras de biopsias del íleon terminal durante una colonoscopia, y después de examinarlas bajo el microscopio, estas muestras suelen mostrar una infiltración linfocítica en la mayoría de los pacientes que tienen CM.[19]

Koskela (2011) incluso ha señalado que, en general, el duodeno de los pacientes con CM, excluyendo los pacientes con la enfermedad celíaca, tienen vellosidades más cortas que los individuos de control.[19] Por supuesto, como no existen vellosidades en el colon, la atrofia de vellosidades no puede tener lugar en el colon, pero esto es irrelevante para esta comparación. Según Stewart et al. (2011) la asociación entre la enfermedad celíaca y la colitis microscópica es tan fuerte, que para alguien diagnosticado con cualquiera de las dos enfermedades, las probabilidades de que también cumpla los criterios diagnósticos de la otra enfermedad, ha sido demostrado que son aproximadamente 50 veces el nivel que normalmente se esperaría en la población general.[20]

Otra investigación muestra que la correlación entre la CM y la enfermedad celíaca podría ser mucho mayor, tan alta como 70 veces la probabilidad que se esperaría normalmente, cuando se compara con el riesgo de alguien en la población general en desarrollar colitis microscópica.[21] En esos casos, el diagnóstico de la CM es casi seis veces más probable que se produzca después del diagnóstico de celiaquía en comparación con las probabilidades de un diagnóstico simultáneo. Solo podemos aventurar una conjetura en cuanto a si esto se debe a un fracaso de muchos especialistas gastroenterólogos de descartar la colitis microscópica durante la prueba inicial, o si se debe a que la CM suele desarrollarse más tarde, como consecuencia de la sensibilidad al gluten no tratada o tratada de forma inadecuada.

Durante muchos años, los expertos en celiaquía han afirmado que muchos niños "superan" la sensibilidad al gluten, y que muchos de ellos pueden reintroducir el gluten de forma segura en sus dietas en el futuro. Desafortunadamente, la evidencia de la investigación cuestiona esta afirmación, en su mayor parte. En su lugar, lo que la investigación indica es que de forma similar a la colitis microscópica y a otras enfermedades inflamatorias intestinales, la enfermedad celíaca, y especialmente los síntomas clínicos de la enfermedad celíaca, pueden aparecer y desaparecer con el paso del tiempo. Las pruebas demuestran que hasta el 20% de los pacientes pediátricos pueden volver a comer alimentos con gluten en algún momento después del diagnóstico sin sufrir una recaída inmediata de los síntomas clínicos y sin mostrar un nivel detectable de daños en las vellosidades de su intestino delgado, pero el resto no son tan afortunados.

En un estudio, llevado a cabo con 61 pacientes adultos que habían reintroducido el gluten en algún momento posterior al diagnóstico en su infancia de la enfermedad celíaca y que han permanecido libres de síntomas clínicos, el 79% mostraron algún grado de atrofia de las vellosidades en la biopsia, mientras que el 21% no mostraron ninguna evidencia de atrofia de las vellosidades.[22] De aquellos que todavía mostraron algún grado de atrofia de las vellosidades, el 70% mostraron signos de osteopenia o de osteoporosis, mientras que solo el 11% de aquellos sin ningún nivel de daño en las vellosidades mostraron evidencia de algún cambio importante en la estructura y fuerza ósea.

Parece obvio entonces que, en la mayoría de los casos, la ausencia de síntomas clínicos no significa que la enfermedad no esté causando daños en los intestinos y posiblemente también en otras partes del cuerpo. Y, debido a este riesgo, aquellos que muestren cualquier grado significativo de daño en las vellosidades serían inteligentes si siguieran una dieta libre de gluten con objeto de minimizar el riesgo de una pérdida ósea adicional y otros riesgos asociados con una sensibilidad al gluten sin tratar, a pesar de la ausencia de síntomas clínicos.

Resulta interesante que, ese mismo estudio descubrió que dos de los sujetos respondieron inicialmente al desafío del gluten mediante el desarrollo de atrofia en las vellosidades intestinales, pero que a medida que continuaron la ingesta de gluten, las siguientes biopsias revelaron que el daño había revertido y que se había producido la curación, resultando en una condición de histología normal. Dado que tal fenómeno no se había informado antes, esto condujo a los investigadores a destacar que algunos pacientes celíacos podían ser capaces de desarrollar una tolerancia al gluten en la dieta. En base a estas pruebas, otros investigadores han sugerido que tal vez la atrofia de las vellosidades no sea un criterio diagnóstico esencial.[23]

De hecho, más de unos cuantos miembros del foro de conversación y ayuda, mencionados en el capítulo seis, han descrito cómo han experimentado este fenómeno, no solo con el gluten sino también con otras intolerancias alimenticias, lo que sugiere que en el mundo real, ciertamente puede ser posible que de alguna manera esto pueda ser un fenómeno común en el sistema inmunológico. Prácticamente todas las personas en esta situación insisten en que no son sensibles a determinados alimentos, pero las pruebas en heces o una dieta de eliminación, seguida de un reto, por lo general demuestran lo contrario. Por ejemplo, hace poco descubrí, por medio de un análisis en heces de EnteroLab, que a pesar de que parecía totalmente asintomático a la caseína, produzco anticuerpos a la caseína en mis intestinos, por lo tanto soy claramente sensible a esta proteína. Esto implica que había desarrollado una intolerancia a la caseína.

Colitis Microscópica

Exploraremos este tema más adelante para ilustrar cuán lejos se ha aventurado la comunidad médica convencional en su tratamiento para las alergias y sensibilidades alimenticias. Los tratamientos de inmunoterapia oral ofrecidos por los inmunólogos están de moda en la actualidad como método para desensibilizar a los pacientes que tienen alergias alimenticias o sensibilidades alimenticias. Basado en resultados que muestran una resolución de los síntomas clínicos, estos tratamientos son aclamados como muy efectivos para resolver las sensibilidades alimenticias. Los inmunólogos señalan la eliminación de los síntomas clínicos y una disminución de los niveles de anticuerpos IgE como prueba de que sus tratamientos son efectivos y seguros. Pero, ¿realmente resuelven el problema? En mi opinión, la respuesta es un rotundo: "¡No!" Es verdad que estos tratamientos pueden eliminar los síntomas clínicos de un paciente, pero como he señalado en el párrafo anterior, los anticuerpos a esos alérgenos siguen produciéndose en los intestinos. Esto se puede comprobar fácilmente mediante las pruebas de los niveles de anticuerpos IgA por medio de las pruebas en heces apropiadas, o analizando las muestras de biopsias tomadas de los intestinos. Las pruebas en suero son inútiles para este propósito.

Además, los investigadores han demostrado que cuando se consigue la tolerancia al alérgeno de un alimento mediante el uso de los tratamientos de desensibilización, el daño a los intestinos continúa acumulándose si continúa el consumo de esos alimentos.[24] Burggraf et al. (2011) utilizaron ratones como sujetos de investigación para demostrar que la alimentación continua condujo a la tolerancia (como se demuestra por la resolución de los síntomas clínicos) y una disminución de los anticuerpos IgE, pero la inflamación en el yeyuno (la sección media del intestino delgado) seguía aumentando. Obviamente, esto conlleva a algunas preguntas muy serias sobre la validez y seguridad del uso actual de los tratamientos de inmunoterapia oral.

En vista de todo esto, si las pruebas en sangre tienen tan poca sensibilidad que notoriamente no son fiables, e incluso la evidencia de las biopsias de la atrofia de las vellosidades se ha puesto en duda como un requisito de diagnóstico para la enfermedad celíaca, entonces, ¿en qué punto se encuentra el protocolo de diagnóstico actual para la enfermedad celíaca? Es obvio que se encuentra en un terreno inestable. Todo el protocolo hace tiempo que pide a gritos una revisión, y se necesita desesperadamente un criterio diagnóstico mejorado.

Un artículo de opinión, publicado en el *New England Journal of Medicine,* menciona 55 problemas de salud (enfermedades) asociados con comer gluten.[25] Con tantos problemas de salud asociados con ello, uno podría pensar que el desarrollo de métodos mejorados de diagnóstico para detectar la sensibilidad al gluten sería una prioridad alta para los investigadores médicos. Como tan acertadamente afirma el Dr. Mark Hyman (2011):[26]

> *La sensibilidad al gluten en realidad es una enfermedad autoinmune que crea inflamación en todo el cuerpo, con efectos de gran alcance en todos los sistemas de órganos, incluyendo el cerebro, corazón, articulaciones, tracto digestivo, y más. Puede ser la única causa detrás de muchas enfermedades, es necesario tratar la causa – que a menudo suele ser la sensibilidad al gluten – no solo los síntomas.* (p 1)

La comunidad médica, como mínimo, necesita desesperadamente desarrollar una serie de criterios diagnósticos fiables para definir lo que oficialmente se conoce como "enfermedad celíaca". Deberían desarrollarse métodos nuevos de diagnóstico para esta enfermedad, de manera que los celíacos no tengan que sufrir con la enfermedad durante una media de cerca de 10 años antes de obtener un diagnóstico válido.

Colitis Microscópica

Con tanta evidencia que lo apoya, los hechos sugieren que ambas, la enfermedad celíaca y la colitis microscópica posiblemente podrían ser la misma enfermedad, y que el uso de criterios diagnósticos inapropiados pueden haber impedido que fuesen reconocidas como la misma enfermedad. O, alternativamente, y quizás de forma más lógica, podrían no ser enfermedades en absoluto. Tal vez simplemente son síntomas de otra enfermedad, llamémosla como "sensibilidad al gluten".

Si la enfermedad celíaca en realidad no es una enfermedad por sí misma, entonces esto podría explicar por qué el síndrome es tan difícil de diagnosticar de la forma adecuada. Y si la colitis microscópica tampoco es una enfermedad única, entonces esto podría explicar por qué existen tantas variaciones de este síndrome. Y todas las similitudes entre ellas apuntan a la posibilidad de que ambas sean síntomas de otra enfermedad.

Cuando se pesan todas las pruebas documentadas de la investigación presentadas en este capítulo, el hecho de que los marcadores diagnósticos de la enfermedad celíaca se describieron inicialmente para centrarse en el intestino delgado, mientras que los marcadores diagnósticos de la colitis microscópica fueron descritos originalmente para el colon, parece algo arbitrario. Quizás estos criterios diagnósticos no eran nada más que las opciones de conveniencia de ese momento. Al ser sometidos a un escrutinio de mente abierta todos los parámetros relevantes, la conclusión más lógica apunta a la sensibilidad al gluten como la característica primaria distintiva de ambos síndromes, y si bien es cierto que la colitis microscópica también puede ser provocada por otros factores como los medicamentos, parásitos, infecciones y otros desencadenantes, esto ciertamente no la descalifica de ser clasificada como un síntoma de la sensibilidad al gluten.

Al fin y al cabo, es muy común en la medicina que los síntomas tengan causas alternativas o múltiples. Por lo tanto, mientras que la enfermedad conocida como enfermedad celíaca parece ser exclusivamente un síntoma de la sensibilidad al gluten, la colitis microscópica aparentemente comparte su etiología con otras causas.

Queda por investigar la posibilidad distintiva que algunos de los factores desencadenantes conocidos podrían no resultar en el desarrollo de la colitis microscópica si los efectos inflamatorios del gluten en la dieta no estuvieran presentes al mismo tiempo. En otras palabras, quizás la sensibilidad al gluten podría constituir un requisito secundario, que es clave para el desarrollo de la colitis microscópica, pero que no es suficiente por sí mismo.

Durante al menos las últimas generaciones, la sensibilidad al gluten ha sido tratada como un "bache en el camino de la vida" por la comunidad médica. No se considera una enfermedad que suponga una amenaza para la vida y el tratamiento no requiere una receta médica, así que en lugar de solucionar el bache, muchos especialistas han sido condicionados para simplemente ignorarla y pasar de ella, por desgracia.

Resumen

En este capítulo, hemos descubierto cómo el gluten ha causado problemas de salud serios desde que fue introducido inicialmente en la dieta humana. Y hemos revisado las pruebas de que la comunidad médica necesita desesperadamente unos métodos más sensibles y efectivos para diagnosticar la enfermedad celíaca y la sensibilidad al gluten. También hemos considerado las pruebas científicas de que algunas personas, con el tiempo, desarrollan una tolerancia al gluten y esta es probablemente la razón por la que se vuelven asintomáticos al gluten y posiblemente a otras sensibilidades alimenticias.

Colitis Microscópica

Además, hemos revisado las pruebas científicas sustanciales que sugieren fuertemente que las diferencias histológicas e inmunohistoquímicas entre la colitis microscópica y la enfermedad celíaca en realidad son bastante confusas. Esto sugiere que o bien son subconjuntos de la misma enfermedad, o quizás que ambas puedan ser síntomas de otra enfermedad, llamémosla sensibilidad al gluten.

Capítulo 10

Un Sistema Inmune Peculiar

Nuestro sistema inmunológico podría tener una jerarquía programada que determina su enfoque

Si bien nuestro sistema inmunológico siempre está alerta a cualquier amenaza para nuestra salud, cuando se enfrenta a sensibilidades alimenticias múltiples, parece concentrarse en el problema individual más significativo en un momento determinado. Es decir, parece que se enfoca en la sensibilidad alimenticia de la comida que parece causar el mayor daño al sistema digestivo y para la salud a largo plazo.

Esto no significa que ignorará por completo las sensibilidades alimenticias secundarias, pero sugiere que el sistema inmunológico concentrará la mayor parte de su atención en el que perciba como la amenaza más importante en ese momento, mientras que pospondrá o minimizará la acción de las demás sensibilidades alimenticias. Esto implica que el sistema inmunológico podría tener una jerarquía preestablecida que sigue, al determinar qué sensibilidad alimenticia tendría que recibir el enfoque primario de su atención.

Como descubrimos en el capítulo seis, en base a las experiencias recopiladas de cientos de personas que tienen colitis microscópica, la amenaza número uno de sensibilidad alimenticia percibida por los sistemas inmunológicos de estas personas es el gluten. La caseína, la proteína primaria de todos los productos lácteos, aparece en la clasificación como la número dos en esta jerarquía, mientras que la tercera clasificación de sensibilidad alimenticia suele ser la soja. Ya sea por coincidencia o por diseño, parece que este ranking también se correlaciona con la probabilidad relativa de alguien con colitis microscópica a ser sensible a cada uno de estos alimentos respectivos. Es decir, el gluten es la sensibilidad alimenticia más común entre las personas con colitis microscópicas, la caseína es la segunda sensibilidad alimenticia más probable, y la soja es la tercera sensibilidad alimenticia más probable.

Esta información podría ser muy importante para alguien que esté intentando controlar sus síntomas mediante una dieta

Muchos pacientes con CM que han decidido comprobar si los cambios en la dieta disminuyen o eliminan sus síntomas, empiezan eliminando solamente el gluten de su dieta. En muchos casos, aunque no siempre, después de unas semanas, más o menos, descubren que se están sintiendo mucho mejor y que la intensidad de sus síntomas está disminuyendo realmente. Algunos incluso llegan a una remisión. Con el paso del tiempo, contrariamente, si el gluten es el único alimento que están evitando, la mayoría de las personas en esta situación sufrirán un resurgir de sus síntomas, y desde ese momento, sus síntomas irán empeorando progresivamente conforme pase el tiempo. Este frustrante cambio hace pensar a muchas personas que tomaron la decisión errónea y que no son sensibles al gluten después de todo, ya que están sufriendo todos los síntomas de nuevo. Sin embargo, hay mucho más en este dilema de lo que parece.

En mi opinión, esto es simplemente una manifestación de la vida real de una peculiaridad del sistema inmunológico que hace que centre su atención solamente en el único peligro que considera el más grave de todos con los que se enfrenta en un momento dado. Cuando se elimina el gluten de la dieta, la producción de anticuerpos no cesa de inmediato. De hecho, el sistema inmunológico seguirá produciendo anticuerpos durante un largo periodo de tiempo, a un ritmo de descomposición más lento, a medida que continúa en un nivel de alerta máxima, permaneciendo vigilante solo por si el gluten reaparece en la dieta.

Los anticuerpos anti-gliadina tienen una vida media relativamente larga (120 días), por lo que suelen pasar meses hasta que decaen, y son eliminados del sistema. Con el tiempo, se alcanzará un punto en el que el nivel de los anticuerpos anti-gliadina ha decaído por debajo del umbral en el que se desencadena una reacción, y una vez alcanzado este punto, los síntomas clínicos empezarán a disiparse y podría tener lugar la remisión. En algún momento, el sistema inmunológico dejará de enfocar su atención únicamente en los anticuerpos anti-gliadina y empezará a responder a otras amenazas.

Entonces, el sistema inmunológico cambiará su atención al siguiente alimento en la jerarquía de las sensibilidades alimenticias al que se enfrenta, y este suele ser la caseína, asumiendo que la caseína permanece en la dieta y que la persona es sensible a la caseína. El sistema inmunológico empezará a producir anticuerpos anti-caseína de forma agresiva, y en algún momento, el nivel de anticuerpos a la caseína superará el umbral mínimo necesario para activar una reacción. En ese punto, el proceso inflamatorio volverá a activarse sin control, debido a una reacción a la caseína.

Si se elimina la caseína de la dieta, entonces el nivel de anticuerpos anti-caseína empezará a disminuir mucho más rápido que el ritmo en el que disminuyeron los anticuerpos anti-gliadina y, en algún punto, el sistema inmunológico enfocará su atención en el siguiente alimento en la jerarquía de las amenazas potenciales. La experiencia demuestra que este ciclo se repetirá hasta que no existan más sensibilidades alimenticias en la dieta. Por supuesto, si la persona elimina sus sensibilidades alimenticias desde el comienzo del proceso, entonces podría evitar todas las reacciones secundarias y subsecuentes.

Este concepto de una jerarquía del sistema inmunológico es estrictamente una teoría y desconozco si existe alguna prueba científica que lo demuestre. Sin embargo, como prueba de que es sólido, tenga en cuenta que existe un precedente para demostrar este concepto. Numerosas investigaciones han demostrado que el tratamiento de la enfermedad inflamatoria intestinal y otros desórdenes autoinmunes por la terapia de los helmintos es extremadamente eficaz en la remisión de los síntomas.[1] En esencia, la presencia de gusanos parásitos en los intestinos hace que el sistema inmunológico se enfoque en ellos, y como resultado, la reacción inflamatoria que causa una EII o algún otro problema autoinmune casi siempre va a desaparecer, aportando la remisión de los síntomas para el paciente. Si los helmintos no son reemplazados cuando llegan al final de su ciclo de vida, los síntomas anteriores volverán conforme la población de helmintos disminuya en los intestinos. Está claro que los helmintos se encuentran en, o cerca de la parte superior de la jerarquía.

En otras palabras, el sistema inmunológico percibe los parásitos como una amenaza más seria que lo que esté causando la EII o cualquier otra reacción autoinmune. Como resultado de ello, elimina su atención de la enfermedad autoinmune para enfocar sus recursos en los helmintos. Por esta misma regla, el sistema inmunológico parece asignar una clasificación de jerarquía a las distintas sensibilidades alimenticias y suele afrontarlas de una en una, comenzando por la que percibe como la mayor amenaza. Si se resuelve este problema, entonces procede al siguiente, según el orden establecido por su jerarquía.

Al parecer, las madres transfieren este efecto a sus bebés no nacidos

Más evidencia de este efecto se demostró en un estudio realizado en Uganda, publicado en 2011, en el que los investigadores demostraron que los bebés no nacidos se benefician de las poblaciones de helmintos que hay en los sistemas digestivos de sus madres.[2] Este proyecto estudió los efectos de tratar mujeres embarazadas para deshacerse de una infestación de helmintos que fue descubierta después de que quedaran embarazadas. Como una consecuencia evidente de eliminar los gusanos de las madres, los bebés desarrollaron eccema a un ritmo mucho mayor que los bebés de control después de haber nacido, indicando por lo tanto que los gusanos les protegían del desarrollo de eccema en su descendencia, a pesar de que eran las madres las que tenían los gusanos, y no los fetos.

Este efecto de jerarquía con frecuencia alcanza mucho más allá del sistema digestivo

Muchos de nosotros con colitis microscópica nos percatamos de que antes de ser capaces de conseguir la remisión de los síntomas, nuestras alergias convencionales (clásicas) basadas en la histamina parecen desaparecer, o al menos disminuir en intensidad. Y, por el contrario, después de conseguir la remisión de la CM, y que nuestros intestinos hayan tenido tiempo para sanar, nuestras molestas alergias basadas en la histamina reaparecen, y en muchos casos también se puede empezar a reaccionar a alergias adicionales. Esto implica que estas molestas alergias podrían ser secundarias a sensibilidades alimenticias.

Algunas personas producen anticuerpos a ciertos alimentos, pero no tienen síntomas clínicos

Colitis Microscópica

En el capítulo nueve hablamos sobre cómo algunas personas que tienen sensibilidades alimenticias en algún momento pueden desarrollar una tolerancia a ciertos alimentos y ser asintomáticos. Como aprendimos entonces, algunas personas con colitis microscópica producen anticuerpos a ciertos alimentos pero permanecen clínicamente asintomáticas, un fenómeno que parece igualar a una situación similar que ha sido documentada con la enfermedad celíaca. Algunos celíacos pueden producir anticuerpos al gluten en sus intestinos, pero no muestran daños importantes en las vellosidades de sus intestinos delgados durante una biopsia, y no sufren síntomas clínicos. En la mayoría de los casos de CM en los que existen anticuerpos a ciertos alimentos pero los síntomas clínicos están ausentes, si estas personas excluyen el alimento de su dieta durante unas semanas o más, y después retan su sistema digestivo reintroduciendo este alimento en su dieta, casi siempre mostrarán una reacción importante al alimento, que sirve como prueba convincente de que en realidad, sí que son sensibles a ese alimento.

De nuevo, desconozco si existe alguna investigación científica que pueda explicar por qué funciona este procedimiento, pero las experiencias de muchos pacientes con CM, que utilizan la dieta para controlar sus síntomas, sugiere que parece ser un método razonablemente fiable para verificar una sensibilidad alimenticia en muchos casos asintomáticos. Y, por supuesto, está bien documentado que muchas personas que tienen la enfermedad celíaca son asintomáticas, a pesar de tener extensos daños en sus intestinos delgados. Esta es probablemente una variación del mismo fenómeno de tolerancia inducida por la dieta.

No añada estrés preocupándose sobre una dieta equilibrada al reaccionar

Muchas personas con CM temen que una dieta tan limitada pueda afectar su salud debido a la falta de nutrientes. Pero, la verdad es que, normalmente no absorbemos los nutrientes muy bien de todos modos cuando tenemos una colitis microscópica activa. La absorción de nutrientes que tiene lugar en los intestinos no se puede producir de forma eficiente cuando tenemos tanta inflamación y un tránsito tan rápido.

Para empezar, una mala digestión hace que muchos de los nutrientes ni siquiera sean digeridos lo suficiente como para estar disponibles para la absorción, e incluso si lo estuvieran, cuando pasan por los intestinos tan rápidamente, simplemente no hay tiempo suficiente como para que se produzca una absorción normal. Cuando tenemos en cuenta también el hecho de que la inflamación en la superficie de los intestinos además tiende a limitar la absorción de los nutrientes, es un milagro que seamos capaces de extraer algún beneficio de nuestra comida.

Debido al dilema que puede resultar de los problemas de mala absorción, junto con los riesgos de salud asociados con la deshidratación que tan comúnmente sucede en la CM, nos corresponde a nosotros intentar controlar nuestros síntomas lo más rápido posible y posponer las preocupaciones sobre equilibrar nuestra dieta hasta después de estar en remisión. Tanto si comemos una dieta equilibrada como si no, es un punto discutible cuando nuestro sistema digestivo se encuentra tan severamente comprometido que es incapaz de extraer más de una pequeña fracción de nutrientes de los alimentos que ingerimos. Por lo general, vamos a recuperar nuestra salud mucho antes si comemos una dieta blanda, no reactiva, para detener la inflamación lo más rápido posible.

Prácticamente todos los productos a base de hierbas deberían evitarse durante esta fase de nuestra recuperación mientras intentamos alcanzar la remisión, y deberían evitarse la mayoría de los suplementos de vitaminas y minerales, o seleccionarlos muy cuidadosamente, ya que la mayoría de esos productos contienen ingredientes que pueden provocarnos una reacción. Las leyes de etiquetado para los productos farmacéuticos requieren una divulgación precisa de los ingredientes activos, pero no existen requerimientos sobre relacionar los ingredientes inactivos en los productos farmacéuticos (son específicamente exentos de las normas de etiquetado de los alimentos). La mayoría de los fabricantes mencionan los ingredientes inactivos en la etiqueta, pero debido a que se trata estrictamente de un listado voluntario y no de un requisito de la FDA, no siempre podemos dar por sentado que todos los ingredientes estarán mencionados correctamente.

Existen suplementos de vitaminas y minerales que son seguros, pero tenemos que ser muy cuidadosos cuando los elegimos porque muchos de los productos principales contienen ingredientes que pueden provocarnos una reacción. El tema es que, después de estar en remisión, tendremos todo el tiempo del mundo y una mejor salud para planificar mejor cómo comer una dieta equilibrada, basada en alimentos que estén permitidos por nuestras nuevas necesidades dietéticas. Hasta que consigamos controlar nuestros síntomas, las prioridades principales son asegurarnos que nuestros niveles de electrolitos son los adecuados y que bebemos la cantidad de agua suficiente como para evitar la deshidratación. Si hemos tenido una diarrea persistente durante un largo periodo de tiempo, entonces podría disminuir el nivel de vitamina B-12, en cuyo caso un suplemento de vitamina B-12, preferentemente de forma sublingual, que se disuelva bajo la lengua, podría ser beneficioso.

Por razones que serán aclaradas en el capítulo 15, donde tendremos en cuenta las áreas de la investigación actual que podría tener un impacto en los tratamientos futuros para la colitis microscópica, personalmente yo creo que están inclinadas a evitar la forma sintética de retinol (vitamina A) siempre que sea posible, al menos intento utilizar los suplementos vitamínicos que contienen cantidades mínimas de retinol.

En su lugar, prefiero utilizar beta-caroteno porque el organismo puede producir toda la vitamina A que necesita a partir del beta-caroteno, y esto evitará los riesgos asociados que causa el retinol para quien tenga una EII. Otro problema con el retinol es que parece bloquear los beneficios de la vitamina D, y como veremos en el capítulo 14, la mayoría de las personas que tienen colitis microscópica o cualquier otra EII, normalmente necesitan más vitamina D, y toda la eficacia que puedan obtener de ella, en lugar de reducir los beneficios de la vitamina D.

Resumen

En este capítulo hemos explorado las pruebas de que el sistema inmunológico tiende a enfocarse en un problema determinado que percibe como el reto más significativo al que se enfrenta, en un momento dado. Consideramos cómo la enfermedad con frecuencia conduce a problemas con la absorción de ciertos nutrientes y por qué suele ser deseable hacer lo que sea necesario para controlar los síntomas de la enfermedad antes de intentar comer una dieta más equilibrada.

Capítulo 11

Alimentos Procesados, Etiquetado y Cocina Casera

Problemas con las leyes del etiquetado, alimentos procesados, y cocinar más seguro en casa

Las iniciales FALCPA representan el *Acta de 2004 sobre Etiquetado de Alérgenos y Protección del Consumidor.* Se trata de una ley que se encuentra en vigor en los Estados Unidos que cubre los requisitos del etiquetado en cuanto a los alérgenos alimentarios. Requiere que los ocho alérgenos alimentarios más comunes como la leche, los huevos, el pescado, los crustáceos, el marisco, las nueces, el maní, trigo, y la soja, sean especificados en todas las etiquetas alimenticias y mencionadas en un lenguaje sencillo para que sea menos probable que sea pasado por alto por cualquier persona que sea alérgica a cualquiera de ellos.[1]

Lamentablemente, el Congreso de los Estados Unidos no incluyó en la ley los otros alimentos que también son gluten a los que reaccionan los celíacos, es decir, la cebada, centeno y, en muchos casos, la avena. Y, a pesar de que cualquier ingrediente derivado de ellos debería estar especificado en la lista de ingredientes, no tienen por qué estar específicamente destacados, en un lenguaje sencillo, del mismo modo en el que están mencionados los otros ocho alérgenos. Como resultado de ello, cualquier persona sensible al gluten debe examinar cuidadosamente la etiqueta para buscar cualquier derivado de la cebada, centeno y avena.

Tenga en cuenta que FALCPA solamente abarca alimentos procesados. No cubre específicamente elementos de materias primas agrícolas, como la carne, aves, huevos, fruta fresca, verduras y aceites altamente refinados, ni tampoco cubre ingredientes a base de estos aceites. Además, todos los productos farmacéuticos están exentos de las leyes de etiquetado de alimentos. Los fabricantes de estos productos sin duda voluntariamente pueden listar alérgenos en sus etiquetas, y muchos lo hacen así, pero no está requerido por ley. De hecho, la FDA solo requiere que los ingredientes activos deben estar declarados con precisión en la etiqueta de los productos farmacéuticos, y no existe ningún requisito relativo a los ingredientes inactivos, excepto el requisito de que debe indicarse el porcentaje total de los ingredientes inactivos.

Muchos fabricantes voluntariamente listan los ingredientes inactivos, pero no está requerido por ley. Por esta razón, los productos farmacéuticos deben ser revisados cuidadosamente en busca de ingredientes sospechosos por cualquiera con sensibilidades alimenticias porque incluso cantidades pequeñas de estos ingredientes pueden ser suficientes como para interrumpir la remisión en muchos casos.

La verdad es que la mayoría de los alimentos procesados etiquetados como "sin gluten" en realidad no son sin gluten

A pesar de lo que indica la etiqueta, la mayoría de los alimentos en realidad son bajos en gluten. Debido a que al menos existe algún grado de contaminación cruzada en la mayoría de los alimentos procesados, el estado real de sin gluten prácticamente es imposible de conseguir de forma sostenida. Consecuentemente, para que un producto esté cualificado para una etiqueta de sin gluten, debe contener menos de 20 miligramos de gluten por kilogramo (20 mg/kg) como establece la Comisión del Codex Alimentarius en Europa.

Se supone que la FDA finalmente adoptará también esta norma en los EE.UU., pero hasta la fecha de este escrito, la fecha límite para su anuncio ya ha pasado, y la FDA todavía está trabajando en los detalles. En los EE.UU., la norma equivalente es de 20 partes por millón (20 ppm) y la mayoría de los fabricantes de alimentos procesados han adoptado informalmente esta norma en previsión a una eventual normativa de la FDA.

Este nivel de gluten ha sido establecido por la investigación en base a los ensayos clínicos aleatorios como seguro para las personas que tienen la enfermedad celíaca. Desafortunadamente, existe la posibilidad de que algunas personas que son mucho más sensibles al gluten que la media, puedan reaccionar a este nivel, por lo que algunas personas que son sensibles al gluten podrían no ser capaces de comer de forma segura todos los productos procesados envasados como libres de gluten.

Desafortunadamente, la contaminación con gluten parece ser bastante común

Si bien es natural asumir que los granos distintos del trigo, el centeno y la cebada, y las harinas de dichos granos deberían ser libres de gluten, por desgracia este no parece ser el caso. Controles de comprobación aleatorios de productos de consumo en tiendas han mostrado que la contaminación con gluten parece ser un problema bastante común.[2, 3] La contaminación cruzada tiene lugar en los campos donde se cultiva el grano, en la recogida de la cosecha y en el transporte y manipulación del equipo, en las instalaciones de mantenimiento, y en los procesos posteriores de manipulación y procesado.

Numerosos expertos en celiaquía aconsejan a los celíacos añadir avena sin gluten en su dieta. Además del riesgo de ser sensible a la proteína prolamina avenina de la avena, que es similar a la proteína prolamina del gluten en el trigo, la contaminación cruzada de la avena con el trigo, el centeno o la cebada, parece ser un problema preocupante, según los estudios. Debido a este problema de contaminación cruzada, existe cierto grado de riesgo prácticamente con cualquier producto procesado comercialmente que contenga casi cualquier tipo de ingrediente de grano. Es evidente que la industria necesita ponerse las pilas y deshacerse de esta contaminación.

¿Por qué cocinar desde cero es mucho más seguro que utilizar alimentos procesados comercialmente?

La disponibilidad en el mercado de productos etiquetados como libres de gluten es enorme y crece rápidamente. Incluso los alimentos procesados como sin gluten, lácteos y soja, por ejemplo, se pueden encontrar fácilmente en las tiendas naturistas, herboristerías, e incluso en los supermercados principales en estos días. Especialmente durante la última generación o dos, hemos crecido acostumbrados a comer fuera y a comer alimentos procesados cuando cocinamos en casa. Cocinar desde cero ya no es algo tan común en nuestros días como cuando nuestros abuelos tenían nuestra edad.

Sin embargo, para las personas con sensibilidades alimentarias, comer alimentos procesados comercialmente puede ser un riesgo. Es muy fácil leer mal una etiqueta, y en ocasiones, los productos no están bien etiquetados. Los fabricantes a menudo cambian los ingredientes de un producto, y si no leemos atentamente la etiqueta cada vez que compramos, es posible que accidentalmente comamos algo que no deberíamos. En algunos casos, los productos están etiquetados como libres de determinados alérgenos, y sin embargo no estarlo, debido a la contaminación cruzada, o debido a un error del proveedor de uno o más de los ingredientes.

Y como ya hemos señalado, prácticamente todos los alimentos procesados contienen desde diminutas trazas de gluten hasta niveles casi-legales de gluten, incluso cuando cumplen los niveles regulados para un etiquetado de sin gluten. Cuantos más de estos alimentos procesados comamos, mayor será nuestra probabilidad de consumir la cantidad de gluten suficiente como para desencadenar una reacción.

Además, parece que todos tenemos un umbral diferente en el que reaccionamos a ciertos alimentos, por lo que algunos de nosotros reaccionamos a cantidades mucho más pequeñas de esos alimentos que otros, y en función del estado en el que se encuentre nuestro sistema inmunológico en un día determinado, probablemente seremos más propensos a reaccionar a cantidades más pequeñas en algunos días que en otros.

En algunos casos, parece que aunque aparentemente estemos comiendo alimentos que son seguros para nosotros cuando se consumen de forma individual, cuando se comen combinados con otros alimentos determinados, podríamos tener una reacción adversa. En general, cuanto mayor sea el número de ingredientes enumerados en una etiqueta, mayor será el riesgo de que el producto pueda estar contaminado con un ingrediente alimenticio al que seamos sensibles, y mayor será el riesgo de que la combinación pueda desencadenar una reacción. Una regla de oro que siguen algunas personas consiste en que si la etiqueta enumera más de cinco ingredientes, entonces se descarta el producto, porque los riesgos de contaminación aumentan exponencialmente conforme se van añadiendo ingredientes adicionales. Por supuesto, ese riesgo puede evitarse si cocinamos nuestra propia comida en casa, utilizando recetas probadas, libres de alérgenos, simples y básicas, con ingredientes que, o bien hemos cultivado nosotros mismos, o hemos comprado de fuentes de confianza.

Consejos para cocinar seguro

Obviamente, los utensilios empleados para preparar y cocinar los alimentos para alguien con sensibilidades alimentarias deben estar bien limpios y libres de toda clase de trazas de gluten, y de otros alérgenos. Artículos como cucharas de madera, tablas de cortar, pinzas, ensaladeras de madera, ollas de hierro, o platos rotos que han sido utilizados anteriormente con alimentos que contienen gluten, no deberían usarse para preparar comidas sin gluten debido al riesgo que tienen de absorber y esconder trazas de alimentos.

Las sartenes con revestimientos o recubrimientos antiadherentes dañados pueden ocultar trazas de alimentos. Las sartenes o bandejas para hornear deben ser inspeccionadas con atención en busca de residuos del horneado, y o bien rechazadas, o volverlas a fregar antes de usarlas para preparar alimentos para alguien con sensibilidades alimentarias. La política más segura es utilizar utensilios nuevos, dedicados exclusivamente para estas personas y almacenados en un lugar cerrado, para evitar una contaminación accidental.

Las tostadoras son conocidas por retener las migas de pan, por lo tanto, cualquiera que quiera evitar el gluten, debería usar una tostadora limpia, de dedicación exclusiva, si decide tostar pan sin gluten. Tostar también se puede hacer en el horno o en la parrilla, pero debe ponerse una capa de papel de aluminio debajo para asegurar que no existe contacto con ningún residuo anterior. Por razones obvias, el papel de aluminio no debe introducirse en el horno microondas.

Para asar al aire libre, si la parrilla se ha utilizado para alimentos convencionales, la parrilla debería o bien limpiarse a fondo quemándola con calor intenso y cepillándola después con un cepillo limpio que no haya sido utilizado antes para cepillar una parrilla que no se quemó antes mediante calor intenso, o debería ponerse una capa de papel de aluminio para evitar que los alimentos sin gluten puedan entrar en contacto con la superficie de la parrilla. Cualquier pinza, o tenedores, que se utilice para darle la vuelta a la carne debe estar limpio y no permitir nunca que toque cualquier alimento que pueda contener gluten.

A pesar de que es posible aumentar la temperatura de la parrilla a un nivel suficientemente alto como para destruir cualquier residuo de gluten, tenga en cuenta que las temperaturas de cocinado habituales no desactivarán el gluten. Este es el motivo por el que cocinar sobre residuos, o los residuos en utensilios porosos o agrietados, todavía retendrán el gluten que no ha perdido su potencial para causar daños en nuestro sistema digestivo.

En la mayoría de las cocinas existe un problema muy espinoso, y es el hecho de que la mayoría de las personas que intentan tratar la sensibilidad al gluten cocinando comidas libres de gluten para ellas mismas o para otra persona de la familia, se sienten obligadas a seguir cocinando comidas convencionales para el resto de su familia. O, en algunos casos, varios miembros de la familia cocinan para ellos mismos o para otros, y usarán las mismas instalaciones y los mismos utensilios. En cualquier caso, esto crea un dilema mayor para la persona que está intentando mantener una dieta controlada cuidadosamente, y el problema es especialmente significativo si se utiliza cualquier tipo de harina de trigo, centeno, cebada o avena en esta cocina. Para hogares con más de una cocina, la mayoría de los problemas de contaminación cruzada se pueden evitar manteniendo todos los productos que contienen gluten (o, al menos la harina de trigo), fuera de la cocina donde se elaboran comidas sin gluten.

Colitis Microscópica

Cada vez que alguien abre una bolsa de harina de trigo en la cocina, parte de esta harina se ve recogida por las corrientes de aire y flota alrededor hasta asentarse en los muebles y en cualquier utensilio expuesto que pueda usarse para preparar comidas sin gluten. Parte de ella también se verá transportada y caerá en el interior de armarios cerrados que contengan platos, y en cajones cerrados que contengan cuchillos, tenedores y cucharas.

Cualquier mano que toque un armario donde pueda haberse asentado harina de trigo, transferirá trazas de esa harina a cualquier cosa que toque, incluyendo alimentos, cuencos, cucharas, y otros utensilios para cocinar y comer. Puede ser difícil para algunas personas visualizar lo grave que puede ser este problema, pero el hecho es que la contaminación cruzada es muy difícil de controlar si se permite cualquier tipo de harina de trigo en la cocina, incluso aplicando un cuidado extremo. Bajo estas circunstancias, lo mejor que se puede conseguir son comidas con un bajo contenido en gluten. Si se trabaja con cuidado, estas comidas aportarán remisión en muchos casos, aunque esto podría impedir que el sistema digestivo sane por completo. No obstante, en algunos casos en los que se encuentran implicadas las sensibilidades alimentarias, el problema de la contaminación cruzada habitualmente será lo suficientemente significativo como para que no se pueda conseguir la remisión. En estos casos, prohibir la presencia de todo tipo de fuentes de gluten, en toda la casa, podría resolver el problema.

Resumen

En este capítulo hemos revisado las normativas que se aplican en cuanto al etiquetado de los alimentos y productos farmacéuticos, y hemos notado algunas grietas que, en ocasiones, podrían conducir a problemas graves para las personas con determinadas sensibilidades alimentarias. También hemos mencionado el hecho de que a los alimentos etiquetados como sin gluten se les permite por las normativas de etiquetado contener pequeñas cantidades de gluten.

Hemos hecho algunas comparaciones en cuanto a los riesgos relativos de utilizar alimentos procesados comercialmente, frente a cocinar desde cero en casa, de manera que se minimice el riesgo de verse expuesto accidentalmente a una contaminación no intencionada por el ingrediente de un alimento al que podamos ser sensibles. Además, se han aportado algunos consejos prácticos sobre varios tipos de utensilios de cocina y equipo relacionado, y se han explicado algunas prácticas de cocinado.

Capítulo 12

Comer Fuera de Casa

Por qué comer fuera de casa puede ser tan arriesgado

Independientemente de si comemos en un restaurante, en un estadio de fútbol, en un avión, un barco, en un evento social de la iglesia, en un camping, en casa de un amigo o incluso en casa de un familiar, cada vez que confiemos la preparación de nuestra comida a otros, nos arriesgamos a comer algo que podría ser la causa de que estemos enfermos durante unos días. Por lo tanto, veamos cómo podemos minimizar los riesgos que se producen por comer fuera de la seguridad de nuestro propio hogar.

Viajar

La mayoría de las líneas de cruceros parecen estar bien preparadas para tratar las sensibilidades alimentarias y los miembros de su personal suelen estar muy informados, por lo tanto si comunicamos y coordinamos los detalles de nuestras necesidades dietéticas con la línea de crucero con antelación, por lo general recibiremos un servicio excelente. Con algunas pocas excepciones, nuestras comidas a bordo del barco serán seguras, nutritivas y deliciosas. Si todos los restaurantes siguieran su ejemplo, la vida sería mucho más fácil, y aquellos de nosotros que tenemos que evitar determinadas sensibilidades alimenticias disfrutaríamos más en cada comida.

Colitis Microscópica

Cuando tengamos previsto viajar en avión, las aerolíneas comerciales también deben ser informadas con antelación sobre cualquier tipo de necesidades alimentarias. Sin embargo, prácticamente en todos los casos, el mejor consejo que pueden ofrecer es que nos llevemos nuestra propia comida a bordo del avión, porque en la mayoría de los vuelos, las opciones sin gluten y sin lácteos solo son dos: ensaladas o fruta, opciones ambas que pueden ser problemáticas para una persona con CM. Los controles de seguridad del aeropuerto pueden causar problemas importantes para alguien con sensibilidades alimentarias, por lo que es necesario que aprendamos los medios adecuados para pasar nuestras propias provisiones de alimentos a través de la seguridad del aeropuerto; avisar con antelación ayudará a abrir el camino.

Antes de emprender cualquier tipo de viaje, especialmente si está implicado un viaje en avión, deberíamos conseguir una carta de nuestro médico en el que se mencione el diagnóstico y la necesidad de seguir una dieta especial. Deben hacerse numerosas copias, y enviar una copia de la carta, al menos unas semanas antes del viaje, a cualquier aerolínea que pueda estar implicada en nuestros planes de viaje. Siempre debemos guardar copias extra de la carta, en nuestro bolsillo o en otro sitio que esté a mano, de forma que podamos contar con una copia si fuera necesario, como por ejemplo en los controles de seguridad del aeropuerto.

Obviamente, también se puede enviar una copia de esta carta, con antelación, a cualquier línea de crucero, si fuera necesario, aunque la mayoría de ellas suelen estar preparadas para manejar nuestras necesidades especiales de dieta, sin la necesidad de recibir una carta de nuestro médico. Además, la carta de nuestro médico podría ayudar a acelerar nuestro paso por las inspecciones de aduana y ayudar a eliminar cualquier tipo de sospecha que puedan producir los alimentos que llevemos.

¿Y qué sucede si se hace necesaria una estancia en el hospital?

Aunque parezca extraño, los hospitales han sido algo lentos en asimilar el concepto de facilitar un alimento seguro a sus pacientes con sensibilidades alimentarias. No obstante, en los últimos años, el servicio de comida de los hospitales ha mejorado de forma significativa a medida que han empezado a reconocer la necesidad de atender las necesidades dietéticas especiales de sus pacientes. Incluso en los hospitales donde no existe un programa especial para manejar las necesidades dietéticas especiales de sus pacientes, las comidas casi siempre se pueden adaptar a las necesidades especiales debido a la disponibilidad de un nutricionista en su personal. Sin embargo, casi siempre es necesario supervisar personalmente lo que hayan seleccionado porque, por alguna extraña razón, los nutricionistas de los hospitales casi siempre piensan que los edulcorantes artificiales son saludables, y antes de consumirse deben leerse esas letras minimizadas que vienen en esos pequeños envases, porque la mayoría de esos productos contienen un listado de ingredientes tan largos, que al menos uno o dos ingredientes hacen que sea inutilizable por la mayoría de las personas con CM. Normalmente contienen gluten, caseína y soja, por ejemplo.

¿Y qué hay de los restaurantes?

Teniendo en cuenta que la mayor parte de las ocasiones en las que comemos fuera de casa, el lugar elegido será un restaurante; es muy importante saber cómo comer ahí de forma segura. Algunos restaurantes disponen de un menú especial para los clientes que son sensibles al gluten, y la mayoría de los chefs pueden modificar su listado de ingredientes en muchos de los platos que ofrecen en su menú, con objeto de adaptarlos a las necesidades dietéticas especiales. En algunos casos, los camareros están lo suficientemente bien formados sobre los temas de sensibilidades alimentarias de forma que podemos confiar en ellos para que le faciliten la información adecuada a su chef, y minimizar el riesgo de cualquier problema de comunicación. Por supuesto, la mejor política es la de acudir un día antes al restaurante, a una hora en la que tengan menos trabajo, de forma que el chef pueda tener el tiempo suficiente como para concentrarse y comprender mejor nuestras necesidades dietéticas. Además de describir todos los alimentos que deben ser evitados, en el caso de que esta relación sea muy larga, también podría ser de utilidad sugerir algún tipo de comida que sea segura. Ofrecer algunos ejemplos podría ayudar al chef y evitar que se eche las manos a la cabeza y que termine diciendo que no tiene cómo adaptar la dieta porque no le queda nada que pueda preparar.

Cuando no se pueda organizar una reunión previa con el chef, debido a las limitaciones de tiempo o por cualquier otra razón, a muchas personas con sensibilidades alimentarias les resulta útil llevar copias de la tarjeta "Para el chef", que puedan entregar al camarero para que se lo entregue al chef, cuando encargan una comida en un restaurante que no es el habitual. La tarjeta debería mencionar la condición médica (el diagnóstico) por el que se necesita una dieta especial; esto evitará que la mayoría de las personas confundan unas necesidades médicas reales con una dieta llevada a cabo por seguir una moda o pasajera. Deben mencionarse los alimentos e ingredientes que deben evitarse, junto con una lista de los alimentos e ingredientes que pueden usarse de forma segura para la comida. Dado que la sensibilidad al gluten casi siempre es la sensibilidad alimentaria primaria, y la mayoría de los chefs no han oído hablar de la colitis microscópica, se puede evitar mucho tiempo, esfuerzo, y malentendidos potenciales si las enfermedades mencionadas en la tarjeta son, o bien la enfermedad celíaca o bien la sensibilidad (intolerancia) al gluten. Prácticamente todos los chefs están bien familiarizados con la enfermedad celíaca. Puede encontrar un ejemplo de esta tarjeta en el apéndice, en la parte posterior de este libro, o en Internet.[1] Los alimentos mencionados, por supuesto, deben coincidir con nuestras necesidades personales.

Encargar en restaurantes de comida rápida puede ser especialmente peligroso porque el personal, incluyendo los que cocinan, es mucho más probable que no esté familiarizado con las necesidades de los clientes con sensibilidades alimentarias. En estos casos, es mejor comprobar el menú con antelación por Internet, y ver qué se puede encargar con seguridad y qué se debe evitar, en lugar de confiar en la opinión y conocimientos del personal mínimamente formado del restaurante.

Uno de los riesgos más comunes de este tipo de restaurantes está relacionado con las patatas fritas o con cualquier otro alimento frito. La mayoría de las instalaciones suelen freír alimentos enharinados o empanados, como las anillas de cebollas, por ejemplo, en las mismas freidoras en las que fríen las patatas fritas. El resultado serán patatas fritas que tienen contaminación cruzada con el gluten que quedó en el aceite utilizado previamente para cocinar productos enharinados o empanados.

Algunas cadenas de restaurantes aseguran que utilizan freidoras de uso exclusivo para las patatas fritas, de forma que el aceite de estas freidoras no se contamina nunca. Si el aceite se quedara siempre en las freidoras individuales hasta que estuviera listo para ser reemplazado por aceite nuevo, esta afirmación posiblemente sería correcta. Por desgracia, por el contrario, el aceite es demasiado caro como para ser descartado cuando todavía le queda mucha vida de uso. El aceite utilizado en las freidoras acumula muchas partículas de residuos que se desprenden de la comida que se cocina en él. Estos residuos pueden eliminarse filtrando el aceite de forma habitual de manera que se extraigan estas partículas antes de que se puedan quemar y estropear el sabor de los alimentos que son fritos posteriormente. La frecuencia con la que debe filtrarse el aceite depende del tipo de aceite, de la temperatura de cocinado, y del tipo y volumen de los alimentos que se fríen en él, pero en un restaurante con mucha actividad, podría ser necesario llevar a cabo este proceso de forma diaria.

Los procedimientos exactos, por supuesto, pueden variar, pero parece ser algo habitual en los restaurantes unir todos los aceites, de todas las freidoras, para facilitar el proceso de filtrado. Esto implica que todo el aceite tendrá contaminación cruzada de forma habitual, independientemente de la afirmación de utilizar freidoras de uso exclusivo para las patatas fritas. Los encargados de esos restaurantes probablemente suponen que todas las trazas de gluten han quedado retiradas durante el proceso de filtrado. Por desgracia, esta suposición es incorrecta. La mayor parte del gluten podría ser retirado, pero en realidad no todo. Esto significa que, el hecho de que los clientes reaccionen a las patatas fritas en estos restaurantes – sean los clientes sensibles al gluten o no – dependerá de su propio umbral personal de sensibilidad, y de cuánto gluten hayan ingerido de otras fuentes, ese día. Algunos de nosotros tenemos un umbral de reacción mayor que otros, por lo que podríamos tolerar cantidades de gluten mayores que otros, antes de que se produzca una reacción. Para la mayoría de nosotros, sin embargo, comer patatas fritas en los restaurantes suele implicar un grado de riesgo que lo mejor es evitarlo.

Por lo general, los restaurantes de servicio completo pueden ofrecer muchas más opciones en los artículos de sus menús, ya que cuentan con las habilidades de un chef con conocimiento para modificar las recetas, según sea necesario, para adecuarlas a las necesidades individuales de cualquier comensal. Ciertamente, es posible disfrutar una calidad de comida gourmet segura en muchos restaurantes de servicio completo, a pesar de las restricciones dietéticas significativas. Si elegimos un restaurante de comida rápida, habrá que esperar muy poca flexibilidad en las selecciones disponibles, y es posible que tengamos que conformarnos con una hamburguesa de carne sin bollo, o una ensalada sin aliño, dependiendo de las opciones del menú y de nuestras sensibilidades alimentarias particulares.

Algunas cadenas de restaurantes de comida rápida están experimentando con bollos sin gluten y con otras opciones para atender a sus clientes con sensibilidades alimentarias, pero hasta la fecha, la contaminación cruzada ha sido un problema frecuente, mayormente debido a un personal inadecuadamente formado y a la falta de una zona de uso exclusivo para preparar los alimentos para los clientes con necesidades dietéticas especiales. Las pizzas sin gluten, por ejemplo, son conocidas por la contaminación cruzada, cuando son ofrecidas por cualquier restaurante que no disponga de una zona de uso exclusivo en la cocina donde se manejen solamente productos sin gluten.

La contaminación cruzada puede suceder en el área de preparación debido a migas en la encimera y a la contaminación cruzada de ingredientes (debido a otros tocando los contenedores de ingredientes con guantes contaminados). La contaminación se puede producir también en hornos de piedra donde se hayan hecho pizzas con cortezas convencionales a base de trigo horneadas anteriormente. Y finalmente, si la pizza se corta mediante una cortadora que se utilizó anteriormente para cortar una pizza convencional, se contaminará al cortar. Las pizzas sin gluten, seguras, solo se pueden conseguir en instalaciones dedicadas verdaderamente en exclusiva, con personal formado adecuadamente.

Cuando no hay disponible una sección de la cocina, reservada solo para la comida SG, las opciones seguras están muy limitadas. Hasta la fecha, solo una cadena de restaurantes parece hacerlo bien, ofrecen pizzas sin gluten que han sido selladas por una empresa en una bolsa de plástico. La pizza es enviada con su propio cortador, sellado también en una bolsa, y no se abre hasta que no se ha calentado la pizza y se ofrece al consumidor.

Posiblemente el mayor reto sea comer en casa de amigos y familiares

Colitis Microscópica

Amigos y familiares bien intencionados pueden resultar en problemas especiales que podríamos no encontrarnos en otros lugares donde se sirven comidas. La mayoría de ellos intentarán hacer todo lo posible por acomodarse a nuestras necesidades, pero el problema reside en que comprar y cocinar para alguien con sensibilidades alimentarias no es una habilidad que pueda adquirirse con solo unos minutos de estudio informal. La mayoría de las personas que se encuentran en esta situación suelen pasar por alto detalles críticos, no solo a veces, sino con frecuencia, a pesar de sus mejores intenciones. No queremos herir sus sentimientos, pero tampoco queremos enfermar, por lo tanto se trata de una situación bastante difícil. Obviamente, puede conllevar mucha ansiedad y frustración, para todos los involucrados.

Y luego están las personas bien intencionadas pero equivocadas, que creen que solo nos estamos imaginando que tenemos todos esos problemas de sensibilidades alimentarias porque, después de todo, no tenemos "aspecto" de estar enfermos, por lo que intentan convencernos de que todo está en nuestra cabeza. Por alguna razón desconocida, asumen que saben más, y que es su obligación mostrarnos el error de nuestro hábito. Intentarán convencernos de probar un poquito de esto, y un poco de lo otro, porque un poco no debería hacer daño. Todo esto es muy frustrante, y por lo general agravante, pero por desgracia, todos nosotros nos encontramos en esta situación de vez en cuando.

Todo esto sirve para añadir estrés a las reuniones sociales, porque la comida, por lo general, es una parte vital de la mayoría de las reuniones, y casi siempre habrá una persona de la familia, o alguien conocido, que se comporte como si él o ella percibiese nuestro rechazo a un alimento determinado que nos ofrece como un insulto personal, y posiblemente como un insulto a la humanidad. Algunas personas simplemente no saben disfrutar por sí mismas si otra persona no come cuando hay comida disponible. En algunas situaciones, posiblemente nos veamos inclinados a dejar de acudir a este tipo de reuniones de forma que no podamos evitar tener que hacer frente a la frustración de tener que explicar y defender nuestras necesidades dietéticas. Sin embargo, tampoco es una solución muy satisfactoria pues no solo va a molestar a otros miembros de la familia, sino que nos aislaremos nosotros mismos, y solo se añade a nuestros sentimientos de frustración y soledad.

Para navegar de forma segura entre todos estos obstáculos hacia una alimentación segura, tenemos que desarrollar una mentalidad especial y un aire de confianza para que podamos hacer frente a todos los desafíos que nos podemos encontrar, y todas las trampas y medidas disuasorias que tienden a hacer que comer fuera de casa sea una tarea tan arriesgada y frustrante. Tenemos que aprender a anticipar y a desviar esos desafíos dirigidos a nuestras necesidades dietéticas personales, con objeto de evitar que el estrés de esos encuentros nos arruine el disfrute de la ocasión.

A menudo, podemos desviar esas inquisiciones indeseadas estando preparados de antemano con respuestas premeditadas, de forma que no tengamos que preocuparnos de vernos sorprendidos con la guardia baja. Armados con algunos hechos, podemos mantener el control de la situación, y la mayoría de estos intentos de minar nuestra posición pueden desbancarse de raíz, por así decirlo, desde el principio.

Por supuesto, estos días es habitual para muchas personas seguir dietas bajas en grasa, simplemente porque alguna celebridad está siguiendo un tipo de dieta determinada, o porque el último libro más vendido promociona un tipo de dieta determinada. Consecuentemente, la mayoría de las personas asumen que cuando alguien afirma que está evitando el gluten, por ejemplo, su decisión es opcional, basada en una dieta de moda, y no por una necesidad médica.

Por ello, destacar desde el principio que estamos evitando determinados alimentos por razones médicas, no por alguna dieta de moda, callará la mayoría de los intentos de cuestionarnos nuestra necesidad de seguir una dieta estricta. Si mencionamos que tenemos que evitar determinados alimentos de forma estricta, porque los resultados de laboratorio han mostrado que esos alimentos pueden desencadenar una reacción autoinmune en nuestro sistema inmunológico, resultando a largo plazo en daños intestinales significativos y potenciales, entonces tendremos un apoyo científico a nuestras afirmaciones; la mayoría de las personas no discutirán contra las pruebas médicas legítimas. Y si todavía nos encontramos con algún Santo Tomás, siempre podemos mostrar una copia de nuestro informe de laboratorio, para zanjar este asunto, esperemos que de una vez por todas.

A menos que la persona que cocine en estas reuniones ya esté experimentada en cocinar para otro miembro de la familia que tenga unas restricciones dietéticas similares, siempre es más seguro traernos nuestra propia comida en estas ocasiones. No solo nos quitará un gran peso de encima por adelantarnos a cualquier preocupación sobre la seguridad de lo que estamos comiendo, sino que también resuelve un problema potencialmente estresante para el anfitrión, eliminando la necesidad de que tenga que aprender acerca de y sobre cómo preparar platos especiales que requieren ingredientes especiales, y en algunos casos, así mismo, habilidades especiales.

Por supuesto, todavía seguirá siendo necesario asegurarnos que la comida no sufre contaminación cruzada por accidente debido a ayudantes sin mala intención, que suelen tocar la comida con sus dedos, o servir con utensilios que han estado en contacto con otros alimentos que podrían estar contaminados con gluten. Y, es una buena idea, mantenerla cubierta hasta el último minuto, de forma que no le puedan caer migas de forma accidental.

Siempre debemos disponer de aperitivos y nunca llegar a tener demasiada hambre

Un buen consejo es llevar siempre un aperitivo seguro y que nos satisfaga, o tenerlo a mano en el coche. De esta forma, en caso de apuro, siempre tendremos algo que podamos comer, y no estaremos tan propensos a tener tanta hambre como para tomar una mala decisión y comernos algo que no deberíamos. Es mucho más difícil tomar decisiones racionales sobre la comida (o sobre cualquier otra cosa, al respecto), cuando nos sentimos como si nos estuviéramos muriendo de hambre.

Los aperitivos pueden incluir productos alimenticios varios que sabemos son seguros, como plátanos, galletas de arroz con mantequilla de frutos secos (las mantequillas de frutos secos se encuentran disponibles en porciones individuales, de algunos fabricantes), las patatas fritas chips hechas con ingredientes mínimos, seguros, chips de maíz, tortilla chips, varios aperitivos de bares seguros, algunos cereales edulcorados sin gluten y alimentos secos, o servidos con bebida de almendra o arroz. Se ha sabido que algunas personas con CM han llevado una chuleta de cerdo en una bolsa de plástico sellada en su bolso, para aquellas ocasiones en las que necesitaran una fuente de proteína mayor. Aprendemos a ser creativos cuando tratamos con esta enfermedad, y la mayoría de nosotros tenemos nuestros aperitivos preferidos, basados en nuestras propias preferencias personales y en nuestro estilo de vida.

Resumen

Como hemos aprendido en este capítulo, comer fuera de casa siempre puede ser muy difícil, y a menudo frustrante, especialmente cuando viajamos. Posiblemente las instalaciones de comedor más seguras y más satisfactorias se pueden encontrar en algunos de los restaurantes de los barcos cruceros, mientras que las aerolíneas suelen ofrecer muy pocas opciones de alimentos seguros distintos de ensaladas y frutas.

Comer en casa de amigos y de otros familiares puede dar lugar a problemas que pueden requerir manejar cierta diplomacia, de forma que se mantenga la paz y la tranquilidad en la familia. Sin embargo, con un poco de planificación anticipada y la preparación adecuada, casi siempre podemos encontrar formas para minimizar los riesgos y disfrutar de vez en cuando de al menos una comida fuera de casa, sin tener que enfermar en el proceso.

Capítulo 13

Desarrollar una Dieta Segura

¿Cómo deberíamos desarrollar nuestra propia dieta segura?

El primer paso es determinar qué alimentos nos hacen reaccionar. Podemos hacer esto mediante ensayo y error, por medio de una dieta de eliminación, o, como se menciona en el capítulo 7, podemos ordenar las pruebas en heces de EnteroLab, en Dallas, Texas, a fin de determinar si somos o si no somos sensibles a los alimentos que más comúnmente provocan reacciones en la mayoría de las personas con colitis microscópica.[1, 2]

Una vez hemos determinado nuestras sensibilidades alimentarias primarias, tenemos que aprender a identificar los diversos ingredientes en las etiquetas de los alimentos que se utilizan para designar a cada uno de estos alimentos, o cualquiera de sus derivados. Se pueden encontrar listados de esos ingredientes en muchos libros sobre la enfermedad celíaca y también se pueden encontrar en Internet en muchas páginas.[3, 4, 5, 6, 7]

Evite los edulcorantes artificiales, el exceso de azúcar, y la fibra

Colitis Microscópica

Además de evitar todas las sensibilidades alimentarias, la mayoría de nosotros tenemos que evitar los edulcorantes artificiales, y por lo general, la mejor manera es limitar también la ingesta de azúcar natural, con objeto de evitar empeorar la permeabilidad intestinal y para minimizar el riesgo de un crecimiento excesivo de levadura. También haremos muy bien si minimizamos todas las fuentes de fibra, y evitamos prácticamente todas las frutas, excepto los plátanos. La mayoría de las frutas y muchas verduras están llenas de fibra, especialmente su piel. La fibra no es nuestro aliado, al menos no lo es mientras intentamos que sanen nuestros intestinos.

Las verduras fáciles de digerir deben ser peladas, cocinadas en exceso, y comidas en trozos relativamente pequeños. Es mejor evitar algunas verduras porque muchos de nosotros reaccionamos a ellas, como por ejemplo la lechuga, especialmente la lechuga iceberg, los tomates, chiles (pimientos) y cebolla. Una vez que estemos en remisión el tiempo suficiente como para habernos permitido algo de curación, entonces podremos volver a introducir algunas frutas crudas y verduras en nuestra dieta, lentamente, y al principio, en cantidades pequeñas.

Por lo general, si eliminamos esos alérgenos alimentarios principales, nuestros síntomas disminuirán incluso si somos sensibles a otros alimentos, el sistema inmunológico parece concentrarse primero en las sensibilidades alimentarias principales, empezando por el gluten. Se tarda un tiempo antes de que el sistema inmunológico empiece a reconocer cualquier sensibilidad alimentaria adicional, si es que existen. Además, recuerde que se necesita un tiempo para que una dieta funcione, porque el intestino debe hacer un proceso importante de sanación antes de que pueda reanudarse una digestión normal.

Esté atento a cualquier sensibilidad alimentaria adicional

Por lo general, muchos de nosotros, tras un mes más o menos, notamos una mejoría importante, y entonces los síntomas reaparecen. Cuando sucede esto, significa que nuestro sistema inmunológico ha encontrado otra sensibilidad alimentaria que tenemos que evitar, y cuando averiguamos cuál es y la eliminamos de nuestra dieta, deberíamos empezar a ver una mejoría, de nuevo.

Tenemos que tener presente que si somos sensibles a la soja, entonces probablemente también seamos sensibles a todas las legumbres, al menos hasta que estemos en remisión un año más o menos, y nuestros intestinos hayan tenido tiempo suficiente como para una curación importante, aquellos de nosotros con CM que son sensibles a la soja, también debemos evitar todos los alimentos y suplementos vitamínicos que contengan lecitina de soja, contrariamente a las afirmaciones de la mayoría de los expertos, porque prácticamente todos los que somos sensibles a la soja, también reaccionamos a la lecitina de soja. Por desgracia, la lecitina de soja puede estar presente en muchos productos buenos. Cualquiera que sea sensible a la soja también debería evitar todos los aceites vegetales que contengan soja, porque contrariamente a lo que afirman la mayoría e los expertos, como hablamos en el capítulo 7, aquellos de nosotros con CM que somos sensibles a la soja, por lo general también reaccionamos al aceite de soja.

Aquellos que son sensibles a la caseína (la proteína principal en todos los productos lácteos) tendrán que evitar todos los productos lácteos, incluyendo el yogur y el queso. El yogur es ampliamente promocionado para las personas que son sensibles a la lactosa, pero aquellos de nosotros que tenemos una sensibilidad a la caseína por lo general somos sensibles a ambos, el azúcar de la leche; la lactosa, y la proteína de la leche; la caseína. Esta es la razón por la que la Dieta de Carbohidratos Específicos (DCE) no funcionará para la mayoría de nosotros con CM, porque la DCE permite el yogur y algunos tipos de quesos, ambos con un bajo contenido en lactosa pero cargados de caseína. Y esta es también la razón por la que la dieta paleo suele funcionar tan bien con la mayoría de nosotros como tratamiento para la CM, porque la diferencia principal entre la DCE y la dieta paleo es que la dieta paleo no permite ningún tipo de producto lácteo. Por supuesto, un pequeño porcentaje de los que tenemos CM no somos sensibles a la caseína y la DCE podría funcionar con este tipo de personas.

La dieta paleo es la mejor, pero no es la dieta perfecta para cada uno de nosotros

Incluso la dieta paleo no funcionará con cada uno de nosotros porque algunos de nosotros somos sensibles a los huevos, o a ciertos frutos secos, y algunos incluso somos sensibles a ciertas carnes, frutas y verduras. Esto significa que la dieta paleo es un punto de partida excelente, pero algunos de nosotros podríamos tener que evitar determinados alimentos paleo debido a nuestras necesidades individuales. Recuerde que la dieta paleo permite frutos secos de árboles, pero no los cacahuetes; los cacahuetes son legumbres. La mayoría de nosotros (pero no todos) podemos tolerar la mayoría de los tipos de carnes y pescados, y la mayoría (pero nuevamente no todos) toleramos los huevos y la mayoría de los frutos secos. Sin embargo, desde el principio, cuando nuestros sistemas digestivos están severamente inflamados, las mantequillas de frutos secos suelen ser más fáciles de digerir que los propios frutos secos. La mayoría de nosotros toleramos las batatas o los ñames, y aunque las patatas irlandesas no son un alimento paleo, muy pocos de nosotros somos capaces de comerlas sin peligro. Otro alimento no paleo que casi todos nosotros podemos tolerar con seguridad es el arroz. El arroz probablemente es el grano menos probable de causar problemas digestivos, aunque una pequeña fracción de algunos de nosotros con CM parece que reaccionamos a ello.

En cuanto a un sustituto de la leche, hasta la fecha de este escrito, la Leche de Almendra de la marca Silk funciona bien para la mayoría de nosotros. Parece que Diamond también ha eliminado la soja de su listado de ingredientes, por lo que debería ser seguro para la mayoría de nosotros. Algunas marcas de leche de arroz también son seguras y son un buen sustituto de la leche de vaca. Muchas personas con sensibilidades alimentarias encuentran que la leche de coco resulta ser un buen sustituto. La leche de cáñamo es otra posibilidad. Puede que existan otras marcas y tipos de sustitutos de leche en algunas áreas que no contengan ingredientes que estén fuera de nuestro alcance, pero siempre es buena idea leer las etiquetas con atención, porque muchos de esos productos contienen soja, o algún otro ingrediente que no es seguro para nosotros.

A veces son útiles pruebas adicionales

Para las personas con un número amplio de sensibilidades a los alimentos, seleccionar una dieta que funcione no es una tarea fácil y normalmente suele requerir muchas pruebas de ensayo y error. En estos casos, las pruebas de laboratorio adicionales combinadas con pruebas de ensayos de alimentos pueden ser muy útiles para determinar las sensibilidades alimentarias menos comunes.

Aquellos de nosotros que somos incapaces de alcanzar la remisión completa después de eliminar las sensibilidades alimentarias más comunes de nuestra dieta (como el gluten, los lácteos y la soja), también podríamos encontrar beneficioso hacernos pruebas adicionales. Por desgracia, fuera de las pruebas ofrecidas por EnteroLab, no hay muchas pruebas que hayan mostrado ser útiles con esta enfermedad. Algunas personas encuentran útil hacerse pruebas como la prueba de liberación de mediadores (conocida por sus siglas en inglés como MRT) y después, experimentan modificando su dieta en base a los resultados de estas pruebas, bajo la supervisión de un dietista que ha sido certificado para trabajar con el programa. El dietista recomendará una dieta de eliminación simple que introduce los alimentos que han mostrado por los resultados de la prueba no ser reactivos, o que son mínimamente reactivos, de uno en uno, intentando determinar su tolerancia. Esto se conoce como programa MRT/LEAP.[8]

La mayoría de las personas pueden lograr el mismo objetivo y ahorrarse unos gastos nada insignificantes de ese programa si realmente están dispuestas a seguir minuciosamente una dieta de eliminación hasta que alcancen la remisión. Entonces, pueden hacerse pruebas de varios alimentos, uno cada vez, para determinar su viabilidad. Esto se hace mejor a la vez que se lleva un diario de alimentos en el que se registre cada alimento que se ingiera, junto con cualquier reacción, síntomas, movimiento abdominal, e impresiones generales. Para alguien con CM, los alimentos deberían introducirse a un ritmo no mayor de aproximadamente un alimento cada tres días, más o menos, de forma que se permita la posibilidad de una reacción retardada.

Los problemas principales con el programa MRT parecen ser una falta de especificidad y una falta de repetibilidad. La prueba no mide los anticuerpos específicos, ni tampoco cuantifica los cambios en los números de otros moduladores específicos de inflamación. En su lugar, los resultados están basados en un método indirecto que se afirma determina un nivel relativo de sensibilidad a varios alimentos y químicos midiendo un aumento en la relación de líquidos a sólidos en una muestra de sangre que ha sido expuesta a un alérgeno determinado. Independientemente de cómo se determinen los resultados de las pruebas, e independientemente de los detalles de los resultados de las pruebas actuales, todos los alimentos que son calificados como seguros en los resultados de la MRT todavía tienen que ser probados en la dieta de ensayo y error para verificar la tolerancia o reactividad. En algunos casos, las calificaciones obtenidas no necesariamente muestran que los resultados de las pruebas pueden cambiar de una muestra a otra, incluso en el mismo paciente, especialmente si ha pasado un tiempo significativo entre las ocasiones en las que se han extraído las muestras. La prueba parece que también es notoria por la falta de algunos alimentos que causan reacciones relacionadas con el gluten, como el trigo, el centeno y la cebada. A pesar de ello, muchas personas encuentran la prueba, y el programa LEAP asociado a ella, útiles para averiguar sensibilidades difíciles a ciertos alimentos que no han podido averiguar por otros métodos.

Con las sensibilidades a los alimentos, es o todo o nada

Recuerde que comer menos de un alimento problemático, o evitar la mayoría de nuestras sensibilidades alimentarias, no va a hacer el trabajo. Tenemos que evitar todas nuestras sensibilidades alimentarias, y tenemos que evitarlas por completo, si queremos tener éxito en conseguir la remisión.

Procure no desesperarse cuando dé algún pasito atrás, porque son prácticamente inevitables con esta enfermedad. Algunos pacientes se refieren al proceso de recuperación como un patrón de dos pasos adelante y uno atrás. Los intestinos tardan un tiempo en recuperarse del daño afligido por las sensibilidades a los alimentos, y consecuentemente, el camino hacia la recuperación suele estar minado de recaídas, por lo general temporales, pero muy frustrantes, que podrían durar entre uno y dos días, a una semana o más.

La paciencia es una parte esencial de la recuperación

La colitis microscópica tarda un tiempo en desarrollarse y también se toma su tiempo en recuperarse. La investigación muestra que a menudo se tardan años para que el daño causado por la sensibilidad al gluten sane. Uno de estos estudios mostró que dos años después del diagnóstico, el 34 % de un grupo de 241 pacientes celíacos mostraban una recuperación completa, según se verificó por las muestras de biopsia del intestino delgado, y que el 66 % del grupo mostró unas muestras de biopsia normales del intestino delgado, cinco años después del diagnóstico.[9]

Obviamente, esto sugiere que en algunos casos, la recuperación podría no ser siempre completa, dado que en el 34 % de los casos de ese estudio, todavía había daños significativos en las mucosas intestinales cinco años después del diagnóstico. La edad del paciente parece tener un efecto importante en el ritmo de curación. En general, los pacientes más jóvenes sanan más rápido.

Un estudio de seguimiento encontró que en un 74 % de los pacientes pediátricos (diagnosticados antes de la edad de 14 años), las biopsias mostraron una recuperación completa de la mucosa de su intestino delgado, mientras que aproximadamente solo un 18 % de los adultos mostraron una recuperación completa.[10] Cabe señalar que la comparación de seguimiento en este estudio ocurrió de forma un poco arbitraria en cuanto al tiempo, catalogado como "después de la remisión clínica y bioquímica tras una dieta sin gluten (DSG)" (Bardella et al., 2007, p. 465). Presumiblemente, debería producirse una curación adicional conforme pase más tiempo, siempre que los sujetos sigan llevando una dieta libre de gluten.

Cuando tenemos un revés, a veces somos capaces de identificar la razón por la que estamos teniendo una reacción, pero en ocasiones no tenemos ni idea. A menudo es porque no hemos leído la etiqueta, o porque la hemos malinterpretado. En ocasiones, puede producirse una reacción y no saber por qué; así es la enfermedad. Mientras la mucosa del intestino sea hipersensible, prácticamente cualquier tipo de irritación podría causar una reacción. No obstante, conforme disminuye el nivel de inflamación, y continúe el proceso de curación, los retrocesos serán menos frecuentes, y por lo general también serán menos intensos. Además, conforme progresa la curación, las reacciones inexplicables serán menos probables; y seremos más capaces de identificar la razón por la que se desencadenó una reacción.

Los grupos de apoyo y de conversación pueden ser muy útiles

Unirse a un grupo de apoyo y de conversación en Internet puede ser de gran ayuda en la comprensión y recuperación de la CM. Poder preguntar y recibir respuestas válidas de otras personas que han pasado por el mismo proceso de recuperación, y que ahora se encuentran en remisión, o de aquellos que ahora están pasando por el mismo proceso, obviamente es una herramienta muy valiosa. Y no se puede pasar por alto la importancia del hecho de que no hay nadie mejor para comprender la enfermedad que quien la tiene.

Los grupos de apoyo local serían muy beneficiosos si hubiera disponibles, pero en la actualidad, no tengo constancia de que existan tales grupos. El conocimiento de la enfermedad simplemente no está difundido. No obstante, en vista de la creciente tasa de diagnóstico para la colitis microscópica, la situación podría cambiar, y algún día, puede que los pacientes tengan más opciones de apoyo disponibles.

Hace falta un número significativo de proteínas en la dieta para ayudar a que el cuerpo cure el daño causado en los intestinos. El nivel extremo de cansancio que suele acompañar a esta enfermedad es un buen indicio de la cantidad de energía que utiliza nuestro cuerpo intentando afrontarlo. Aunque no es imposible recuperarse de la CM mientras se sigue una dieta vegetariana o estilo de vida vegano, en caso de que se desarrolle una sensibilidad a la soja (como suele suceder en casi la mitad de los casos), entonces se produciría un serio dilema. Dado que la sensibilidad a la soja por lo general también suele causar una sensibilidad a todas las legumbres, esto provoca un problema de proteínas que por lo general es insuperable, en la mayoría de los casos, para alguien que esté intentando mantener su salud mediante una dieta vegetariana o vegana. En esos casos en los que deben evitarse la soja y otras legumbres, resulta prácticamente imposible ingerir las cantidades suficientes de proteínas, sin la adición de cantidades significativas de pescado, o de carnes en la dieta.

Quizás la creciente incidencia de problemas en el sistema digestivo esté detrás de la tendencia actual de alejarse de la dieta vegetariana. Según un artículo reciente publicado en el *Psychology Today*, una encuesta llevada a cabo en 2005 por la CBS mostró que hay tres veces más de ex-vegetarianos, que personas que se unan a este estilo de vida.[11]

La razón principal para añadir carne de nuevo en la dieta, que proporcionaron aquellos que participaron en la encuesta, fue la pérdida de salud. Si tantas personas en la población general no pueden mantener un nivel de salud satisfactorio siguiendo una dieta vegetariana, entonces parece inútil intentar superar la colitis microscópica mientras se sigue una dieta vegetariana, especialmente para cualquier persona que sea sensible a la soja.

La inclusión de la información arriba mencionada en este libro no está intencionada para ser interpretada como un intento de desacreditar a un vegano o al estilo de vida vegetariano. Por el contrario, reconozco que muchas personas tienen razones de peso para tomar esa decisión de estilo de vida, y creo firmemente que todo el mundo debería ser libre de elegir el estilo de vida que prefiera. La información se incluye simplemente para aclarar un problema de salud que suele surgir a menudo después del diagnóstico de la colitis microscópica, debido a las sensibilidades alimentarias que suelen estar relacionadas con la enfermedad. Esta es solo una de las muchas razones por las que la colitis microscópica claramente es una enfermedad que altera la vida.

En general, los alimentos suaves casi siempre permiten una recuperación más rápida que los alimentos especiados, y en la mayoría de los casos, no se toleran bien una gran variedad de condimentos. Además, cuanto menor sea el número de elementos en el menú, menos probabilidades de que uno de ellos cause problemas de digestión. Deberían evitarse los alimentos procesados, si es posible, y si se utilizan, el número de ingredientes debería ser el menor posible, con el fin de minimizar el riesgo de una reacción adversa.

¿Qué hay del Café?

Muchas personas que tienen dificultades para controlar sus síntomas de la CM son asesoradas por sus gastroenterólogos que eviten el café y cualquier otra bebida que contenga cafeína. Y, sin embargo, la mayoría de los miembros del panel de conversación mencionado en el capítulo seis han encontrado que a menos que el café les causara problemas antes de desarrollar la CM, tampoco parece que provoque problemas significativos después. Para muchas personas, el café (o el té) es muy difícil de suprimir, ya que se considera un tipo de bebida reconfortante. A menudo me he preguntado por qué la mayoría de los médicos consideran que está fuera de los límites para cualquiera que tenga una EII, y después de buscar documentación, he llegado a la conclusión de que esta postura podría estar basada en una suposición incorrecta que se ha repetido con tanta frecuencia que la mayoría de las personas simplemente asumen que está basada en hechos documentados. El único estudio de investigación al azar que he podido encontrar sobre este tema fue realizado en el contexto de las bebidas con cafeína para propósitos atléticos.[12]

En ese estudio, que comparó el uso de agua, una bebida deportiva, y una bebida deportiva con cafeína, no se encontraron diferencias importantes entre los tres tipos de bebidas, en cuanto al pH gástrico, reflujo, vaciado gástrico, tiempo de tránsito, ni en la permeabilidad intestinal. Sin embargo, la adición de cafeína aumentó la absorción de glucosa, lo que apenas podría considerarse una preocupación para alguien con una EII. En otras palabras, no parece que exista una razón válida por la que la cafeína debiera ser excluida de la dieta de alguien que intenta evitar sus síntomas de la CM mediante cambios en la dieta, excepto para aquellos que anteriormente tuvieron problemas con la cafeína.

¿Cuánto del asesoramiento profesional dietético está equivocado?

No tiene mucho sentido machacar este tema aquí, pero basado en los muchos ejemplos de afirmaciones de investigaciones que no son válidas, y en el asesoramiento dietético que ha sido descubierto ser contrario a la experiencia, al hecho científico, y al sentido común, como se ha comentado en este y en otros capítulos anteriores, está bastante claro que muchos de los consejos que recibimos sobre nuestra dieta y salud en general, deberían escucharse con ciertas reservas. Gran parte de ellos, simplemente son incorrectos. Parece ser que cada mes, o algo así, vemos otro informe de investigación que contradice consejos anteriores que han sido aceptados como hechos durante décadas. Esto hace que me pregunte si muchas de nuestras tendencias de salud adversas actuales son en realidad debidas a efectos iatrogénicos, más que a los propios malos hábitos dietéticos. Quizás la comunidad médica debería dejar de aceptar los productos hiper-promocionados por la industria farmacéutica y los fabricantes de alimentos, y hacer su propia investigación, antes de ofrecer consejos dietéticos a sus pacientes. Imagínese cuánto mejor podría ser su consejo si realmente dedicaran un tiempo y esfuerzo serios para estudiar los efectos de la dieta en una escuela de medicina.

Lleve un diario de alimento/reacción

Debería llevar un diario en el que mencione todos los alimentos y bebidas (incluyendo cualquier tipo de medicamento o suplemento), el momento del día en el que son ingeridos, y notas sobre las sensaciones generales, movimientos intestinales, o reacción posteriores. Al revisar esta información de vez en cuando, en ocasiones se puede descubrir una tendencia que señala un alimento o ingrediente determinado que podría estar causando los problemas. Esto puede ser especialmente útil para localizar las reacciones que podrían tener lugar un día o días más tarde de ingerir determinados alimentos.

Tenga cuidado con los alimentos procesados

Incluso los alimentos procesados simples, como los cereales, no siempre son de fiar. Por ejemplo, muchos de nosotros podemos comer con seguridad la mayoría de los cereales sin gluten Chex, manufacturados por General Mills, pero algunas personas con sistemas inmunológicos especialmente sensibles han informado que reaccionan a ellos. Recuerde leer siempre las etiquetas con atención. En general, cuanto más corta sea la relación de ingredientes, más probabilidades de que un producto no desencadene una reacción.

Para aquellos de nosotros que podemos tolerarlos con seguridad, son una opción viable como desayuno o tentempié, con o sin un sustituto de la leche, como una bebida de almendra, bebida de arroz o bebida de coco. Ahora también se encuentra disponible una versión sin gluten de Rice Crispies.

Algunos de nosotros parece que podemos tolerar alimentos horneados a partir de mezclas varias sin gluten para bizcochos, galletas, cookies, brownies, y otros pasteles varios, mientras que otros tenemos problemas con ellos. Por lo tanto, cualquiera que decida probar las mezclas comerciales, probablemente descubrirá que su diario de alimentos será una referencia útil en el caso de que se manifiesten problemas.

Algunas reflexiones sobre las dietas de rotación

Algunas autoridades recomiendan que las personas con sensibilidades alimentarias deberían rotar los alimentos en su dieta de forma que no coman los mismos alimentos dos o tres días seguidos. Una teoría afirma que después de comer un alimento determinado, si nos lo saltamos durante al menos tres días antes de comerlo de nuevo, minimizará las posibilidades de desarrollar una intolerancia a ese alimento. Esto se basa en la observación de que si comemos con regularidad los alimentos que causan la producción de anticuerpos, los niveles de anticuerpos se acumularán rápidamente y pronto superarán el umbral por encima del cual se desarrolla una reacción. Al evitar la comida durante un par de días, la rápida escalada de la producción de anticuerpos se interrumpe, de forma que los niveles de anticuerpos permanece más baja, durante un período de tiempo más extenso.

Nunca he visto ninguna evidencia científica de que esto realmente funcione, pero parece lógico pensar que al menos pueda retrasar el desarrollo de una sensibilidad alimentaria al disminuir la velocidad a la que el sistema inmunológico produce normalmente anticuerpos a alimentos antigénicos. En otras palabras, una dieta de rotación puede ralentizar algo el proceso, pero en mi opinión, si los genes que predisponen a una determinada sensibilidad a los alimentos ya se han provocado, entonces la acumulación de los niveles de anticuerpos suficientes como para desarrollar una reacción a esa comida probablemente es inevitable, si seguimos comiéndolos. Probablemente esta es una de las razones por las que muchas personas piensan que desarrollan otras sensibilidades alimentarias a medida que pasa el tiempo. El escenario más probable es que estas sensibilidades se activaron al mismo tiempo que otras (más obvias) sensibilidades a los alimentos, pero por diversas razones, los niveles de producción de anticuerpos del sistema inmunológico no eran lo suficientemente altos como para superar el umbral en el que se desencadena una reacción hasta después de una exposición adicional de tiempo.

Hace unos cinco años, después de haber estado siguiendo una dieta sin gluten durante cuatro años y medio, hice un experimento que parece apoyar esta opinión. Para determinar si podía tolerar la avena, decidí introducir avena en mi dieta de forma rotatoria. Dos veces a la semana, comía cereales certificados de avena y sin gluten para desayunar. En otras palabras, después de comerlos, dejaba de hacerlo durante tres días antes de volverlos a comer, y después dejaba de comerlos durante cuatro días antes de repetir el ciclo. Anteriormente a este experimento, no había comido avena durante aproximadamente cinco años, por lo que la producción de anticuerpos que pude haber tenido en algún momento en el pasado, seguramente había disminuido hasta un nivel insignificativo para entonces.

En teoría, si la dieta de rotación funcionara, debería haber podido comer avena de esta forma para siempre sin acumular un nivel de anticuerpos suficiente como para provocar una reacción. Por desgracia, sin embargo, mi remisión fue reemplazada por una diarrea. Incluso a pesar de dejar de comer avena en ese momento, la diarrea continúo durante cerca de seis semanas antes de desaparecer[13]

Después de permanecer en remisión durante aproximadamente una semana, he intentado comer avena por última vez, y por supuesto que, después de unas tres horas, tuve una reacción que me limpió rápidamente por dentro, verificando de esta manera que en ese momento, mi sistema inmunológico estaba muy sensible a la avena. Nunca he ingerido más avena desde entonces y no pienso cambiar de idea al respecto en el futuro.[14] Mi opinión sobre esto es que mientras que la dieta de rotación podría ayudar con alimentos que solamente irriten el intestino (es decir, alimentos que no causan una reacción autoinmune), probablemente no ayudará, a largo plazo, con alimentos que realmente causan la producción de anticuerpos.

Ajustar la dieta es un proyecto a largo plazo

Es posible que durante largos períodos de tiempo no cambiemos la dieta que seguimos, pero de forma ocasional, tendremos que introducir algunos cambios según aprendamos más sobre nuestros problemas. Desde el principio, la tendencia por lo general se contrae, ya que de vez en cuando eliminamos alimentos adicionales de nuestra lista "segura". Pero, después de alcanzar la remisión, y una vez que nuestro intestino haya tenido tiempo para sanar, por lo general podremos ampliar nuestra dieta reintroduciendo algunos alimentos de nuevo en nuestra dieta, después de probar con cuidado, de uno en uno.

En los días en que estamos realmente enfermos, especialmente si no tenemos fuerzas ni para ir a trabajar, una sopa de pollo hecha en casa puede ayudar a sentirnos mejor. Para los pocos que tengan la desgracia de ser intolerantes al pollo, la sopa se puede hacer de pavo, en su lugar, Evite cualquier carne que esté inyectada con soluciones de "ablandamiento" o "hidratación". Estos fluidos pueden contener gluten u otros ingredientes que podrían causarnos una reacción.

Tenga cuidado con las sopas comerciales, porque la mayoría de ellas contienen gluten, caseína, soja, o alguna combinación de estos ingredientes. Existen disponibles algunas marcas comerciales de sopas que son seguras, pero tenemos que leer las etiquetas con cuidado porque la mayoría de las sopas convencionales contienen uno o más ingredientes que no son seguros para nosotros. También tenemos que tener en cuenta que los fabricantes a veces cambian las etiquetas sin previo aviso. Al principio, añadir todos estos cambios en nuestra rutina puede parecer agobiante. Para que nuestra vida sea más fácil de manejar; en ocasiones solo tenemos que hacer un cambio al día, hasta que estemos más familiarizados con los cambios. Con el tiempo, nuestra rutina será más fácil; la lectura de las etiquetas y estar pendientes de los detalles pasarán a un segundo plano, ya que lentamente se irán integrando en nuestra rutina diaria y serán la nueva norma.

Recuerde que todos somos personas individuales y que cada uno de nosotros somos diferentes de los demás. Cada uno de nosotros tenemos síntomas diferentes, sensibilidades alimentarias distintas, estilos de vida diferentes, y respondemos de forma diferente a diversos medicamentos, y a los cambios en la dieta. La colitis microscópica definitivamente no es una "talla única" para todas las enfermedades. Afecta a personas de muy diversos orígenes y puede atacar a cualquier edad. Esta amplia diversidad seguramente es una de las razones principales por las que los médicos tienen tantos problemas para comprenderla y tratarla.

Al compartir información y experiencias reales en los foros de conversación en Internet, hemos confirmado que los cambios en la dieta suelen ser clave hacia la remisión. El truco está en determinar qué alimentos tenemos que evitar. Es algo que tenemos que evaluar cada uno de nosotros de forma individual. Tenemos que escuchar a nuestro cuerpo; debería ser nuestro juez final. En otras palabras, aquellos de nosotros que estamos en remisión hemos averiguado lo que funciona con nosotros, como individuos. Esta información acumulada aporta algunas pautas buenas para determinar qué podría funcionar con otros, pero no podemos predecir de antemano exactamente qué detalles funcionarán en un caso en particular.

Ya que todos somos diferentes, debemos tomar notas y prestar atención a lo que nos dice nuestro cuerpo sobre los alimentos que comemos y sobre cómo reaccionamos a ellos, tenemos que modificar nuestra dieta en consecuencia. No, no es fácil, pero parece ser la única forma práctica y fiable de que cada uno de nosotros consiga recuperar su vida de nuevo, a menos que estemos dispuestos a probar medicamentos potentes, de amplio espectro, y soportar los efectos secundarios varios durante el resto de nuestra vida.

Resumen

Una vez determinemos nuestras sensibilidades alimentarias, ya sea por medio de pruebas de ensayo y error o por las pruebas de laboratorio, entonces podremos empezar a evitar los alimentos que nos provocan una reacción y ajustar nuestra dieta para empezar. Después de retirar todos los alimentos desencadenantes de nuestra dieta, la inflamación debería irse lentamente y nuestros intestinos empezarán a curarse. Recuerde que muchos de los consejos convencionales sobre dieta y salud podrían estar basados en campañas de publicidad y en asumir afirmaciones en lugar de en hechos. Tenemos que escuchar lo que nos dice nuestro cuerpo sobre un alimento.

Una de las cosas más importantes a recordar es leer siempre las etiquetas con cuidado. Incluso si un producto era seguro en el pasado, el fabricante puede haber cambiado los ingredientes de la relación desde nuestra última compra. En realidad, esto sucede más bien con frecuencia, especialmente en algunos tipos de productos.

Un diario en el que detallemos todos los alimentos que comemos, el momento en el que los comemos, y cómo responde nuestro cuerpo, podría resultar muy útil para descubrir tendencias sobre cómo nos encontramos, con respecto a lo que hemos estado comiendo. En ocasiones, las reacciones se retrasan un día o más. Recuperarse lleva su tiempo, por lo tanto la paciencia es una parte importante de nuestro programa de tratamiento. Cada vez que lleguemos a un momento difícil en nuestra recuperación, tomarnos la vida día a día nos ayudará a superarlo, a los mejores tiempos que se avecinan. Y unirse a un foro de conversación y apoyo en Internet puede facilitar el acceso a un apoyo valioso, a consejos útiles, y al estímulo necesario para ayudarnos a superar los momentos difíciles en nuestra recuperación.

Capítulo 14

Casos Difíciles — Mastocitos y Otros Problemas Relacionados

El tratamiento de los casos difíciles y tratar los problemas de mastocitos y otros problemas relacionados

Los casos más difíciles, obviamente, requieren una consideración especial. Para algunos de nosotros, parece que no importa lo cuidadosos que seamos con nuestra dieta y cuánto nos esforcemos, simplemente no podemos eliminar todos nuestros síntomas. Este capítulo explorará las maneras que hay para tratar los casos refractarios, los que se niegan a ceder a los tratamientos que parecen funcionar para todos los demás.

Estos métodos también están basados en experiencias reales de personas que han compartido sus historias y su punto de vista en el foro de conversación y apoyo en Internet mencionado en el capítulo seis. En otras palabras, son remedios de la vida misma que se han descubierto por la experiencia personal para ayudar en los casos más difíciles. No son soluciones simples propuestas por proyectos de investigación de laboratorios que no han demostrado funcionar en el mundo real. Y mientras que todas las posibilidades mencionadas aquí, obviamente no servirán a todas las personas, casi seguro que alguna de la información que figura en esta sección podría ser muy útil para proporcionar remisión en los casos más difíciles.

La mayoría de las personas que tienen colitis microscópica también tiene problemas de mastocitos

El papel que desempeñan los mastocitos con respecto a la enfermedad inflamatoria intestinal es mucho más importante de lo que generalmente se reconoce (en mi opinión), y parece ser la razón primaria por la que muchos pacientes con CM son incapaces de lograr una remisión de todos sus síntomas. De hecho, un estudio mostró que el 70% de los pacientes con diarrea crónica que tenían una EII, enfermedad celíaca, o alguna otra EII, tenían un nivel elevado de mastocitos que les cualificaba para el diagnóstico de enterocolitis mastocítica.[1] Obviamente, la condición es extremadamente común entre quienes tienen una enfermedad inflamatoria en el sistema digestivo que implique una diarrea crónica.

Para demostrar los efectos potenciales de la histamina en los alimentos, en 2004 se realizó un estudio cruzado doble ciego, controlado con placebo, en el que los sujetos sanos sin antecedentes de sensibilidad a los alimentos ingeridos tomaron, o bien un té de menta natural, o bien un té de menta en el que se había disuelto el equivalente a 75 mg. de histamina.[2] Ninguno de los sujetos reaccionó al placebo, pero la mitad de ellos reaccionaron al reto de la histamina. El 40% tuvieron síntomas como diarrea, gases, dolor de cabeza, picazón, y problemas oculares después de ingerir el té que contenía la histamina. Para poner esto en perspectiva, algunos de los alimentos que tienen un alto contenido de histamina pueden contener hasta 500 mg. de histamina por kg., por lo que un menú normal fácilmente puede contener una dosis mayor de histamina que la que se utilizó en este estudio de investigación.

Los gastroenterólogos suelen fallar en pedirle al patólogo que descarte una enterocolitis mastocítica durante la evaluación de las muestras de la biopsia. Presumiblemente, esto es debido a la falta de familiaridad con los mastocitos, y con la conexión que tienen con las EII y con otras enfermedades autoinmunes. En su mayor parte, los mastocitos todavía se encuentran completamente fuera del radar de la mayoría de los especialistas gastroenterólogos.

En los casos en los que la remisión resulta difícil, especialmente después de muchos meses e incluso de años de evitar cuidadosamente todas las sensibilidades alimentarias, ciertas pistas pueden sugerir un problema de los mastocitos. Por ejemplo, muchas personas que tienen problemas de los mastocitos tendrán inexplicables llagas en la boca o erupciones en la piel, o ronchas y picazón en su cuero cabelludo, que pueden aparecer y desaparecer, a medida que pasa el tiempo. Las llagas en la boca pueden parecer un síntoma más sutil, pero la experiencia muestra que están fuertemente asociadas con la participación de los mastocitos con esta enfermedad. La boca es, después de todo, parte del tracto digestivo y como hemos señalado al principio de este libro, la colitis microscópica puede afectar cualquiera y a todas las partes del sistema digestivo. Algunos pacientes se darán cuenta de que después de una comida su nariz o sus ojos pueden picar o drenar, o puede que desarrollen una erupción cutánea con picor o urticaria en algún lugar de su piel.

En algunos casos, pueden verse congestionados los senos y este síntoma puede estar acompañado por dolor de cabeza. A menudo, estas personas pueden sentir que desarrollan calambres y diarrea poco tiempo después de comer. En ocasiones, los síntomas son sutiles, y en algunos casos pueden ser más pronunciados. En los casos severos, los síntomas incluso pueden incluir algún grado de anafilaxia. A primera vista, podría parecer que las infecciones frecuentes del tracto urinario (ITUs) no están relacionadas con esta enfermedad, pero de nuevo, la experiencia demuestra que podrían ser un indicio de problemas con los mastocitos para algunos pacientes que tienen CM.

La distinción más importante aquí es que si los mastocitos forman parte de la secuencia de reacción de alimentos, muchos de los síntomas clásicos a menudo comenzarán a aparecer dentro de los 10 a 20 minutos después de empezar a comer. Los síntomas pueden empezar antes de haber terminado de comer; mucho tiempo antes de que la comida tuviera tiempo de ser predigerida en el estómago y permitido su acceso al intestino delgado. Esta tasa de respuesta relativamente rápida sugiere que los síntomas probablemente se encuentran asociados con una reacción de los mastocitos (típicamente de base IgE) en lugar de una reacción a un alimento a base de IgA tan común con la colitis microscópica o la enfermedad celíaca. Las reacciones a base de IgA normalmente suelen tener lugar entre varias horas y un día o más, para generar síntomas clínicos. Los síntomas de las reacciones de base IgE suelen empezar a manifestarse pocos minutos después de ingerir el alimento problemático.

Los mastocitos son conocidos por causar síntomas de alergias clásicos, y los alergólogos están muy familiarizados con tratar los problemas de los mastocitos relacionados con problemas en la piel y con sus efectos en el sistema respiratorio superior. Pero, todo el sistema digestivo, y especialmente los intestinos, también suelen contener un elevado número de mastocitos. Los alergólogos no suelen estar familiarizados con la función de los mastocitos en el tracto digestivo. Por desgracia, los gastroenterólogos tampoco están formados para manejar estas cuestiones, al menos no hasta la fecha de este escrito.

La enterocolitis mastocítica se describió por primera vez en el año 2006 como un número mayor de mastocitos en la mucosa de los intestinos.

Como consecuencia de ello, en ese momento del tiempo, no se comprendía bien el concepto de la relación de los problemas de los mastocitos con la colitis microscópica y se necesitan más estudios al respecto. El mayor problema con esta falta de familiaridad es que muy pocos gastroenterólogos probablemente estén en disposición de tan siquiera buscar los marcadores de esta enfermedad. Es parecido a las cuestiones relacionadas con diagnosticar la CM, en las que la presencia de la enfermedad no será detectada si el patólogo no descarta esta enfermedad en concreto. La mayoría de los patólogos probablemente no se percatarán del elevado número de mastocitos a menos que el especialista gastroenterólogo requiera que las platinas de las muestras de las biopsias sean preparadas con una tinción especial a base de triptasa (como se explica en el capítulo tres) antes de que las platinas sean examinadas bajo el microscopio.

Los mastocitos tienen numerosas formas de promover la inflamación

A diferencia de otros componentes del sistema inmunológico, los mastocitos contienen mediadores inflamatorios que ya están completamente formados y disponibles para su liberación inmediata. Tras su activación, los mastocitos no solo pueden proporcionar una liberación sostenida de mediadores inflamatorios, sino que son capaces de recargarse, de modo que pueden ser reactivados para degranularse de nuevo más tarde.[3]

Mientras que las molestas alergias, como la fiebre del heno y el asma, por lo general hacen que los mastocitos liberen histamina, resultando en los síntomas comunes de los ojos llorosos, secreción nasal, picazón, y otros síntomas comunes varios de la alergia, los mastocitos también pueden liberar otros mediadores varios como las citocinas, por ejemplo, y estas pueden causar una inflamación mucho más grave. También pueden liberar FNT-alpha (FNT-a), que a su vez pueden estimular la producción de prostaglandina, colagenasa y neutrófilos.[4]

De hecho, las investigaciones demuestran que aproximadamente el 60% de las células del sistema inmunológico en la lámina propia de los intestinos, que son capaces de producir FNT-a, son mastocitos.[5] Y los mastocitos también pueden producir interleucina-4 e interleucina-5, que pueden afectar a la función de los eosinófilos. Todo esto, y más, puede ser liberado en cuestión de segundos después de una activación de los mastocitos. Para añadir a las posibilidades de la inflamación, la histamina y la serotonina pueden causar permeabilidad vascular, por ello permitiendo de esta manera que el fluido, las células inmunes, y varias proteínas puedan causar inflamación en el interior de los tejidos cercanos.[6]

Pero, un número excesivo de mastocitos no es el único problema relacionado con los mastocitos que puede afectar a aquellos de nosotros con CM. Por desgracia, es muy posible tener reacciones adversas de mastocitos incluso cuando los números de mastocitos se encuentran en niveles normales. Este tipo de problema se conoce como síndrome de activación mastocitaria (SAM), o un desorden de activación mastocitaria (DAM).[7, 8] Básicamente, el problema se asocia con una condición donde los mastocitos ya existentes se degranulan con demasiada facilidad, por ello liberando mediadores de inflamación cuando no deberían. Como mencionamos en el capítulo uno, la degranulación de los mastocitos se refiere a la liberación de histamina y de otros gránulos que tienden a promover la inflamación en los tejidos circundantes. Aparentemente, una degranulación inapropiada puede suceder en respuesta a influencias como el estrés, y también se ha demostrado que ciertos alimentos en la dieta pueden desencadenar la degranulación de los mastocitos en algunos individuos.

Y también hay otra preocupación para aquellos de nosotros que tenemos un desorden de activación relacionado con la histamina o de los mastocitos. Como mencionamos anteriormente en este capítulo, comer alimentos con un alto contenido de histamina también puede causar un incremento de los síntomas. Se pueden encontrar fácilmente listados de estos alimentos en Internet, así como relaciones de alimentos que tienden a desencadenar la degranulación de los mastocitos.[9, 10]

Ejemplos de alimentos que tienen un alto contenido en histamina, pero no se limitan a:

- bebidas alcohólicas
- aguacates
- queso curado o fermentado
- sidra
- fruta seca
- berenjena
- pescado como anchoas, caballa, sardinas y arenques
- hongos
- carnes procesadas, en vinagre o ahumadas
- chucrut
- productos lácteos fermentados o agrios
- panes con un alto contenido de levadura
- espinaca
- tomates
- vinagre, y alimentos que contengan vinagre

Alimentos que pueden provocar la liberación de histamina incluyen, pero no se limitan a:

- alcohol

Colitis Microscópica

- bananas
- chocolate
- huevos
- pescado
- leche
- papayas
- piña
- mariscos
- fresas
- tomates

Eliminar estos alimentos de la dieta a menudo puede aportar un nivel significativo de mejora en tan solo unos días, en algunos casos. Muchas personas con esta condición también pueden encontrar que es muy útil tomar un antihistamínico de tipo H1 antes de las comidas. En su lugar, se puede tomar un antihistamínico de tipo H2, o tomarlo además del antihistamínico de tipo H1, y esto debería funcionar incluso mejor, debido al hecho de que los antihistamínicos de tipo H2 están indicados para controlar los síntomas gastrointestinales que están asociados con los problemas intestinales de los mastocitos. Los anthistamínicos de tipo H1, por otro lado, generalmente se recomiendan para los síntomas de la piel o del sistema respiratorio superior.

Por desgracia, para algunos de nosotros, un antihistamínico H2 es uno de esos medicamentos que pueden provocar un brote de colitis microscópica. Por favor, tenga esto en cuenta si decide intentar un antihistamínico H2, porque posiblemente tenga que interrumpir la toma del antihistamínico H2 si los síntomas de la CM empeoran. Tomar Gastrocrom (cromolyn sodium) de forma diaria, también ha mostrado ayudar a evitar los síntomas para algunas personas que tienen o bien un desorden de activación mastocitaria o enterocolitis mastocítica.

Los estabilizadores de los mastocitos como el cromolyn sodium funcionan al estabilizar las membranas de los mastocitos, y haciendo esto ayudan a evitar que se produzca una degranulación de los mastocitos. Además del cromolyn sodium (cromoglicato), otras opciones incluyen lodoxamida, nedocromilo sódico, clorhidrato de olopatadina, y pemirolast potassium.

Los antihistamínicos interfieren en el modo normal de acción de la histamina al buscar los receptores de la histamina, y pegarse a ellos antes de que cualquier histamina pueda localizar los receptores y pegarse a ellos. Si la histamina no puede encontrar ningún receptor disponible, entonces no puede completar la reacción que causa los síntomas. Por desgracia, esto podría dejar gran parte de la histamina en circulación y podría causar problemas más adelante si es capaz de encontrar los receptores en un momento futuro. Los receptores H1 se encuentran en muchas zonas del cuerpo, y son responsables de la mayoría de las reacciones alérgicas comunes.

Los receptores de histamina H2, por otro lado, se encuentran principalmente en el estómago, en las células parietales del revestimiento de la mucosa. Las células parietales producen ácido gástrico (ácido clorhídrico); el exceso de histamina puede resultar en la producción de cantidades excesivas de ácido en el estómago. Por ello, los antihistamínicos H2 suelen utilizarse para reducir la producción de ácido en el estómago, y para tratar el reflujo gástrico, la enfermedad de reflujo gastroesofágico (ERGE), la indigestión, y la acidez. Como se mencionó anteriormente, los anthistamínicos H2 podrían desencadenar CM.

La diamino oxidasa puede desempeñar un papel importante

Colitis Microscópica

La enzima diamino oxidasa (DAO) normalmente regula los niveles de histamina en el cuerpo mediante la eliminación de cantidades residuales sobrantes de histamina de la circulación, como en el ejemplo mencionado arriba, cuando se utilizan antihistamínicos. Si la enzima es deficiente, sin embargo, entonces se pueden acumular los niveles de histamina y causar problemas.

Las investigaciones han demostrado que las enfermedades gastrointestinales están comúnmente asociadas con un nivel de actividad reducida de la DAO. Se ha demostrado que este es el caso, por ejemplo, en la enfermedad de Crohn, la colitis ulcerosa, y en las alergias a alimentos.[11, 12, 13] Por lo tanto, no sería ilógico asumir que probablemente también exista una relación entre los niveles de actividad disminuida de la enzima DAO y la colitis microscópica.

De hecho, según la investigación, ciertos nutrientes regulan la liberación de diamino oxidasa en los intestinos, y parece que una disponibilidad disminuida de la DAO podría estar relacionada con el problema de mala absorción de las grasas que tantos de nosotros acostumbramos a desarrollar como un problema secundario asociado con la colitis microscópica.[14] Por lo tanto, existen evidencias científicas indirectas que indican que la colitis microscópica podría conducir a una insuficiencia de diamino oxidasa para algunos de nosotros, lo que implica que un suplemento de DAO podría ser de utilidad.

Una deficiencia de cobre también puede causar una deficiencia de DAO, y una aportación inadecuada de vitamina B-6 también puede evitar que la DAO funcione correctamente. Una deficiencia de vitaminas B comúnmente suele suceder en combinación con el problema de la mala absorción que tan a menudo acompaña a la CM y a otras EII cuando la diarrea crónica persiste durante amplios períodos.

Histame es un suplemento de reemplazo para la DAO, que puede ayudar a superar una deficiencia de la DAO natural en el cuerpo. Algunas personas con problemas de mastocitos encuentran que tomar Histame de forma diaria les ayuda a mantener controlados sus niveles de histamina.

Por desgracia, muchos medicamentos también tienden a provocar reacciones de histamina

Ejemplos de medicamentos que pueden, o bien desencadenar la liberación de histamina, o bien causar problemas relacionados, como interferir en la producción o función de diamino oxidasa, incluyen, pero no se encuentran limitados a:[15]

- Acetilcisteína
- ácido acetilsalicílico (aspirina)
- alcuronio
- alprenolol
- ambroxol
- amilorida
- aminofilina
- amitriptilina
- cefotiam
- cefuroxima
- chloroquine
- cimetidina
- ácido clavulánico
- ciclofosfamida
- dobutamina
- d-tubocurarina
- isoniazida
- metamizol
- metoclopramida
- morfina
- antiinflamatorios no esteroides (AINEs)

- pancuronio
- pentamidina
- Meperidina o Petidina
- prilocaína
- propafenona
- tiopentato
- Verapamilo

Los trastornos de los mastocitos pueden conducir a enfermedades gastrointestinales

El principal punto a recordar aquí es que un nivel elevado de mastocitos, o un desorden de activación de mastocitos, puede o puede no ser un evento aislado. Podría estar relacionado con la colitis microscópica (con la enfermedad celíaca, o con otro tipo de EII), y en muchos casos, cuando se controlan los síntomas de la CM o de cualquier otra enfermedad del sistema digestivo que involucra inflamación, el problema de los mastocitos también debería resolverse. Esto no será aplicable necesariamente en todos los casos cuando están presentes las alergias clásicas, ni se aplicaría si el problema de los mastocitos es causado por una condición rara conocida como mastocitosis sistémica. En los casos graves de alergias clásicas, al menos algunos de los síntomas de mastocitos no-gastrointestinales probablemente continúen después de controlar la inflamación del sistema digestivo. Con la mastocitos sistémica, la resolución de los síntomas gastrointestinales podría depender de la eficacia del programa de tratamiento de la mastocitos sistémica.

Vale la pena destacar que el 80% de los casos de mastocitosis sistémica implica síntomas gastrointestinales, incluyendo pequeños problemas de mala absorción en el intestino delgado de algunos pacientes.[16] Esto sugiere que, en algunos casos, será necesario continuar el tratamiento del trastorno de los mastocitos después de que los síntomas de la CM estén en remisión, ya que es posible que los síntomas de la CM sean secundarios al trastorno de los mastocitos.

Los síntomas gastrointestinales de histamina de los mastocitos pueden ser pasados por alto fácilmente

Por desgracia, los síntomas gastrointestinales de los trastornos de histamina pueden ser pasados por alto, porque superponen los síntomas de la colitis microscópica. Estos síntomas incluyen, pero no se limitan a, dolor de cabeza, dolor abdominal, gases, calambres y diarrea.

Esta superposición de los síntomas puede hacer que sea muy difícil determinar las razones específicas por las que podríamos estar teniendo dificultades para lograr la remisión. Por lo tanto, si no se produce una mejoría de los síntomas después de varios meses de tratamiento que incluya la eliminación de todos los alimentos sospechosos de sensibilidades de la dieta, entonces podría ser el momento de sospechar de un problema de los mastocitos, y probar algunas modificaciones en la dieta que se sugieren en este capítulo, con el fin de confirmar si los mastocitos realmente podrían ser la fuente del problema.

Para muchos de nosotros parece que los mastocitos solo causan problemas en momentos puntuales y, por lo general, los efectos no suelen ser lo suficientemente significativos como para justificar el tratamiento. Sin embargo, algunas personas se ven afectadas mucho más gravemente que otras, y estos individuos no se pueden permitir ignorar los síntomas. Los síntomas graves tienden a causar un estrés adicional, y como veremos en el capítulo 16, el estrés puede conducir a una degralunación de los mastocitos, resultando en una reacción que puede ser auto-perpetua.

Curiosamente, las experiencias de muchos miembros del foro de conversación y apoyo de Internet, sobre las que se basan muchos de los datos epidemiológicos utilizados en este libro, sugieren que para algunos pacientes con CM, los antihistamínicos podrían ser casi tan eficaces como los medicamentos antiinflamatorios para controlar los síntomas clínicos de la enfermedad. Obviamente, esto implica que la infiltración de células T podría no ser en realidad el modo primario de inflamación intestinal (contrariamente a lo que piensa la comunidad médica convencional). En su lugar, sugiere que la inapropiada degranulación de los mastocitos podría ser la causa principal de inflamación para algunos (posiblemente para todos) los pacientes con CM.

¿Son los mohos la fuente primaria de histamina en los alimentos?

No he visto ninguna investigación para verificar esto, pero parece lógico que la fuente primaria de las histaminas en los alimentos puedan ser los mohos. Después de todo, las esporas de los mohos se encuentran en todas partes. Los alimentos frescos no suelen contener un cantidad alta de histaminas a menos que se vean expuestos a determinados mohos durante el desarrollo, como es posible con los cereales y los frutos secos, por ejemplo. Los alimentos secos o que no son frescos, por otro lado, suelen estar cargados de histaminas.

En el caso de los frutos secos, los mohos a veces son un problema durante la temporada de cultivo, especialmente en condiciones inusualmente húmedas, y por supuesto, los frutos secos pueden enmohecerse después de su cosecha, si su contenido de humedad es demasiado alto como para un almacenamiento seguro. Del mismo modo, la mayoría de los granos de cereales son propensos a desarrollar problemas de moho si extensos períodos de clima húmedo hacen que los niveles de humedad permanezcan constantemente demasiado altos durante un período demasiado largo después de que el grano se haya desarrollado por completo. Las condiciones excesivamente húmedas evitarán que el grano se seque hasta un nivel de humedad en el que pueda ser cosechado de una manera oportuna y almacenado de forma segura. Normalmente, el rocío o la precipitación secan el grano conforme se despliega el día y aumenta la temperatura del aire (la humedad relativa disminuye cuando aumenta la temperatura), a menos que se añada más humedad. El grano es vulnerable a la formación de moho en el campo cuando los niveles de humedad permanecen excesivamente altos durante la mayor parte del día o durante todo el día. Al segundo o tercer día de tales condiciones, el moho a menudo comienza a desarrollarse, si la temperatura es lo suficientemente alta como para promover el desarrollo del moho. Si el grano es cosechado con demasiado contenido de humedad, a menos que se seque rápidamente hasta un nivel de humedad seguro, también desarrollará moho durante el almacenamiento.

Algunas carnes, por supuesto, desarrollarán moho durante el proceso de curación, en el que se mantienen durante días a un rango de temperatura muy controlado para que sea más tierna y sabrosa, como es el caso de la carne de vaca de primera. Las carnes secas, los quesos curados, y las frutas secas, desarrollan moho que es fácilmente visible durante el proceso de curación o secado. Todos los procesos de fermentación implican el crecimiento de levadura o de algún otro tipo de hongo como parte del proceso químico. La evidencia adicional de que la fuente de histaminas en los alimentos se encuentra conectado con varios mohos u hongos puede verse en el hecho de que la mayoría de las personas con síntomas gastrointestinales relacionados con los mastocitos también tienden a verse afectadas con muchos de los síntomas clásicos de una alergia al moho, inmediatamente después de una comida que incluya alimentos que generalmente son ricos en histaminas. En otras palabras, si usted nota estornudos, secreción nasal, u ojos llorosos poco después de una comida, sospeche de un problema de activación de mastocitos.

Los oxalatos pueden causar problemas para algunas personas que tienen CM

Los oxalatos son conocidos por ser un problema para las personas que tienen el síndrome del intestino corto. El síndrome del intestino corto normalmente se refiere a individuos a quienes se les han extraído segmentos de sus intestinos de forma quirúrgica y que tienen problemas de diarrea como resultado del procedimiento.

En cierto modo, muchos de nosotros tenemos una versión inducida del síndrome del intestino corto debido a problemas funcionales como un problema de mala absorción grave causado por una inflamación masiva. Esto significa que segmentos importantes de nuestros intestinos no funcionan muy bien, a pesar del hecho de que nuestro sistema digestivo sigue intacto. Con el síndrome del intestino corto, el problema puede ser causado por alimentos que tienen un alto contenido en oxalato, como la remolacha, col, cacao, chocolate, judías verdes, col rizada, Ovaltine, perejil, frutos secos crudos, el ruibarbo, las espinacas, fresas, patatas dulces, té, hojas de nabo, y algunos cafés instantáneos. Tenga en cuenta que algunas bebidas de cola también contienen oxalato y deben limitarse a 355 ml. (12 oz.) al día con el síndrome del intestino corto.

Esta podría ser la razón por la que la experiencia muestra que muchos de nosotros que tenemos CM no toleramos muchos de los alimentos de esta relación, especialmente alimentos como el chocolate, las patatas dulces, y los frutos secos, cuando no existe otra razón lógica por la que no deberíamos tolerarlos.

También hay otros alimentos que pueden provocar diarrea para alguien con el síndrome del intestino corto, incluyendo alimentos que promueven la formación de gases como el brócoli, el repollo, la coliflor, el chicle masticable, los zumos de cítricos, los frijoles y los guisantes secos, las frutas frescas, los platos altamente sazonados, las cebollas, y cantidades excesivas de azúcar. Los alcoholes de azúcar (como el sorbitol, xilitol, y manitol) también suelen causar problemas para alguien con el síndrome del intestino corto. Debido a que casi la totalidad de estos alimentos tienden a causar problemas a la mayoría de las personas con CM, la correlación entre la CM y el síndrome del intestino corto parece estar relativamente cerca, desde un punto de vista funcional.

En algunos casos, las hormonas pueden causar problemas

Ciertos niveles hormonales parecen estar vinculados con la CM. El embarazo, por ejemplo, causa cambios hormonales drásticos en el cuerpo de una mujer. Los médicos hace tiempo que están desconcertados por el hecho de que algunas mujeres experimentan una remisión de sus síntomas de la CM durante el embarazo, mientras que otras encuentran que sus síntomas empeoran.

La investigación muestra que durante el embarazo, se producen concentraciones muy altas de DAO por la placenta (hasta 500 veces más altas que el nivel normal).[15, 17] Parece bastante lógico concluir que si el desorden de la activación de los mastocitos es una causa prominente de los síntomas de la CM de la paciente, entonces claramente el gran aumento de DAO durante el embarazo debería mejorar en gran medida las probabilidades de remisión, mientras que si los problemas de los mastocitos no son un factor significativo en sus reacciones, entonces los otros cambios hormonales (por ejemplo, los estrógenos y la progesterona), tenderán a causar que los síntomas de la CM empeoren durante el embarazo.

Es conocido que las píldoras anticonceptivas pueden desencadenar los síntomas de la CM, y que la terapia de reemplazo hormonal (TRH) también puede desencadenar síntomas. Incluso los parches transdérmicos utilizados para la TRH por algunas mujeres pueden causar una crisis de síntomas de la CM, y en esos casos, la remisión será virtualmente imposible de alcanzar a menos que se interrumpa la terapia de reemplazo hormonal, o se reemplace por un método alternativo de administración que no provoque síntomas de CM.

Ciertas vitaminas, minerales y deficiencias de electrolitos están asociados con la CM

Si una reacción continúa durante muchos meses, los problemas de mala absorción tienden a causar ciertas deficiencias que podrían necesitar ser corregidas. Con la diarrea secretora, es posible que cualquier vitamina o mineral soluble en agua o en grasa (y especialmente los electrolitos) disminuyan, pero el potasio es el electrolito con mayor probabilidad de verse disminuido. Si es bien tolerado, los plátanos son una buena fuente de potasio. De lo contrario, puede que sea necesario utilizar un suplemento de potasio que sea seguro.

Vitamina D

La deficiencia de vitamina D, en particular, parece estar asociada con el desarrollo de la enfermedad inflamatoria intestinal.[18] Y mantener un nivel lo suficientemente alto de vitamina D en sangre ha demostrado ser muy importante para mantener la buena salud del sistema inmunológico.

Además, está claro que la enfermedad inflamatoria intestinal, o bien disminuye drásticamente los suministros del cuerpo de vitamina D, o de alguna forma evita que sea absorbida, o ambos.[19] Esto puede conllevar a un círculo vicioso de la enfermedad, por lo que suplementar la vitamina

D parece ser una parte muy importante del programa de tratamiento para las EII, incluyendo la CM.

Aunque la literatura médica no parece ofrecer una explicación del motivo por el que la enfermedad inflamatoria intestinal disminuye la disponibilidad de vitamina D, en mi opinión, este fenómeno se puede explicar de forma sencilla. La enfermedad inflamatoria intestinal tiende a causar un problema de mala absorción en el íleo terminal, y el íleo terminal es donde las sales biliares que no se utilizan normalmente son absorbidas para su reciclaje. Después de ser reabsorbidos, estos ácidos grasos son procesados y se restauran en el suministro del colesterol del cuerpo. Puesto que el colesterol es utilizado por el cuerpo para producir vitamina D, entonces se deduce que a medida que disminuye la disponibilidad del colesterol, la habilidad del cuerpo para producir vitamina D también disminuye. Esto, a largo plazo, podría conducir a una deficiencia de vitamina D, si continúa durante el tiempo suficiente.

Otra razón por la que es esencial contar con un nivel adecuado de vitamina D, para una función apropiada del sistema inmunológico, se puede deducir del hecho de que la vitamina D desempeña un papel vital en la regulación del desarrollo de los mastocitos.[20] Baroni et al. (2006) mostraron que los ratones sin receptores de vitamina D producían mastocitos que maduraban mucho más rápido que los mastocitos de los animales normales, y sus mastocitos eran mucho más sensibles (sujeto a una degranulación inapropiada). Estos investigadores mostraron que los ratones sin receptores de vitamina D producían más mastocitos que los ratones normales, creando así un ambiente potencialmente inestable de mastocitos que predisponía a un proceso pro-inflamatorio. Se trata de observaciones muy importantes como veremos en el capítulo 16. Este fenómeno parece desempeñar un papel vital en el desarrollo no solo de la colitis microscópica, sino también de todas las enfermedades inflamatorias intestinales y posiblemente de todos los problemas autoinmunes.

La depresión es un síntoma comúnmente reportado por muchos pacientes que tienen colitis microscópica. Investigaciones recientes sugieren un vínculo entre los niveles bajos de vitamina D y la depresión. En un estudio de varias mujeres que estaban siendo tratadas por una depresión clínica, se encontró que sus niveles de vitamina D en sangre eran bajos. Los suplementos para aumentar sus niveles de vitamina D, al rango de los valores normales, resultaron en una mejoría significativa de la puntuación de su depresión.[21]

Vitamina B-12

El cuerpo puede almacenar la vitamina B-12 durante años, por lo que normalmente, su disponibilidad no es un problema. Teniendo en cuenta que la vitamina B-12 es absorbida en el íleo terminal, no obstante, y como vimos en el capítulo nueve, el íleo terminal de los pacientes con CM suele estar inflamado, la vitamina B-12 suele estar disminuida debido a un problema de mala absorción que se desarrolla después de que los síntomas de la CM hayan estado activos durante un período amplio de tiempo. Debido a que la deficiencia es causada por un problema de mala absorción, lo mejor es administrar los suplementos de vitamina B-12, bien mediante inyección, o bien mediante pastillas sublinguales que contienen la forma activa de la vitamina (metilcobalamina) para que se disuelva bajo la lengua, donde la vitamina es absorbida directamente a la sangre, por ello evitando el problema de mala absorción intestinal.

Suplementos de calcio y magnesio

Al menos algunas personas han encontrado que tomar un suplemento de calcio puede ayudar a reducir sus síntomas de la CM. Las investigaciones muestran que el calcio, y también el magnesio, pueden verse disminuidos por la enfermedad de Crohn.[22] No hace falta mucha imaginación para darse cuenta de que este fenómeno muy probablemente también se puede aplicar a otras enfermedades inflamatorias intestinales, incluyendo la CM. Los suplementos de calcio basados en el carbonato de calcio o citrato de calcio, especialmente cuando se combinan con la vitamina D, parecen ser beneficiosos en determinados casos. El calcio es soluble en agua, pero no es soluble en grasa. Sin embargo, la grasa es soluble en calcio. Esto significa que la grasa de la dieta es absorbida desde el quimo al intestino delgado y combinado con el calcio para formar una sustancia espumosa que no se puede absorber por el cuerpo, por lo que el compuesto es expulsado del sistema con el resto del material de desecho. En efecto, esto elimina la grasa no absorbida del sistema. La grasa no absorbida es una causa bien conocida de diarrea (esteatorrea). Casi seguro que esta es la razón por la que el suplemento de calcio ayuda a algunas personas con CM a reducir o a eliminar la diarrea. No obstante, por favor, tenga en cuenta que el uso de los suplementos de calcio conlleva su riesgo. Un estudio reciente muestra que el uso de los suplementos de calcio puede doblar el riesgo de sufrir un ataque cardíaco.[23] Como siempre, la clave es la moderación, especialmente cuando se trata de tomar suplementos.

Evidencia anecdótica de que el magnesio frecuentemente se ve disminuido en los pacientes con CM se puede ver por el hecho de que para muchos pacientes, los suplementos de magnesio pueden aliviar el síntoma frecuente de calambres musculares en pies y piernas. Una condición de un nivel bajo de magnesio también puede conducir a síntomas de piernas inquietas. En ocasiones, los suplementos de magnesio pueden tener su contrapartida, porque cantidades significativas de magnesio pueden tener un efecto laxante.

Algunas personas con CM encuentran que necesitan una aplicación tópica para evitar la diarrea. Una solución de magnesio, o bien se puede pulverizar sobre la piel, y el residuo desaparecerá después de un tiempo, o bien se puede añadir al agua de baño y absorberse de esta manera. La sal de Epsom común (sulfato de magnesio heptahidratado) se puede usar para ese fin.

Los problemas oculares, en ocasiones están asociados con la colitis microscópica

Aunque no es muy común, los problemas oculares en ocasiones se desarrollan en conjunto con la colitis microscópica. El tipo de problema más común que se encuentra es la uveítis, en ocasiones referida como una iritis.[24] Algunos miembros del foro de conversación de la colitis microscópica han informado sobre problemas ocasionales como queratitis e incluso desprendimiento de retina, pero estos parecen eventos más bien aislados y, en realidad, pueden o pueden no estar relacionados con la CM.

En ocasiones, ERGE es una complicación añadida

No es infrecuente experimentar la enfermedad de reflujo gastroesofágico de forma concurrente con la colitis microscópica. Para empeorar las cosas, muchos médicos se precipitan en prescribir un inhibidor de la bomba de protones, para tratar la ERGE. Los inhibidores de la bomba de protones son conocidos por ser uno de los medicamentos que pueden desencadenar reacciones de CM en muchos pacientes.[25] Para colmo de males, la investigación muestra que la retirada del uso del inhibidor de la bomba de protones se complica por el hecho de que la mayoría de los pacientes experimentan un efecto rebote, por lo que producen cantidades elevadas de ácido gástrico, agravando así sus problemas.[26] Como destacan otras autoridades, ese descubrimiento implica que los inhibidores de la bomba de protones causan los mismos síntomas para los que se han prescrito.[27]

Otras investigaciones han mostrado que el uso de los inhibidores de la bomba de protones podría estar asociado con un mayor riesgo de desarrollar infecciones por Clostridium difficile.[28] E investigadores canadienses incluso han mostrado que el uso a largo plazo de inhibidores de la bomba de protones aumenta significativamente el riesgo de desarrollar fracturas relacionadas con la osteoporosis.[29] Huelga decir que, toda esta evidencia negativa pone en tela de juicio la conveniencia de utilizar los inhibidores de la bomba de protones para cualquier propósito médico.

Entonces, ¿cómo controlamos la ERGE sin medicamentos?

Debido a que el peor riesgo de reflujo de ácido sucede mientras se está tumbado boca abajo, sobre todo cuando se duerme, lo primero que hay que evitar hacer es comer varias horas antes de acostarse de forma que el estómago esté relativamente vacío (o al menos no lleno). Evitar los alimentos conocidos por promover el reflujo de ácido, como son las bebidas alcohólicas, los refrescos, el café, té, ajo, tomates, cebollas, pimientos, frutas cítricas y su zumo, chocolate, menta, y alimentos con un alto contenido en grasa, y especialmente evitarlos a última hora del día, también ayudará.

Algunas personas encuentran útil elevar el cabecero de su cama unos centímetros, colocando pequeños bloques bajo sus patas, en la cabecera de la cama. Probablemente, la regla más importante para ayudar a prevenir el reflujo es no recostarse nunca sobre el lado derecho, porque esto sitúa parte del estómago más alto que el esfínter esofágico inferior (EEI). Esta disposición puede dar lugar a un fuga de los contenidos estomacales al esófago, si el EEI debería fallar de permanecer firmemente asegurado en todo momento.

Pero, espere — ERGE podría ser una enfermedad autoinmune

Las investigaciones realizadas utilizando esófagos de rata mostraron que la irritación del esófago por sales de los ácidos biliares resultaron en la submucosa viéndose infiltrada por células T y por neutrófilos, un fenómeno típico de una respuesta autoinmune.[30] Este descubrimiento parece situar la ERGE y su tratamiento bajo una luz totalmente diferente, y destaca la inutilidad de intentar tratarla con inhibidores de la bomba de protones.

Algunos pacientes con CM encuentran que la L-glutamina podría ser útil para curarse

La L-glutamina es un aminoácido no esencial que se utiliza frecuentemente como suplemento por culturistas y otros, para ayudar a curar el tejido muscular dañado. Se dice también que es útil para curar los intestinos, y en base a la experiencia de varios miembros del foro de conversación mencionado en capítulos anteriores, parece que algunos de nosotros respondemos de forma favorable a ello, mientras que otros parecen ser incapaces de sentir alguna diferencia importante en su proceso de curación.

La L-glutamina, por lo general, es un suplemento seguro, por lo que intentarlo debería ser una opción de bajo riesgo. Podría ser útil en los casos en los que se retrasó un diagnóstico, debido a que un tratamiento retrasado podría resultar en un nivel mayor de daños a los intestinos.

Algunos individuos que tienen CM encuentran que ayunar de forma intermitente podría ser útil

Ayunar de forma intermitente podría tener explicaciones distintas, pero cuando se aplica a un régimen de tratamiento para la CM, suele referirse a limitar las comidas y los tentempiés a una porción relativamente pequeña del día. En lugar de comer en los intervalos normales, algunas personas encuentran que comprimiendo la ingesta de sus comidas en porciones más pequeñas que las normales, pueden minimizar el tiempo que pasen en el aseo. Evitando comer durante la última parte de la tarde y de la noche, por ejemplo, podría ser posible pasar una mejor noche de sueño, con menos gases y dolores abdominales, y sin tenerse que levantar por la noche para ir al aseo. Esto no necesariamente funciona bien para todo el mundo, pero en algunos casos, un poco de experimentación puede aportar mejoras en la calidad de vida, al menos para una parte del día o de la noche cuando su CM está activa.

¿El gluten contenido en los productos para el cuidado de la piel puede ser un problema para quien es sensible al gluten?

Los expertos parecen unánimes en su opinión sobre este asunto; están convencidos de que no hay forma de que los productos para el cuidado de la piel que contienen gluten puedan causar algún problema en las personas que son sensibles al gluten, ya que estos productos solo mantienen contacto con la piel y no son ingeridos. Desgraciadamente, las experiencias personales de muchas personas que tienen colitis microscópica o intolerancia al gluten, indican que los expertos están equivocados.

Tengo una teoría para explicar cómo los expertos podrían estar confundidos en este tema

El epitelio de los intestinos contiene unas células alargadas verticalmente, conocidas como enterocitos, entre las que se encuentran las uniones estrechas (la zonula occludens). Después de que el proceso digestivo descompone las moléculas de los alimentos en péptidos y aminoácidos individuales, las uniones estrechas regulan el paso de estos nutrientes en el torrente sanguíneo. La capa exterior de la piel es un epitelio, muy similar al revestimiento epitelial que hay en los intestinos, excepto que no contiene una capa de mucosa (porque no hay razón para que sea capaz de producir moco). La piel está configurada de forma algo diferente, en que en lugar de tener una sola capa de células de enterocitos, que rodean las uniones estrechas, la piel está compuesta de capas múltiples de células escamosas quiratinizadas, pero las uniones estrechas de las células todavía desempeñan un papel vital en la función de barrera de la piel igual que hacen en el epitelio de los intestinos.

Dado que la molécula intacta del gluten es demasiado grande como para pasar a través de las uniones estrechas de los intestinos, desde luego, no sería irrazonable asumir que también es demasiado grande como para pasar a través de las uniones estrechas de la piel. Los expertos citan esta razón por la que el gluten contenido en los productos para el cuidado de la piel no pueden causar problemas. En mi opinión, aquí es donde los expertos pierden el barco, porque desgraciadamente, esta observación es totalmente irrelevante en el tema que nos ocupa.

El punto es, que ninguno de nosotros reacciona a la molécula de gluten cuando se encuentra dentro de nuestros intestinos. En realidad, reaccionamos a ciertos péptidos que son desprendidos de la molécula de gluten cuando es descompuesta por el sistema digestivo. En concreto, cuando la cadena de aminoácido que comprende la molécula de gluten es degradada por el sistema digestivo, ciertos segmentos de la cadena no pueden ser digeridos en aminoácidos individuales, y algunas de estas cadenas de longitud corta a media (conocidos como péptidos) son responsables de causar las reacciones asociadas con la sensibilidad al gluten.

Aunque no tengo el lujo de contar con un laboratorio de investigación bien equipado para verificar mi teoría, parece mas bien lógico que si estos péptidos pueden pasar a través de las uniones estrechas del revestimiento de los intestinos, entonces existe una buena posibilidad de que también sean capaces de pasar a través de las uniones estrechas de la piel. Después de todo, no se trata de algo matemático. Y, si alguno de estos péptidos tuviera el éxito de atravesar esas uniones estrechas en la piel, entonces existe la posibilidad de que también puedan desencadenar una reacción de algún tipo, porque si el sistema inmunológico los reconoce como invasores extraños cuando son absorbidos en el intestino, entonces es muy probable que los vean también como invasores extraños cuando penetran la piel. Después de todo, el sistema inmunológico que se dedica a proteger las uniones estrechas de nuestros intestinos, es el mismo que se encuentra a cargo de monitorear las uniones estrechas en nuestra piel.

Por supuesto, los escépticos inmediatamente harán una pregunta con respecto a cómo pueden estar presentes esos péptidos en un producto para el cuidado de la piel. Creo que la respuesta es bastante obvia. ¿Alguna vez ha leído la lista completa de todos los ingredientes de uno de estos productos? Contienen muchos, muchos químicos bastante potentes, con el potencial de generar, o desencadenar, reacciones varias con otras sustancias químicas. Es muy probable, en mi opinión, que uno o más de estos químicos utilizados en ciertos productos, o los pasos de procesamiento utilizados en la fabricación de estos productos, puedan ser capaces de romper parcialmente la molécula de gluten, para producir alguno de los mismos péptidos que produce nuestro sistema digestivo cuando se intenta digerir el gluten.

Además, la mayoría de los productos para el cuidado de la piel están formulados con un ingrediente químico conocido como potenciador de la penetración química (CPE) que se incluye específicamente para mejorar la capacidad de absorción de la piel. De hecho, a menudo es un reclamo de venta y lo que significa es que el CPE se encuentra ahí para forzar de forma artificial a que las uniones estrechas de la piel se abran, permitiendo así que cualquier péptido derivado del gluten, que pueda estar presente, pase a través de las uniones estrechas, de forma que tengan fácil acceso a las células epiteliales de los mastocitos.[31] Obviamente, esto podría crear la posibilidad de una reacción de los mastocitos y posiblemente otras reacciones adversas del sistema inmunológico, si estos productos contienen péptidos antigénicos.

Ciertamente, como señalan los expertos, solo por contener gluten en el producto no necesariamente causaría un problema. Pero, la correcta combinación de químicos, o su procesamiento, utilizada de forma que la molécula de gluten de alguna manera se descomponga en péptidos, entonces claramente, podría tener lugar una reacción del sistema inmune, porque los péptidos casi seguro serían capaces de pasar a través de las uniones estrechas, provocando una reacción de algún tipo. La reacción podría estar restringida a la piel, pero dependiendo de la química implicada, también podría causar efectos sistémicos.

Probablemente no todos nosotros nos veríamos afectados, y no todos los productos para el cuidado de la piel que contienen gluten necesariamente causarán una reacción. No obstante, para estar seguros, si elige productos para el cuidado de la piel que contienen gluten, y es sensible al gluten, tenga en cuenta los riesgos y pruebe con cuidado cualquier producto para el cuidado de la piel que quiera utilizar, antes de usarlo de forma habitual.

Ley de Ciudadanos Americanos con Discapacidades de 1990 (ADA), en su versión modificada

Con suerte, el programa de tratamiento que seguimos nos aportará la remisión, y podremos recuperar nuestra vida de nuevo. Sin embargo, si por alguna razón esto no sucede, y los síntomas siguen siendo debilitantes, de forma que mantener un horario de trabajo normal resulte inaceptablemente difícil, deberíamos ser conscientes de que la colitis microscópica está cualificada como una discapacidad por la Ley de Ciudadanos Americanos Con Discapacidades.

Esto significa que cualquiera que tenga el diagnóstico de colitis microscópica automáticamente está cualificado para disponer de acceso especial a los aseos, y posiblemente también para otras consideraciones de su empresario, así como de acceso inmediato a las instalaciones de los cuartos de baños públicos, prácticamente en todos los sitios. Además, proporciona de forma implícita (aunque no está garantizado) una cualificación para un Seguro Social por Discapacidad (SSDI) siempre que se desee presentar dicha reclamación, o cuando sea necesario.

En el lugar de trabajo, la ADA requiere que los empresarios proporcionen las necesidades de cualquiera que se encuentre cualificado bajo esta Ley. Por ejemplo, los empresarios deben permitir el acceso a los aseos a todos los empleados que tengan una EII, y la CM se encuentra cualificada como una EII. Esto implica que su lugar de trabajo debería estar ubicado de forma que pueda tener un rápido y conveniente acceso al aseo, cuando sea necesario. Por favor, tenga en cuenta que con las modificaciones que entraron en vigor el 1 de enero de 2009, ya no se requiere justificante de discapacidad. El justificante del diagnóstico debería ser todo lo necesario para estar cualificado bajo los términos de esta Ley modificada.

Desafortunadamente, esto no significa que la Administración de la Seguridad Social automáticamente apruebe una subvención para todas las solicitudes de discapacidad en base al diagnóstico de CM. Podría ser necesario contratar un abogado especializado en SSDI para ganar dicha solicitud. Un abogado, sin lugar a dudas, podría facilitar la aprobación de esta solicitud pero, con o sin la ayuda de un abogado, lo cierto es que el SSDI es una opción para quien tenga el diagnóstico de CM.

Según la Ley modificada, "discapacidad" se define como:[32]

El término "discapacidad" significa con respecto a un individuo

(A) un impedimento físico o mental que limite sustancialmente una o más actividades principales de la vida de dicha persona;

(B) un registro de tal impedimento; o

(C) ser considerado como tener dicho impedimento (según descrito en el párrafo (3)). (sección 12102)

También, en la misma Ley, "Actividades Principales de la Vida" se definen como:

(A) En general
Para los propósitos del párrafo (1), las actividades principales de la vida incluyen, pero no se encuentran limitadas a, cuidar de uno mismo, llevar a cabo tareas manuales, ver, escuchar, comer, dormir, caminar, permanecer de pie, levantarse, inclinarse, hablar, respirar, aprender, leer, concentrarse, pensar, comunicarse, y trabajar.

(B) Las funciones corporales principales

Para los propósitos del párrafo (1), una actividad principal de la vida también incluye una función corporal principal, incluyendo pero sin estar limitado a, las funciones del sistema inmunológico, el crecimiento celular normal, digestión, tránsito intestinal, vejiga, neurológico, cerebral, respiratorio, circulatorio, endocrino, y funciones reproductivas.

(3) Se considera como tener dicho impedimento

Para el propósito del párrafo (1)(C):

(A) Un individua cumple con el requisito de "ser considerado como tener dicho impedimento", si el individuo establece que él o ella ha sido objeto de una acción prohibida en virtud de este capítulo debido a un impedimento físico o mental, real o

percibido, tanto si el impedimento no deteriora o si ha percibido una limitación a una actividad principal de la vida.

(B) Párrafo (1)(C) no se aplicará a los impedimentos que son transitorios o menores. Un impedimento transitorio es un impedimento con una duración real, o previsto de 6 meses o menos. (sección 12102)

Destacar una frase muy importante en esta Ley modificada que implica que incluso si un solicitante se encuentra tratando con éxito una condición que es cualificable, esto no le descalifica para obtener los beneficios que se estipulan. En otras palabras, los síntomas no tienen que ser evidentes, para poder esta cualificado bajo la Ley:

(i) La determinación de si un impedimento limita sustancialmente una actividad principal de la vida debe realizarse sin tener en cuenta los efectos de mejora de las medidas de mitigación tales como

(I) medicación, suministros médicos, equipos o aparatos, dispositivos de baja visión (que no incluyen gafas graduadas o lentes de contacto), prótesis que incluyen caderas y dispositivos, audífonos e implantes cocleares u otros dispositivos de audición implantables, dispositivos de movilidad, o aparatos de oxígeno y suministros (sección 12102)

Resumen

En este capítulo hemos aprendido que en los casos difíciles de resolver, los problemas de los mastocitos podrían estar frustrando el tratamiento y evitando la remisión. También hemos visto que las hormonas y la terapia de reemplazo hormonal puede desencadenar un abanico de síntomas o perpetuar una crisis existente.

En este capítulo, hablamos de las deficiencias de vitaminas y minerales comúnmente asociadas con la colitis microscópica, y también hablamos brevemente de los posibles efectos de ciertas influencias hormonales en la enfermedad. Destacamos cómo los inhibidores de la bomba de protones están contraindicados para tratar la ERGE y comentamos las formas que hay para tratar la ERGE sin usar medicamentos. También hablamos sobre cómo es posible que ciertos productos para el cuidado de la piel que contienen gluten, pueden generar una reacción a los que somos sensibles al gluten, a pesar de que los expertos afirman lo contrario.

Finalmente, hablamos sobre cómo la versión modificada de 2009 de la Ley de Ciudadanos Americanos con Discapacidades de 1990 se aplica a quienes tengan el diagnóstico de colitis microscópica. Entre otras cosas, la nueva versión ofrece una base para solicitar un lugar de trabajo adecuado con respecto al acceso a los aseos, y también incluye unas definiciones que pueden facilitar que alguien con colitis microscópica pueda ganar una solicitud para los beneficios de un Seguro Social por Discapacidad.

Capítulo 15

Esperanza para el Futuro

La investigación actual que podría llevar a métodos de tratamientos nuevos en el futuro

La sensibilidad al gluten, finalmente, ha llamado la atención de los emprendedores. Durante los últimos años, algunos investigadores han descubierto que podrían ganar mucho dinero de personas que son sensibles al gluten y que preferirían un tratamiento médico rápido y sencillo, en lugar de eliminar el gluten de su dieta para siempre. Como resultado de ello, la fiebre del oro está en quién será el primero en aparecer con una pastilla, o una vacuna, o alguna otra solución que parezca funcionar lo suficientemente bien como para recibir la aprobación de la FDA.

Uno de los enfoques es contrarrestar los efectos de la zonulina

Al principio, parecía que el enfoque desarrollado por el Dr. Alessio Fasano y su equipo de la Escuela de Medicina de la Universidad de Maryland, estaba en la vía rápida para obtener la aprobación de la FDA. Este concepto implica el desarrollo de una pastilla que suprime la liberación de zonulina en la mucosa intestinal. Su investigación demostró que la zonulina regula la zonula occludens (conocida como las uniones estrechas) entre los enterocitos que comprenden la capa superficial de la mucosa intestinal. Cada vez que se ingiere gluten, se produce zonulina, que facilita la apertura de las uniones estrechas, y si se abren lo suficiente, no solo los aminoácidos pasarán y entrarán en el torrente sanguíneo, sino que determinados péptidos de gran tamaño pasarán también a la sangre, resultando en los síntomas tan conocidos para los celiacos y para las personas que son sensibles al gluten.

Como hablamos en el capítulo dos, la investigación del Dr. Fasano mostró que no solo esta permeabilidad aumentada tiene lugar en los intestinos de los celíacos, sino que también sucede en los casos de sensibilidad al gluten no-celíaca. De hecho, su investigación sugiere que el gluten provoca que reaccionen las uniones estrechas de todo el mundo, independientemente de su nivel de sensibilidad al gluten.[1] Para quienes no desarrollan los síntomas clásicos de sensibilidad al gluten, la producción de zonulina parece mantenerse en un nivel mínimo, y por ello la respuesta no es suficiente como para permitir que los problemáticos péptidos puedan pasar por las uniones estrechas, por lo que no se generan síntomas clínicos. En el caso de la enfermedad celíaca completamente desarrollada, la ingestión de gluten causa que las uniones estrechas se abran de forma mucho más amplia y que permanezcan abiertas durante un periodo amplio de tiempo, resultando en los síntomas comúnmente asociados con la enfermedad celíaca y el síndrome de intestino irritable.

Se ha formado una nueva empresa, Alba Therapeutics, para favorecer el desarrollo de un modulador de unión estrecha conocido como acetato de larazotide, y para conseguir la aprobación de la FDA para la venta al consumidor del producto. El 9 de febrero de 2011, Cephalon, Inc. compró una opción de Alba Therapeutics, que si se ejerciera, les permitiría comprar todas las acciones relacionadas con este producto de Alba Therapeutics. El 14 de julio de 2011, Alba Therapeutics empezó a solicitar sujetos para comenzar el estudio en Fase 2B del compuesto.[2]

Otro grupo está desarrollando una vacuna

ImmusanT, Inc. tiene sus ojos puestos en la producción de una vacuna conocida como Nexvax2 que inducirá la tolerancia a los tres péptidos más problemáticos en el gluten. El tratamiento de desensibilización está previsto que funcione igual que la mayoría de los programas de tratamiento existentes para otros alérgenos en los que el paciente recibe inoculaciones regulares que comienzan con una dosis muy pequeña, seguida de dosis que se van aumentando de forma gradual, hasta conseguir la tolerancia.[3] No está claro cómo será de efectivo este enfoque, porque el programa de tratamiento solamente se enfocará en tres de los péptidos más potentes encontrados en el gluten, a pesar del hecho de – como hemos comentado en el capítulo siete – existen cientos de péptidos adicionales en el trigo, la cebada, el centeno y la avena que son conocidos por desencadenar reacciones en los celiacos en un nivel menos grave que han sido descrito por los investigadores.[4] Se tiene previsto llevar a cabo pruebas adicionales.

No obstante, como mencionamos en el capítulo nueve, Burggraf et al. (2011) utilizaron ratones como sujetos de investigación para demostrar que la tolerancia inducida por vía oral puede usarse para aportar alivio de los síntomas clínicos, pero que la ingestión continuada de un antígeno conocido resultará en la progresión de la producción de inflamación intestinal y anticuerpos[5] Queda por ver si una tolerancia inducida por una vacuna para la tolerancia de la sensibilidad a un alimento podría tener un efecto similar adverso en la salud.

Además, también hay otro grupo de investigación persiguiendo un enfoque diferente

Los resultados pre-clínicos que han sido publicados por una biofarmacéutica israelí de desarrollo, describen un nuevo tratamiento propuesto conocido como BL-7010, que dicen tener el potencial de ser un tratamiento oral para la enfermedad celíaca y para la sensibilidad al gluten.[6] El producto tiene como característica un copolímero conocido como P (HEMA-co-SS), que afirman se une al gluten y evita que el sistema digestivo pueda romper la molécula de gluten en los péptidos que se sabe hace que el sistema inmunológico desencadene una respuesta en el sistema digestivo de las personas que son sensibles a estos péptidos con base de gluten.

Los ensayos en roedores han demostrado que disminuye la digestión del gluten y que reduce – de forma significativa – la respuesta inflamatoria al gluten por su sistema inmunológico. Si será o no capaz de reducir de la forma adecuada el riesgo de desarrollar daños intestinales en los humanos, queda pendiente de comprobación en ensayos futuros.

Pero este enfoque tiene una pregunta obligada, "¿Por qué comer trigo si el cuerpo es incapaz de utilizar la mayor parte de la proteína que contiene?" El gluten comprende más del 80% de la proteína contenida en el trigo. Si perdemos la habilidad de digerir la parte esencial de la proteína que contiene el trigo, esto degrada al trigo al estado de una fuente de carbohidratos y fibra. Con esta limitación, el trigo nos aportaría una nutrición menor que cualquier otro tipo de grano disponible, haciendo que sea una opción más bien indeseable en cualquier dieta saludable.

La Interleucina-15 podría interactuar con la vitamina A y promover la pérdida de tolerancia al gluten

Investigaciones recientes han demostrado que un metabolito de vitamina A, el ácido retinoico, junto con la interleucina-15 (IL-15) en los intestinos de los pacientes con la enfermedad celíaca, podría ser responsable de provocar la inflamación que resulta en la enfermedad celíaca.[7] Dado que el problema no sucede si la IL-15 se encuentra ausente, se ha propuesto que desarrollar métodos para bloquear la IL-15 podría ser una aproximación efectiva para prevenir y tratar la sensibilidad al gluten. Igual que el ácido retinoico, la isotretinoína es un retinoide de primera generación, y es el ingrediente activo del producto Accutane y de otros medicamentos utilizados para tratar el acné, que han sido relacionados con el desarrollo de la enfermedad inflamatoria intestinal. Obviamente, esto también podría tener implicaciones para ambos, la prevención y tratamiento de la colitis microscópica.

Esto implica también que hasta que se desarrolle un método seguro y efectivo para bloquear la IL-15, si tomamos un suplemento de vitamina A, deberíamos minimizar la forma del retinol que se encuentra en muchas vitaminas. En su lugar, nuestro suplemento de vitamina A debería estar limitado a la forma de beta-caroteno, siempre que sea posible. Parece que los ésteres del retinol también podrían ser un problema.

El componente principal del aceite de palma es el retinol palmitato, que es un éster del retinol. Además, los términos "Retinyl acetate", "retinol acetato", y "vitamina A acetato", todos son nombres para la misma cosa. Se refieren a un éster acetato de retinol, que aparentemente finalmente es convertido en ácido ritinoico por el cuerpo. Esta conversión suele suceder tanto si el producto es aplicado tópicamente (en la piel), como si es ingerido. Esto sugiere que para quienquiera que sea sensible al gluten, el retinol que resulta de la conversión podría combinarse con la IL-15 para generar una enteritis, (inflamación intestinal).

Una manzana al día podría tener más beneficios de lo que pensamos

Los investigadores han descubierto que un flavonoide natural que se encuentra en las manzanas, conocido como phloretin, es capaz de evitar la formación de las biopelículas protectoras de la bacteria E. coli 0157:H7.[8] Los científicos podrían encontrar la manera de evitar los brotes futuros de E. coli, como los problemas que se han desarrollado con ciertas verduras contaminadas en los últimos años.

De especial interés, no obstante, es el descubrimiento que (al menos en las ratas) el phloretin parece ser capaz de controlar la inflamación asociada con la colitis de forma más eficaz que la mesalamina. Este descubrimiento parece muy prometedor, dado que un tratamiento natural siempre es virtualmente más seguro que un tratamiento basado en el uso de algún medicamento.

Las células calciformes podrían aportar una vía para una opción de tratamiento futuro

Hasta recientemente, se pensaba que la función principal de las células calciformes, ubicadas en la superficie de la mucosa del intestino delgado, era la de producir moco que servía como película protectora y lubricante en los intestinos. Sin embargo, una investigación reciente ha demostrado que también podrían servir como medio de transporte de los antígenos de los alimentos a las células del sistema inmunológico conocidas como células dentríticas.[9] Es sabido que ciertas células dentríticas son pro-inflamatorias. Es decir, que tienden a promover el desarrollo del factor de necrosis tumoral alpha, las células T asesinas, y la colitis, mientras que otras células dentríticas promueven la tolerancia generando (entre otras cosas) células T reguladoras. McDole et al. (2012) demostraron que las células calciformes entregan preferentemente antígenos a las células dentríticas que promueven la tolerancia. Este descubrimiento ofrece la esperanza de que pueda desarrollarse un método para utilizar estas características para el tratamiento de las enfermedades digestivas que impliquen sensibilidades alimenticias.

Los investigadores solo han arañado la superficie en el descubrimiento del papel de las bacterias intestinales

Esta área podría tener un gran potencial para descubrimientos futuros en cuanto al tratamiento de varios problemas del sistema digestivo y del sistema inmunológico. Como veremos en el capítulo 16, las bacterias intestinales pueden tener este efecto potencial en nuestro sistema inmunológico. Las búsquedas de formas posibles para disminuir este efecto seguramente seguirán en el futuro. Y, dado que los virus se suelen utilizar comúnmente como vector en lo que se conoce como empalme de genes, y que seguramente también tendrán la habilidad de influir en nuestro sistema inmunológico, el potencial de descubrimientos de nuevas formas de aprovechar los poderes de los virus también debería servir como incentivo para la investigación futura.

Como ejemplo de rutas posibles que podría seguir la investigación sobre las bacterias intestinales, la investigación reciente ha mostrado que las bacterias intestinales tienen la habilidad de determinar si el sistema inmunológico está o no está produciendo interleucina 1b. Zielinski et al. (2012) descubrieron que la interleucina 1b, que es una hormona producida naturalmente, funciona como un interruptor molecular.[10, 11] Si está presente, entrena a las células inmunológicas para atacar de forma agresiva a los invasores y para liberar moduladores de inflamación adicionales. Si la interleucina 1b está ausente, entonces esas mismas células inmunes maduran con atributos anti-inflamatorios, en su lugar.

Por lo tanto, aparentemente, las bacterias intestinales también tienen el poder de determinar si un evento será pro-inflamatorio o no. Obviamente, los investigadores esperan encontrar una manera de regular o bloquear la interleucina 1b, de manera que se pueda evitar o controlar la inflamación. Este tipo de intervención es atractiva, porque a diferencia de la mayoría de los tratamientos convencionales, no implicaría debilitar significativamente el sistema inmunológico.

Los trasplantes fecales podrían ser una opción

Ya se están utilizando trasplantes fecales con gran éxito para combatir las cepas resistentes a los antibióticos de infecciones C. difíciles.[12] Quizás este procedimiento pueda modificarse para tratar la enfermedad inflamatoria intestinal, y posiblemente otras enfermedades autoinmunes, en el futuro.

Los probióticos tienen potencial como tratamiento de futuro

Con todas las formas de bacterias intestinales que han mostrado influir en nuestra digestión y en nuestro sistema inmunológico, parece claro que existe un gran potencial para el desarrollo de productos probióticos que podrían ser muy beneficiosos. Este tema parece mucho más complejo de lo que parece a simple vista, sin embargo, por eso no espero ver ningún avance muy importante en un futuro cercano, a pesar de que los fabricantes están introduciendo muchos productos probióticos nuevos en el mercado. Prácticamente todos estos productos son simplemente mezclas algo diferentes de cadenas de probióticos, basados en una tecnología actual.

Nuestra comprensión actual de las bacterias intestinales y de cómo interactúan con nuestro sistema inmunológico está muy limitado. Hará falta un gran salto en la tecnología antes de que los productos de este tipo tengan un potencial efectivo real. Algún día, los investigadores podrían aprender lo suficiente sobre nuestra compleja relación con estas bacterias que pueda resultar útil para algunos de los poderes que poseen para el control y prevención de muchos de los problemas del sistema digestivo que nos acosan, y que son tan difíciles de tratar de forma efectiva en la actualidad.

¿Pero cómo de bien harán este trabajo?

Los investigadores médicos tienden a enfocarse en soluciones que implican el uso de medicamentos para tratar los problemas médicos, lo cual no es sorprendente, considerando que las empresas farmacéuticas pagan sus salarios, de alguna manera, mediante la financiación de sus proyectos de investigación. Sin este apoyo financiero, habría menos proyectos de investigación y menos investigadores, por lo que no sorprende que esta política tienda a crear un medio en el que los programas de tratamiento que no impliquen el uso de medicamentos probablemente sean menos recomendados en los informes de investigación. Para las enfermedades que implican sensibilidades a alimentos, esto crea una especie de dilema, porque los tratamientos dietéticos no son susceptibles de ser investigados de forma objetiva. Incluso cuando se consideran, suelen ser desenfatizados, o se presentan como opciones de tratamiento menos deseables. Y, por supuesto, la mayoría de los pacientes han sido condicionados por las experiencias médicas anteriores y por la publicidad, de forma que prefieren tomarse una píldora antes que cambiar su dieta.

Debido a todas estas limitaciones, en mi opinión, mientras que algunos de estos proyectos podrían resultar en productos aprobados por la FDA que aportarán algún grado de beneficio para muchos pacientes, ninguno de ellos proporcionará una solución verdaderamente eficaz y segura de las enfermedades para las que se han diseñado. ¿Por qué? Porque como sucede en casi todos los casos con estos medicamentos, los medicamentos que resulten de estos proyectos estarán diseñados para tratar los síntomas y no la enfermedad subyacente. Mientras que solamente se traten los síntomas, la enfermedad seguirá causando daños en el sistema digestivo interno que estarán ocultos por el enmascaramiento de síntomas. La única manera de prevenir realmente cualquier daño futuro es eliminar la causa de la inflamación, y para la mayoría de nosotros, esto requiere cambios en la dieta como eliminar los alimentos responsables de la reacción de nuestra dieta. Es así de simple.

Además, cualquier vacuna que resulte de alguno de estos productos de investigación solamente protegerá contra ciertos péptidos seleccionados. Hay otros cientos de péptidos que resultan de la digestión del gluten que estarán fuera de cualquier tipo de protección ofrecida por estas vacunas, y esos péptidos seguirán causando inflamación en la mayoría de las personas que son sensibles al gluten. Cualquier enzima que sea desarrollada por otros equipos de investigación para evitar la digestión del gluten seguro que aportará algún beneficio, pero no existe un 100% de eficacia con los productos de este tipo, por lo que algunas personas seguramente estarán en riesgo de problemas de salud continuos si dependen de estos productos para protegerlos del gluten. Estos medicamentos pueden probar ser beneficiosos en el caso de que se utilicen añadidos a los cambios en la dieta, y siempre y cuando no se utilicen como sustitutos de los cambios en la dieta.

Antes de que pueda aprobarse un medicamento para su venta al público, la FDA requiere evidencias basadas en la investigación de sus fabricantes de que el medicamento es "efectivo" y "seguro". Desgraciadamente, ambos términos son relativos. "Efectivo" no significa que funcionará con todo el mundo, o incluso para un porcentaje alto de pacientes. Para estar cualificado para su aprobación, solamente debe verificarse "una efectividad substancial". En teoría, cualquier producto que es más efectivo que un placebo está cualificado. Algunas autoridades han destacado que, en algunos casos, hay medicamentos que han sido aprobados y que más tarde se ha demostrado que no son más efectivos que un placebo. Y el término "seguro" no implica que un producto deba realmente ser seguro para todo el mundo. Cuando regula la seguridad de un producto, la FDA parece considerar la seguridad, según si el producto ofrece o no ofrece mas beneficios que riesgos. El registro muestra que en algunas situaciones (por ejemplo, con productos farmacéuticos que se pueden obtener sin prescripción médica), la agencia parece estar más preocupada sobre cuestiones técnicas referente a las indicaciones del prospecto que sobre la efectividad real o la seguridad a largo plazo de los productos.

Resumen

En la actualidad, hay muchos proyectos de investigación en marcha para controlar o prevenir los síntomas de la colitis microscópica, enfermedad celíaca, y otras enfermedades afectadas por la sensibilidad al gluten. Algunos de ellos casi seguro resultarán en el desarrollo de medicamentos que serán aprobados por la FDA y que se marcarán como medicamentos de prescripción. Si proporcionan o no eficacia y seguridad en las soluciones de las enfermedades que están afectadas por la sensibilidad al gluten, estará por ver. Estas preocupaciones serán abordadas por el tribunal de la opinión pública, ya que el paso del tiempo proporciona una mejor visión de estos problemas por medio de estudios de casos reales de pacientes que utilizan estos productos en el futuro.

Sección II

¿Qué Causa Realmente la Colitis Microscópica, Enfermedad Celíaca, y Otras Enfermedades Autoinmunes?

Capítulo 16

¿Podría la Colitis Microscópica Realmente estar Causada por el Estrés?

Una teoría — por la que el estrés crónico podría ser el desencadenante principal de la colitis microscópica

La colitis microscópica es una enfermedad que tiende a atraer toda nuestra atención cuando está activa y, a menos que tomemos las precauciones para anticiparnos a los síntomas, para muchos de nosotros está activa siempre. La enfermedad puede ser tan implacable que tiende a proporcionar una cantidad máxima de incentivos para convencernos a aprender todo lo que se pueda sobre ella y para buscar las mejores formas de controlarla.

Después de emplear mucho tiempo en un foro de conversación y apoyo en Internet sobre la CM, seguido de más de siete años de hosting y administración de un foro de conversación y apoyo dedicado a la enfermedad, he aprendido mucho sobre los efectos del mundo real de la CM, y de cómo intentar hacer frente a ella sobre una base diaria que afecta profundamente la vida de muchos pacientes. He pasado literalmente miles de horas buscando en Internet informes de investigación relacionados con la colitis microscópica. Como resultado de ello, he aprendido lo suficiente sobre el nivel de comprensión de la enfermedad en la comunidad médica como para reconocer que a pesar de todos los datos de investigación disponibles, la ciencia médica todavía conoce bastante poco sobre la enfermedad, e incluso sobre cómo tratarla de la forma adecuada. Me he dado cuenta, sin embargo, que durante los últimos años se está llevando a cabo más investigación, en comparación con años anteriores, por lo que sin duda hay esperanza para el futuro.

En todos estos años de estudiar la enfermedad, he leído muchos informes de investigación que apuntan a varios tipos de eventos que parecen estar relacionados con el desarrollo de la enfermedad. Y he visto varias teorías básicas que han sido ofrecidas sobre cómo podría desarrollarse realmente la enfermedad, pero ninguna de ellas parece tener una explicación organizada y comprensiva de la etiología de la enfermedad que integre todos los parámetros relevantes, y una que pueda estar acreditada por una base convincente de datos de investigación actuales.

¿Qué causa realmente la colitis microscópica?

Mi formación es en Ingeniería, Matemáticas e Informática, en lugar de en Medicina. La mayoría de mi experiencia laboral ha sido en el ámbito de la agroindustria. Consecuentemente, tiendo a analizar los problemas de forma bastante distinta que alguien con conocimientos médicos. No tengo ninguna duda de que hay un inconveniente en mi falta de formación médica formal, pero en el aspecto positivo, creo que soy bastante neutral a la hora de pensar, y cuando se hace de este modo, se proporciona un punto de vista más amplio sobre un problema y posiblemente se llegue a una solución. Además, mi experiencia en producción agrícola y mi experiencia como procesador, y como suministrador de determinados segmentos de la industria de fabricación de aperitivos alimenticios, ayuda a proveerme de una visión única de las realidades de la industria de la alimentación.

En este capítulo, intentaré hacer un argumento convincente de que la colitis microscópica está causada por una secuencia de eventos del sistema inmunológico y ambiental que tiende a auto-perpetuarse una vez que se ha puesto en marcha. Creo que esta secuencia de eventos se inicia típicamente por un fenómeno ambiental común pero muy potente; específicamente, un estado de estrés significativo, crónico. Sí, me refiero a ese viejo enemigo que ha venido afectando a la humanidad desde el principio de los tiempos, pero no solo el tipo de estrés normal, el estrés de todos los días que viene y va cada día. Estoy hablando del estrés implacable – el tipo de estrés que parece no desaparecer nunca – el estrés que siempre está en el fondo de nuestra mente, abriéndose paso incluso en momentos en los que no somos conscientes de ello.

El estrés crónico también puede estar en forma de estrés físico real, como las dificultades físicas sobre las que podemos o no tener algún control. Las fuentes de estrés sobre las que no tenemos control (o aquellas sobre las que creemos no tener control) han demostrado ser las más dañinas, y tienden a tener los efectos más graves sobre nosotros. De hecho, las investigaciones han demostrado que cuanto menor control tengamos (o cuanto menor sea el control que pensamos tener), más importante será el daño a nuestra salud.[1, 2]

El estrés crónico podría estar implicado en la génesis de todos los problemas autoinmunes

Una revisión de los datos de investigación sugiere que esta secuencia de eventos parece estar relacionada con la etiología no solo de la colitis microscópica, sino de todas las demás enfermedades del sistema digestivo basadas en la inflamación que típicamente resultan en diarrea crónica, incluyendo la enfermedad de Crohn, la colitis ulcerosa, y la enfermedad celíaca, y muy posiblemente la mayoría, si no todas, las demás enfermedades autoinmunes, también. Lógicamente, los factores genéticos y ambientales, independientemente influyen en el resultado del proceso para determinar qué enfermedad o enfermedades serán el resultado.

Muchos grupos de investigación están investigando esta cuestión, y la investigación en este ámbito parece haberse convertido en un tema candente durante la última década. Pero, a pesar de todos los descubrimientos interesantes, nadie parece dispuesto a sumar dos y dos para relacionar toda la investigación relevante, y definir lo que está pasando realmente. No tengo forma de predecir cómo responderán varios segmentos de la comunidad médica a mi teoría, dado que obviamente soy un extraño (no un investigador médico profesional), pero creo que a largo plazo, la mayoría llegarán a mi forma de pensar conforme se publican nuevos resultados de investigaciones más interesantes. Antes de que el pleno alcance de esta teoría pueda ser aceptada por la mayoría de las facciones de la comunidad médica, tendrán que aceptar nuevas formas de pensar sobre la enfermedad. Pero, ya que el progreso solo viene con el cambio, grandes avances en tecnología casi siempre requieren grandes cambios en la forma en la que se utiliza la información, y el campo de la medicina no está exento de este concepto.

En esencia, lo que estoy diciendo es que el estrés es un ingrediente esencial en el desarrollo de la CM – el eslabón perdido en la comprensión médica general de la enfermedad. Y, en lugar de ofrecer esto como una teoría de castillos en el aire, voy a fundamentarla con documentación de datos existentes. Debo admitir que, como es el caso de cualquier enfermedad, siempre existe una remota posibilidad de que circunstancias inusuales pueden combinarse para desencadenar la enfermedad por algunos medios extraordinarios. Después de todo, casi siempre hay excepciones a la regla en el mundo real, y yo asumo que la etiología de la CM también podría tener este tipo de excepciones. Dicho esto, he aquí cómo creo que se desarrolla esta enfermedad normalmente.

El aumento de la permeabildad intestinal es un ingrediente clave

Como información básica, considere que el aumento de la permeabilidad intestinal se encuentra presente en todas las enfermedades intestinales mejor conocidas y más investigadas de modulación por inflamación que causan diarrea crónica, incluyendo la enfermedad de Crohn, la colitis ulcerosa, y la enfermedad celíaca. No solo existe un intestino defectuoso, sino que parece ser parte integral del proceso inflamatorio, y una causa principal de muchos de los síntomas clínicos experimentados por los pacientes que tienen una o más de estas enfermedades.

Sabemos, por ejemplo, que no solo el aumento de la permeabilidad intestinal forma parte de la enfermedad de Crohn y de la colitis ulcerosa, sino que los investigadores muestran que el mayor nivel de disfunción intestinal se encuentra relacionado con niveles mayores de daños fisiológicos.[3] Además, sabemos que la investigación muestra ahora pruebas evidentes cada vez más fuertes de que no solo el estado de una cada vez mayor disfunción del intestino aparentemente es esencial en el desarrollo de la enfermedad celíaca, sino que incluso podría ser un paso esencial en el desarrollo de todas las enfermedades autoinmunes.[4]

También sabemos que la colitis puede disminuir reduciendo la permeabilidad intestinal.[5] Por lo tanto, aparentemente, existe una relación directa entre un intestino defectuoso y las enfermedades del sistema digestivo basadas en la inflamación que impliquen una diarrea crónica.

Como sucede tan a menudo con la CM, no obstante, resultados conflictivos de investigaciones parecen ser la norma en cuanto a la permeabilidad intestinal.[6, 7, 8] Como destacamos en el capítulo cuatro, no es inusual encontrar ejemplos de conclusiones inválidas en informes de investigación dedicados a la enfermedad. Dado que la CM también es una enfermedad basada en la inflamación, relacionada con diarrea crónica, parece muy improbable que sea una excepción a la regla que parece prevalecer para todos los demás desórdenes intestinales inflamatorios.

Por ello, a pesar de la falta clara de un consenso de opinión en la literatura, parece ser irresponsable asumir que la colitis microscópica es una excepción a la regla, y que no se encuentra asociada con un aumento de la permeabilidad intestinal. Existen abundantes pruebas empíricas, basadas en los síntomas clínicos de muchos cientos de pacientes que tienen CM, que claramente muestran los efectos de los niveles elevados de permeabilidad intestinal.[9]

¿Qué causa la permeabilidad intestinal?

Según la investigación realizada utilizando ratas como sujetos, algunos de los cuales tenían deficiencia de mastocitos, mientras que otros tenían niveles normales de mastocitos, el estrés (en presencia de mastocitos) provoca una mayor permeabilidad intestinal.[10] Es más, otros informes de investigaciones muestran que el estrés es capaz de aumentar el contenido de histamina en los mastocitos del colon.[11] Bajo ciertas condiciones, los mastocitos tienen el potencial de sobrecargarse con histamina. Se están empezando más y más investigaciones para reconocer la importancia de los mastocitos en las enfermedades gastrointestinales.[12] William Alford ya lo destacó en 2005:[13]

¿Podría la Colitis Microscópica Realmente estar Causada por el Estrés?

> *También existe el desorden de la activación de los mastocitos. En este caso, ya sea un número mayor o incluso un número normal de mastocitos podrían ser "nerviosos" o demasiado fáciles de activar por los estímulos, e incluso podrían ser activados por auto-anticuerpos. Para estos pacientes, los síntomas podrían aparecer por la liberación de mediadores cuando se ha alcanzado el umbral de la histamina. Si uno piensa en un "cubo de histamina" representando un cierto nivel critico en el que aparecen los síntomas, entonces cualquier añadido a este "cubo" es una carga que llama la atención. Cuando se acumula cierta carga por el estrés, por estímulos activadores ambientales, histamina endógena, e histamina ingerida, el cubo se "desborda", y entonces pueden manifestarse los síntomas. Los pacientes cuyos síntomas aparecen y desaparecen a lo largo del tiempo, podrían establecerse en esta categoría ya que su "carga" de histamina varía según las circunstancias.* (p. 1)

Hablamos sobre el diagnóstico de la enterocolitis mastocítica asociada con la CM en el capítulo tres. También existe documentación, basada en un estudio de datos obtenidos no solo de pacientes con la enfermedad de Crohn, colitis ulcerosa, y la enfermedad celíaca, sino de pacientes con colitis linfocítica y colitis colagenosa. Otro grupo tenía diarrea crónica pero no diagnosticados de la enfermedad. El 70 % de los sujetos con diarrea crónica pero no diagnosticados de la enfermedad, mostró una cuenta elevada de mastocitos que podría estar cualificado para el diagnóstico de enterocolitis mastocítica.

También, ninguno de los sujetos de control tenía una cuenta de mastocitos que podría estar cualificada para un diagnóstico.[14] Por lo tanto, tenemos una amplia evidencia de que el estrés, un intestino permeable, y una elevada presencia de mastocitos, se encuentran típicamente relacionados con enfermedades del sistema digestivo moduladas por la inflamación. Pero, tenga en cuenta que el estrés desempeña un papel primordial en este proceso, y que tiende a promover la inflamación mediante mecanismos múltiples. No solo puede, indiscutiblemente causar una permeabilidad intestinal aumentada, sino que el estrés también es capaz de promover un aumento del contenido de histamina en los mastocitos intestinales, y como veremos pronto, el estrés también puede modificar la población bacteriana intestinal, llevándolo a alterar nuestra respuesta del sistema inmunológico. El medio ambiente resultante aporta muchos elementos más que suficientes como para promover una cascada de eventos que han demostrado estar relacionados con el desarrollo de un síndrome de base inflamatoria.

Y, una vez que empieza el proceso, como un nivel creciente de inflamación conduce a unos síntomas clínicos severos crecientes, el nivel de estrés sigue aumentando por los efectos físicos y emocionales de los síntomas clínicos, y esto obviamente resulta en un ciclo auto-perpetuo de estrés. Como descubriremos pronto, las indicaciones de que el estrés es una clave primordial en esta secuencia de eventos han sido verificadas en muchos estudios de varios temas.

El estrés infantil puede resultar en el desarrollo de enfermedades autoinmunes décadas más tarde

Los estudios han demostrado que los acontecimientos muy estresantes en la infancia pueden llevar a causar un riesgo significativamente mayor de desarrollar enfermedades autoinmunes décadas más tarde, en la edad adulta.[15] Además, múltiples acontecimientos estresantes en la infancia parecen traducirse en un riesgo proporcionalmente mayor de desarrollar una o más enfermedades autoinmunes más tarde en la vida.

El trastorno de estrés postraumático (TEPT) conduce a enfermedades autoinmunes

Numerosos estudios han demostrado que el TEPT predispone a un riesgo mayor de desarrollar enfermedades autoinmunes. Los estudios han destacado que las víctimas de TEPT tienden a mantener niveles elevados de células T y niveles disminuidos de cortisol.

Por ejemplo, un estudio de los veteranos del Vietnam verificó que el TEPT está relacionado con muchas enfermedades autoinmunes, números elevados de células T en circulación, y sistemas inmunológicos sobreactivos, en general.[16] De hecho, los estudios han descubierto que hasta un 80 % de todos los casos de enfermedades autoinmunes implican niveles anormalmente elevados de estrés, con o sin TEPT, anterior al desarrollo de la enfermedad.[17] La colitis microscópica es, por supuesto, considerada una enfermedad modulada por las células T.

El estrés puede tener otros efectos inesperados

En vista de todos estos datos, parece bastante obvio que el estrés es el ingrediente principal en el desarrollo de las enfermedades autoinmunes. Pero, ¿qué más puede hacer el estrés? Sabemos, por ejemplo, que el estrés puede afectar las bacterias intestinales de forma adversa. La investigación ha mostrado que, de hecho, el estrés puede alterar la población equilibrada de bacterias intestinales, y que esos cambios pueden alterar la forma en la que responda nuestro sistema inmunológico.[18]

Algunas autoridades calculan que aproximadamente el 90 % de las células en nuestro cuerpo no son nuestras, sino que pertenecen a las bacterias, tantas como 40.000 especies diferentes.[19] La mayoría de ellas han desarrollado una relación simbiótica muy sofisticada con nosotros, por lo tanto si el estrés puede alterar su equilibrada población en nuestros intestinos, entonces esto conlleva a implicaciones mayores, no solo para su salud y vitalidad, sino obviamente también para nuestra propia salud y bienestar.

El papel fundamental desempeñado por el timo

Para evitar que el sistema inmunológico ataque las células de su propio cuerpo, las células inmunes son entrenadas para reconocerse a sí mismas. El timo es un órgano muy especializado a cargo de producir y seleccionar los linfocitos T, (células T). En el timo, las células progenitoras conocidas como timocitos se convierten en células T, y por un proceso generacional aleatorio, son diseñadas una a una para atacar un antígeno único. Esta conversión y proceso de entrenamiento es conocido como timopoiesis.

Con el fin de preservar el reconocimiento de sí mismas, las células epiteliales en el timo producen proteínas principales de varios órganos de todo el cuerpo, y las nuevas células T son expuestas a estas proteínas. Las células T que ataquen las proteínas del propio cuerpo, serán eliminadas en el timo, por medio de un método programado de muerte celular (apoptosis).

Se sabe que la función del timo tiene su pico aproximadamente en el momento de la pubertad, y que conforme nos hacemos mayores, su función va disminuyendo, y que el órgano tiende a perder robustez. La investigación ha demostrado que junto con el envejecimiento, y especialmente en conjunto con el estrés, varios neuropéptidos, hormonas, y factores de crecimiento pueden influir en el proceso de la timopoiesis.[20]

Sin embargo, las bacterias del intestino de alguna manera son capaces de eludir este proceso

Por algunos medios, convencen al sistema inmunológico de que son ellos mismos, en lugar de invasores extraños. Nadie sabe cómo lo hacen, pero son capaces de establecer este reconocimiento en el intestino, donde viven. Esto sugiere preguntas sobre la posibilidad de irregularidades en el proceso, inspirando a algunos investigadores a especular sobre el hecho de que este fenómeno pueda estar implicado en el desarrollo de la enfermedad inflamatoria intestinal.[21]

¿Cómo hacen las bacterias intestinales para engañar a nuestro sistema inmune?

Obviamente, deben mostrar una ilusión de sí mismas al sistema inmunológico. Mi mejor conjetura (y no es nada más que una simple conjetura) es que podrían producir algún tipo de enzima, o algún otro tipo de proteína, que imite una enzima reconocida o proteína que normalmente se encuentre en el tejido intestinal humano. Esto, efectivamente, podría proporcionarles un pase libre de forma que puedan ser ignoradas por el sistema inmune y que se les permita hacer lo que deseen.

Cuando tenemos en cuenta que todas estas bacterias en nuestros intestinos son capaces de producir aproximadamente mil veces la cantidad de endotoxinas que harían falta para matarnos, entonces los riesgos asociados con esta relación se hacen bastante obvios.[22] Independientemente, el tema principal es que las bacterias intestinales son cualificadas únicamente para manipular el sistema inmune. Sabemos, a través de la investigación, que el estrés puede alterar las poblaciones bacterianas intestinales, y que estas poblaciones alteradas pueden cambiar la forma en que responda nuestro sistema inmunológico. Por lo tanto, el estrés indirectamente puede alterar nuestra respuesta del sistema inmunológico, posiblemente de formas que todavía no nos podemos ni siquiera imaginar.

Consideremos algunos de los desencadenantes conocidos de la colitis microscópica. Como hablamos en el capítulo dos, estos pueden incluir, pero no se limitan a, infecciones bacterianas, parásitos, infecciones virales, medicamentos varios, y parar un hábito de largo plazo de fumar. Pero, las infecciones bacterianas, parásitos, e infecciones virales son comunes, y normalmente no causan el desarrollo de la colitis microscópica.

Por lo tanto, ¿por qué esta enfermedad solo se desarrolla en situaciones determinadas?

En mi opinión, esto sucede porque una cantidad importante de estrés debe haber estado presente para hacer que las bacterias intestinales alteren la respuesta del sistema inmunológico. Si el estrés está ausente, entonces el elemento desencadenante primordial falta, y la infección seguirá su curso, sin desencadenar la CM o alguna otra enfermedad autoinmune.

Si el estrés puede hacer que las bacterias alteren el sistema inmunológico, entonces los virus simplemente añaden otra etapa de sofisticación al proceso. Dado que los virus básicamente son paquetes pequeños que no tienen metabolismo y que no pueden reproducirse por sí mismos, se propagan inyectando su ADN en las células huéspedes, que sirven bien como incubadora para reproducir copias del virus, o bien las células huéspedes incorporan el ADN del virus a su propio ADN y esperan instrucciones.[23] La investigación ha demostrado que los virus que han estado latentes pueden convertirse en virales en presencia de factores medioambientales como las deficiencias nutricionales.[24] Esto sugiere que también deben existir otros desencadenantes para este evento (posiblemente asociados también con la dieta y el estrés), esperando ser descubiertos por los investigadores. Por ejemplo, los investigadores que buscaban un supresor mejorado del sistema inmunológico, descubrieron recientemente que el estrés puede activar los virus de la hepatitis B.[25] Seguramente se harán más descubrimientos para demostrar cómo el estrés puede alterar las formas en las que los virus afectan al sistema inmunológico.

Dejar un hábito de largo plazo de fumar es sabido que causa un estrés extremo. Es bastante obvio que el estrés es la clave que explica el desarrollo de la colitis microscópica, que en ocasiones se encuentra relacionada con el hecho de dejar un hábito de largo plazo de fumar.

¿Qué papel desempeñan las sensibilidades alimenticias?

Como vimos en el capítulo siete, según Fine (2000), la sensibilidad al gluten no tratada puede conducir al desarrollo de la colitis microscópica, y por el contrario, cuando se activan los genes que predisponen a la CM, también pueden provocar una sensibilidad al gluten y a otros alimentos. Una investigación más reciente ilumina este aspecto y muestra que la permeabilidad intestinal se encuentra relacionada con la respuesta mediada-interleucina-9 de los mastocitos que predisponen a las sensibilidades alimenticias.[26]

Otra investigación muestra que todo persona que tenga una o más sensibilidades alimenticias tiene una permeabilidad intestinal aumentada.[27] Además, esta investigación ha demostrado que existe una relación lineal entre la creciente permeabilidad intestinal, y la creciente severidad de los síntomas clínicos, (Ventura et al., 2006). De modo que, claramente, las sensibilidades alimenticias se encuentran conectadas integralmente con la creciente permeabilidad intestinal. Y, aunque la relación inversa aún no ha sido verificada por la investigación, es prácticamente seguro que la mayoría de las personas que tienen una permeabilidad intestinal alterada también tienen una o más sensibilidades alimenticias.

De hecho, la investigación incluso ha mostrado que el estrés es responsable directo de causar sensibilidades alimenticias de base IgE. En 2006, Yang et al., demostraron que en individuos genéticamente susceptibles, bajo condiciones de estrés fisiológico crónico, la permeabilidad intestinal aumentada permite un incremento de la captación de los antígenos de los alimentos, lo que conlleva a una condición de inflamación como resultado de una degranulación de mastocitos.[28] Además, los investigadores demostraron que este aumento de los resultados de captación de antígenos resulta en una sensibilización a estos antígenos en concreto, por lo que exposiciones futuras conducirán a una reacción inflamatoria inducida por los mastocitos.

Pero, las reacciones de base IgE son solo el principio. La investigación posterior ha demostrado que los mastocitos son responsables de la propagación de las células B, resultando en la promoción de respuestas de base IgA.[29] Por lo tanto, es obvio que los mastocitos desempeñan un papel en las enfermedades asociadas con la proliferación de los linfocitos. Esta categoría incluye todas las enfermedades inflamatorias intestinales (incluyendo la colitis microscópica), enfermedad celíaca, y virtualmente todas las enfermedades autoinmunes.

Ciertos medicamentos también pueden causar un intestino permeable

Los medicamentos antiinflamatorios no esteroides (AINEs) son conocidos por causar una permeabilidad intestinal aumentada.[30] Las investigaciones indican que los inhibidores de la bomba de protones también pueden conducir a una permeabilidad intestinal aumentada.[31]

Aunque no estoy al tanto de ninguna investigación dedicada que pueda haber investigado esta posibilidad para otros medicamentos, parece bastante probable que muchos (o todos) los demás medicamentos que han estado relacionados con desencadenar la CM también puedan estar relacionados con una permeabilidad intestinal aumentada. La larga lista de medicamentos conocidos por desencadenar reacciones de histamina (páginas 197–198 del capítulo 14) apoya esta postura. Claramente, existe una vía para muchos tipos de medicamentos para conducir a un ambiente alterado que podría predisponer al desarrollo de enfermedades autoinmunes.

La experiencia ha demostrado que los individuos que tienen colitis microscópica pero no tienen sensibilidades alimenticias, en su lugar suelen haber desarrollado sensibilidades inducidas por los medicamentos, que se encuentran asociadas a una permeabilidad intestinal aumentada. Y algunos individuos, por supuesto, sufren ambas, sensibilidades a alimentos y a medicamentos, en las que tanto una como otra puede desencadenar síntomas de colitis microscópica.

La Vitamina D y los mastocitos

Como aprendimos en el capítulo 14, la vitamina D ayuda a prevenir el desarrollo de un número excesivo de mastocitos, y el desarrollo de mastocitos que están predispuestos de forma inapropiada a la degranulación. Claramente, si los mastocitos están implicados en el desarrollo de la colitis microscópica y de otras enfermedades inflamatorias intestinales, y posiblemente de otras enfermedades autoinmunes, entonces esto es una llamada de advertencia para que mantengamos los niveles de nuestra vitamina D bien arriba en los valores de referencia. De hecho, podría ser útil mantener el nivel de la vitamina D en el rango superior de los valores de referencia si los síntomas sugieren problemas de mastocitos.

Muchos especialistas abogan por tratar las EIIs y otras enfermedades autoinmunes mediante la supresión del sistema inmunológico. No hay duda de que este enfoque parece proporcionar alivio en muchos casos, pero lo hace a costa de un riesgo mayor de desarrollar otras enfermedades o infecciones. Además, ninguna investigación ha demostrado que esto no pueda causar daños a largo plazo en el sistema inmunológico, por ello estableciendo una base para el desarrollo en un futuro de consecuencias adversas para la salud. Para mí, tiene mucho más sentido apoyar nuestro sistema inmunológico e intentar conseguir que sea lo más efectivo posible, ya que un sistema inmunológico debilitado suele ser la razón principal por la que se desarrolla una enfermedad. ¿Para qué debilitarlo más, y posiblemente abrir la puerta a más enfermedades?

Considerando la ERGE como una enfermedad autoinmune

Como vimos en el capítulo 14, existen pruebas de que la ERGE podría ser una enfermedad autoinmune. Hace mucho tiempo que se sabe que el estrés empeora los síntomas de la ERGE.[32] También se ha demostrado que los individuos que se exponen a condiciones de estrés crónico son más propensos a quejarse de síntomas de la ERGE.[33] Por lo tanto, si la ERGE es un problema autoinmune, entonces claramente su desarrollo parece estar implicado en la misma cascada de eventos que están presentes en el desarrollo de otras enfermedades autoinmunes, y también se explicaría con mi teoría. Esto sugiere que si están presentes los genes correspondientes que predisponen a la ERGE (que aparentemente no han sido definidos actualmente), entonces el síndrome podría desarrollarse en respuesta a sensibilidades a alimentos o medicamentos, en combinación con una permeabilidad intestinal aumentada como resultado de una activación de los mastocitos inducida por el estrés.

Veamos, por ejemplo, cómo se aplica esto a la diabetes mellitus

Las investigaciones realizadas ya en 1997 y publicadas en 1999 han demostrado que la diabetes de tipo 1 se encuentra claramente relacionada con una permeabilidad intestinal aumentada.[34] Los datos de la investigación que se publicaron en 2004 mostraron que la diabetes de tipo 1 se podría prevenir simplemente eliminando o evitando la permeabilidad intestinal aumentada.[35] En 2009, las investigaciones revelaron que uno o más de los péptidos presentes en la molécula del gluten parecen ser un factor en el desarrollo de la diabetes de tipo 1, y Visser et al. (2009) explicaron la hipótesis de que una permeabilidad intestinal aumentada es esencial para el desarrollo de una enfermedad autoinmmune.[4] Está claro que, de poderse validar esta afirmación, se trata de una observación muy profunda, con implicaciones de largo alcance.

Así que ahora nos tenemos que preguntar: "¿Los mastocitos también están implicados en el desarrollo de la diabetes mellitus?" Y la respuesta, por supuesto, es: "Sí". Si bien no se han realizado experimentos con humanos, la investigación realizada con ratones claramente muestra que los mastocitos están implicados en el desarrollo de la diabetes.[36, 37] Es bien sabido que la diabetes de tipo 1 está relacionada con la enteropatía de sensibilidad al gluten, por lo tanto, el descubrimiento de la conexión con los mastocitos es una ampliación lógica de esta relación, teniendo en cuenta la información de este capítulo. Las investigaciones realizadas por Liu et al. (2009) sugieren que la obesidad incluso se puede reducir usando un tratamiento para estabilizar los mastocitos, con el fin de evitar su inapropiada degranulación.[37]

Y otras investigaciones demuestran que el eslabón final, el estrés, claramente está implicado como un factor que conduce a excursiones de azúcar en sangre que pueden conllevar una resistencia a la insulina y al desarrollo de diabetes.[38, 39] Además, Wellen y Hotamisligil (2005) hablan sobre mecanismos por medio de los cuales la inflamación podría conducir a la obesidad, y esto se verificó por Liu et al. (2009), como se menciona arriba. La línea de fondo de todo esto es que todos los componentes de mi teoría se encuentran presentes en el desarrollo de la diabetes mellitus.

Y ahora, incluso el síndrome del intestino irritable se ha relacionado con los mismos cambios histológicos

En mi opinión, la enfermedad conocida como "síndrome del intestino irritable" es un engaño cruel creado por los gastroenterólogos, y promocionado para ocultar el hecho de que son incapaces de explicar muchos aspectos gastrointestinales que no parecen cumplir el criterio diagnóstico para cualquiera de las enfermedades definidas formalmente. Cuando se somete a los rigores científicos, el síndrome del intestino irritable no se puede demostrar que existe como una enfermedad definida de manera exclusiva. Tenga en cuenta que no existe un criterio diagnóstico para detectar el síndrome del intestino irritable. En su lugar, si todas las demás enfermedades que son conocidas por causar esos síntomas son descartadas, entonces el diagnóstico por defecto es el del síndrome del intestino irritable. ¿Podría ser que el síndrome del intestino irritable es sinónimo de "estoy bloqueado?" Al pretender que se trata de una enfermedad legítima, los especialistas gastroenterólogos se ven rescatados de su embarazosa situación de tener que decir: "No tengo la más remota idea de lo que le sucede". En su lugar, simplemente dicen: "Usted tiene el síndrome del intestino irritable". Eso suena mucho más profesional.

De hecho, la investigación reciente demuestra que los pacientes con el síndrome del intestino irritable con predominancia de diarrea, muestran los mismos marcadores de laboratorio del intestino delgado que los pacientes que tienen una enfermedad inflamatoria intestinal, es decir, una permeabilidad intestinal aumentada y una activación de los mastocitos.[40] Y, por supuesto, está bien definido que el síndrome del intestino irritable es un síndrome provocado por el estrés. Obviamente, estos datos validan mi afirmación de que el síndrome del intestino irritable no es realmente una enfermedad en sí misma. En su lugar, o bien es un diagnóstico errado de una enfermedad inflamatoria intestinal, o bien es un estado prematuro, pre-diagnóstico de una enfermedad inflamatoria intestinal.

En el mundo real, la mayoría de los casos de síndrome del intestino irritable terminan siendo casos mal diagnosticados de colitis microscópica o de enfermedad celíaca. Otros, en realidad son estados primarios de esas enfermedades, o en algunos casos, simplemente son casos de CM o de enfermedad celíaca que son refractarios al tratamiento. Cuando un paciente no responde al tratamiento que le ha sido prescrito, más de un especialista gastroenterólogo intenta convencer al paciente de que tiene una enfermedad inflamatoria intestinal. La teoría es que si el paciente tiene el síndrome del intestino irritable, esto explicaría el motivo por el que no funciona el tratamiento, por ello aumentando el ego profesional del especialista. En la mayoría de estas situaciones, el paciente no responde al tratamiento simplemente porque el médico en realidad no sabe cómo tratar la enfermedad. En cualquier caso, la realidad es que la enfermedad conocida como "Síndrome del Intestino Irritable" es una fabricación – una enfermedad que fue inspirada por la vanidad.

Colitis Microscópica

Volviendo al tema principal de esta sección, en el estudio antes citado (con respecto al síndrome del intestino irritable, permeabilidad intestinal, y activación de los mastocitos), Martínez et al. (2012) demostraron que los síntomas clínicos de los pacientes con el síndrome del intestino irritable están estrechamiento correlacionados con la activación de los mastocitos, y con las proteínas conocidas por modular las uniones estrechas de la mucosa del intestino delgado. Así es exactamente cómo las sensibilidades alimenticias desencadenan los síntomas de la colitis microscópica, y también encaja con la forma en la que la sensibilidad al gluten desencadena los síntomas de la celiaquía.

¿Por qué entonces tendría que considerarse el síndrome del intestino irritable como una enfermedad única, en sí misma? La única razón por la que no encaja en el criterio diagnóstico de la colitis microscópica en muchos casos, se debe a que principalmente se encuentra presente en el intestino delgado, en lugar de en el colon. Pero, como vimos en el capítulo nueve, existe una evidencia amplia de investigación que claramente demuestra que los criterios diagnósticos para la colitis microscópica se definen arbitrariamente, debido al hecho de que la enfermedad también afecta al intestino delgado de un número alto de pacientes que tienen CM. De hecho, puede afectar a cualquier parte del sistema digestivo.

Los efectos del estrés sobre el sistema inmune no se pueden exagerar

El estrés parece tener un efecto profundo prácticamente en todos los aspectos del sistema inmunológico para los que se dispone de datos de investigación. Muchos (posiblemente todos) los microbios, tanto si son patogénicos como benignos, parecen responder a las hormonas humanas del estrés.[41] Este efecto no solo puede aumentar nuestro riesgo de infección, sino que puede conducir a consecuencias de largo alcance, como la ralentización de la curación de las heridas y la recuperación prolongada de una cirugía.[42, 43] E incluso puede afectar negativamente a la habilidad de nuestro sistema inmune para responder adecuadamente a una vacuna contra un virus, resultando en una respuesta inmunológica inadecuada a una vacuna.[44] ¿Cómo puede ser que un efecto tan profundo haya sido ignorado durante tanto tiempo en la etiología de una enfermedad?

Y ahora hay datos de investigación convincentes que validan mi teoría de forma concluyente

Los investigadores recientemente han demostrado que el estrés crónico conduce a la resistencia del receptor glucocorticoide, un fenómeno que interfiere con la habilidad normal del sistema inmune para regular la inflamación.[45] En otras palabras, demostraron que en presencia de un estrés severo y prolongado, la habilidad del sistema inmune de regular una respuesta inflamatoria se ve gravemente comprometida. Esto implica que el estrés crónico puede establecer el escenario para respuestas inapropiadamente severas y prolongadas de inflamación que pueden tener un efecto abrumador en el sistema inmunológico.

Los Neuropéptidos también parecen tener un papel directo en la respuesta del estrés que conduce a una enfermedad

Los neuropéptidos están empezando a ser reconocidos como componentes importantes en el desarrollo de la enfermedad inflamatoria intestinal. Se venía sospechando desde hace tiempo que la hormona liberadora adrenocorticotropa (CRH) desempeña un papel vital en ciertos aspectos del funcionamiento del sistema inmunológico.

En 1999, Santos et al. mostraron que la CRH podría inducir un patrón relacionado con el estrés, de inflamación en el epitelio del colon de los ratones, que implicó una degranulación de los mastocitos.[46] Cabe destacar que se piensa que la CRH es responsable de evitar que el sistema inmunológico de la madre rechace al feto en el útero. Sin la presencia de la CRH, casi seguro se produciría un aborto espontáneo. La CRH es un neuropéptido, lo que significa que es una hormona polipéptida y un neurotransmisor, a la vez.

La mayoría de las CRH se producen en el hipotálamo, pero también se producen en las células endocrinas de los intestinos. Ha sido bien documentado que la CRH está implicada en el desarrollo de la enfermedad inflamatoria intestinal, no solo por medio de estudios de investigación en modelos de animales, sino también con sujetos humanos.[47] Wallon et al. (2008) incluso demostraron que la CRH es capaz de causar una permeabilidad intestinal aumentada en los tejidos humanos, induciendo una degranulación de los mastocitos.[48] Por lo tanto, tenemos todos los ingredientes necesarios para describir cómo el estrés puede conducir a una enfermedad inflamatoria intestinal y a otros problemas autoinmunes.

Las influencias físicas también pueden causar grandes problemas de mastocitos intestinales

La evidencia adicional de cómo de importante pueden ser los efectos de los mastocitos en el funcionamiento de los intestinos puede verse en los resultados de la investigación que describe cómo el mero hecho de manipular los intestinos durante una cirugía, puede resultar en una degranulación de los mastocitos. "Ileus" es un término utilizado para describir una condición en la que la motilidad se encuentra temporalmente ausente en los intestinos. En este estado, no se produce la digestión, y el sistema digestivo está cerrado. El íleo postoperatorio es un fenómeno muy común, y típicamente, después de una cirugía abdominal, el sistema digestivo permanece sin funcionar durante dos o tres días antes de reiniciarse. Yo, personalmente, he experimentado este efecto después de una cirugía abdominal.

No obstante, este evento sucede con menor frecuencia cuando la cirugía se lleva a cabo mediante una técnica menos invasiva, como una cirugía laparoscópica. La investigación sugiere que la activación de los mastocitos es la causa del Ileus postoperatorio.[49] The et al. (2007) mostraron que manipular los intestinos durante una cirugía resultó en la liberación inmediata de triptasa (un fenómeno conocido por estar relacionado con la degranulación de los mastocitos), y unos niveles aumentados de interleucina 6 e interleucina 8.

No se detectó ninguno de estos marcadores durante la cirugía laparascópica. Está claro entonces que, el trauma físico puede causar una degranulación de los mastocitos, resultando en importantes efectos en el sistema digestivo. Esto parece explicar por qué tantos pacientes con problemas de los mastocitos experimentan síntomas como resultado de un simple ejercicio físico rutinario o de cualquiera otra actividad física.

¿Sigue escéptico con respecto a que los mastocitos podrían ser la causa principal de la CM y de otras EIIs?

Entonces, considere la observación mencionada en el capítulo 14, en lo referente a las experiencias reales de miembros del foro de conversación y apoyo que han descubierto que los antihistamínicos son prácticamente tan efectivos como los medicamentos antiinflamatorios para controlar sus síntomas clínicos de la colitis microscópica. Esto claramente implica que una degranulación inapropiada de los mastocitos podría ser efectivamente la causa principal de la inflamación intestinal que resulta en la infiltración de células T que marcan la CM, la enfermedad celíaca, y otras enfermedades inflamatorias intestinales.

Entonces, ¿qué significa todo esto?

Es evidente que existen numerosos ejemplos de investigación verificada, que muestran que existe una relación integral de causa y efecto entre el estrés, los mastocitos, la permeabilidad intestinal aumentada (con mayor frecuencia relacionada con sensibilidades alimenticias y a medicamentos), y la enfermedad autoinmune. La evidencia parece aplastante. Todo lo que resta, es para uno o más equipos de investigación que utilizan métodos de investigación establecidos para verificar que la combinación de eventos que he definido serán de hecho los que conduzcan al desarrollo de la colitis microscópica, y otras enfermedades inflamatorias intestinales, o alguna otra enfermedad de características autoinmunes.

En pocas palabras, el estrés crónico crea un ambiente en el que se puede desarrollar la enfermedad. En ese ambiente, los mastocitos se vuelven inestables, y las sensibilidades existentes a alimentos y medicamentos desencadenan respuestas de los mastocitos que implican la liberación de moduladores que generan la inflamación y que conduce a una permeabilidad intestinal aumentada, proporcionando por ello el mecanismo que conduce a lo que comúnmente se considera un proceso de tipo autoinmune.

Pero, incluso si las sensibilidades a alimentos y medicamentos no existieran todavía, el estrés puede conducir a una degranulación inapropiada de los mastocitos, causando un medio inflamado, resultando en una permeabilidad intestinal aumentada. Y, una vez que se activan los genes que predisponen a una enfermedad autoinmune, los genes que predisponen a ciertas sensibilidades a alimentos y medicamentos, conocidos por estar asociados con una permeabilidad intestinal aumentada, también se verán activados (como aprendimos en el capítulo siete). La producción resultante de anticuerpos frente a los antígenos de los alimentos, prácticamente garantizará que el estrés producido por los síntomas clínicos dará lugar a un síndrome auto-perpetuante. Obviamente, esto termina siendo el equivalente a una tormenta perfecta en el sistema inmune.

En un estudio bastante reciente, los investigadores descubrieron que, retrasando la introducción del gluten en la dieta de los bebés, hasta que tienen al menos 12 meses de edad, se puede retrasar la aparición de la enfermedad celíaca y de otras enfermedades autoinmunes.[50] Mi opinión sobre esta conclusión se puede resumir con facilidad: "¿Por qué introducir el gluten en la dieta, entonces? ¿Por qué no evitar esas enfermedades autoinmunes para siempre, simplemente prohibiendo el gluten en la dieta?"

Como hemos hablado anteriormente, las personas que ya tienen una o más enfermedades autoinmunes pueden ayudarse a controlar los síntomas y, en ocasiones, a prevenir el desarrollo de otras enfermedades autoiunmunes adicionales, retirando el gluten de su dieta. Pero, esto es parecido a cerrar la puerta del establo cuando ya se han escapado todos los caballos. La prevención siempre es más segura y más efectiva que el tratamiento después de que se desarrolle una enfermedad.

¿Cómo ve la medicina convencional el desarrollo de una enfermedad autoinmune?

Como un ejemplo de lo que piensa la medicina convencional, un artículo de investigación publicado recientemente por un investigador líder en el campo de la enfermedad celíaca y de la permeabilidad intestinal que propuso una teoría describiendo tres condiciones necesarias que supuestamente predisponen al desarrollo de una enfermedad autoinmune.[51]

1. La existencia de una asociación corrupta entre las respuestas innatas y las adaptativas del sistema inmune.

2. La exposición crónica a los antígenos exógenos.

3. La predisposición genética y el estado de una permeabilidad intestinal aumentada.

Aunque sin duda existe cierto mérito en estas observaciones, este enfoque falla completamente al no mencionar los temas más importantes de las etapas iniciales del desarrollo de la enfermedad que conducen a las tres condiciones necesarias que predisponen a su desarrollo, descritos por esa teoría. En otras palabras, no define cómo se desarrolla la enfermedad autoinmune inicialmente; se limita a definir algunas condiciones que se postula prevalecen en las últimas etapas del proceso, después de un estado en el que la enfermedad es inminente.

El artículo falla en reconocer el papel de los mastocitos en el proceso de la inflamación, y parece omitir completamente el papel del estrés, también. La producción de los moduladores inflamatorios, como las citocinas, parece ser atribuido solamente a los macrófagos. El fallo de la teoría en relacionar los mastocitos con el proceso no sorprende, ya que el estrés parece ser la fuerza conductora que hay detrás de la actividad de los mastocitos, por lo tanto, si la teoría no reconoce el papel del estrés, entonces no reconocerá cualquier relación con los mastocitos.

Es cierto que los fagocitos más comunes se encuentran en sitios de inflamación donde están los macrófagos, y también es sabido que los tipos de citocinos producidos por los macrófagos están fuertemente influidos por la presencia de las plaquetas activadas.[52] Sculll, Hays, y

¿Podría la Colitis Microscópica Realmente estar Causada por el Estrés?

Fischer (2010) mostraron que cuando están presentes las plaquetas activadas, los citocinos segregados por los macrófagos tendían a ser pro-inflamatorios. Además, las plaquetas activadas son conocidas por estar relacionadas con ambas, la enfermedad de Crohn y la colitis ulcerosa (por lo tanto, es muy probable que también estén asociadas con la CM), y son conocidas por tener efectos pro-inflamatorios.[53]

Esto deja muy claro que los macrófagos muy posiblemente estén implicados en el proceso inflamatorio que conduce al desarrollo de las EIIs y a otras enfermedades autoinmunes. Sin embargo, mientras que los otros fagocitos contienen cantidades importantes de histamina, los macrófagos aparentemente solo contienen cantidades pequeñas.[54] Mientras que los neutrófilos (una fuente de histamina) son una característica común de la enfermedad de Crohn y de la colitis ulcerosa, no se asocian con la colitis microscópica. Esto implica que los problemas con la histamina, tan comunes en la CM, probablemente estén más relacionados con la activación de los mastocitos, que con la activación de los macrófagos.

Además, la mayoría de las investigaciones realizadas por otros parecen indicar que, los mastocitos son la fuente principal de los mediadores inflamatorios que están implicados en la permeabilidad intestinal. Y la fuerte correlación con los temas de la histamina también implica a los mastocitos como la fuente primaria de los moduladores inflamatorios que están implicados en este proceso.

¿Un sistema inmunológico dañado es esencial para el desarrollo de una enfermedad autoinmune, como reivindica la teoría de la investigación principal mencionada anteriormente? No estoy seguro de que así sea, y se habrá percatado de que mi teoría de cómo se desarrollan las enfermedades autoinmunes no parece apoyar esta cuestión. Si miramos a la secuencia de eventos que he expuesto como factores causales en el desarrollo de una enfermedad autoinmune, no veo razón alguna para asumir que esté implicado un sistema inmunológico dañado. Por el contrario, el sistema inmune parece responder de la forma apropiada, en la medida de sus posibilidades, en cada punto de la secuencia de acontecimientos.

El sistema digestivo es el usuario principal del sistema inmune

En un sentido, el tracto gastrointestinal puede verse como la manifestación primaria del sistema inmune, porque contiene más componentes del sistema inmune que cualquier otro sistema del cuerpo. La superficie del área del tracto gastrointestinal es aproximadamente 200 veces el tamaño de toda la piel de la superficie.[55] Con una zona tan amplia en contacto diario con los materiales ingeridos que podrían contener potencialmente una amplia diversidad de patógenos o de antígenos, es esencial contar con un sistema inmune muy robusto. Por ejemplo, algunos cálculos estiman que la cuenta de células T que hay en el epitelio del intestino delgado podría llegar a más del 60% del número total de linfocitos que hay en todo el cuerpo.[56] Por lo tanto, lógicamente, con la presencia de un sistema inmune sustancial, no debería ser una sorpresa que la ubicación más probable en el cuerpo donde se concentre la mayor parte de la actividad del sistema inmune sea en el tracto digestivo en general, y en los intestinos en particular. Sin embargo, un nivel alto de actividad no significa que el sistema inmune esté dañado.

Controlar el estrés debería ser útil

Como se ha mencionado en capítulos anteriores, los médicos suelen prescribir antidepresivos y ansiolíticos para tratar la colitis microscópica. Resulta interesante que, mi teoría de que el estrés desempeña un papel principal en el desarrollo y perpetuidad de la enfermedad, parece explicar el motivo por el cual algunos pacientes encuentran que estos medicamentos son útiles para ayudarles a controlar sus síntomas. Tenga en cuenta, sin embargo, que no abogo por el uso de ansiolíticos ni de antidepresivos para tratar la colitis microscópica.

Dos de los principales problemas de ese grupo de fármacos es, en general, que su eficacia para cualquier propósito tiende a variar de baja a muy baja, mientras que su propensión a causar efectos secundarios graves y dependencia a los medicamentos es inaceptablemente alta. De hecho, las investigaciones han mostrado que la mayoría de los fármacos de esta categoría solo son marginalmente más efectivos en controlar los síntomas que los placebos.[57, 58, 59] Mientras que controlar el estrés sería muy beneficioso, existen maneras mucho más seguras y efectivas de controlar el estrés, que utilizando estos medicamentos. ¿Por qué gastar dinero en estos fármacos de tan alto coste, con efectos secundarios graves, cuando se podrían obtener los mismos beneficios con unas técnicas simples de auto-relajación?

Existen numerosas opciones diferentes disponibles, y elegir un método que encaje con el estilo de vida y preferencias de uno parece ser solo una cuestión personal. El alivio del estrés podría ser la razón principal por la que muchos pacientes con CM han encontrado que los tratamientos con acupuntura son muy útiles. Muchos encuentran que los ejercicios como el yoga o Pilates son muy beneficiosos, mientras que a otros les gusta correr. Algunos prefieren levantar pesas, mientras que otros tienden a meditar, leer, o a escuchar música. Muchas personas prefieren usar más de un método para aliviar el estrés, dependiendo de su estado de ánimo en ese momento.

Puede que ya esté utilizando técnicas para manejar el estrés en su rutina, y si es así, bien por usted. O, puede que tenga uno o más métodos en mente, que ha querido intentar. Ahora es el momento de intentarlos. Si aún no ha elegido nada, en lugar de recomendarle un método en particular, le sugiero que investigue las opciones que hay disponibles para usted, y que experimente con las que más le atraigan, para finalmente elegir una o más técnicas que parezcan irle bien.[60, 61, 62]

Según mi teoría, las enfermedades autoinmunes podrían no existir siquiera

Existe una posibilidad de que los problemas médicos que la comunidad médica decide categorizar como enfermedades autoinmunes, en realidad, podrían no estar asociados con reacciones autoinmunes. Como vimos en los capítulos 8 y 9, nuestro sistema digestivo no ha evolucionado para digerir el gluten, ni ha evolucionado para tolerar medicamentos varios que, en muchos individuos parecen desencadenar lo que la comunidad médica se refiere como una respuesta autoinmune. Aunque algunos medicamentos son derivados de plantas y de otras fuentes naturales, la mayoría de los medicamentos que hay disponibles hoy en día, y el gluten, caseína y soja, son proteínas extrañas, por definición (en cuanto a lo que concierne nuestro sistema digestivo), y nuestro sistema digestivo está diseñado para mantener los elementos extraños fuera de nuestro sistema digestivo, de nuestro sistema circulatorio, y de todo nuestro cuerpo, en general.

Si seguimos ingiriendo esos elementos a pesar del hecho de que nuestro cuerpo está desesperadamente intentando decirnos que los evitemos, no deberíamos estar sorprendidos cuando desarrollemos una permeabilidad intestinal aumentada. Ni tampoco debería sorprendernos que podamos desarrollar una o más de las llamadas enfermedades autoinmunes. Tenemos que poner de nuestra parte, y dejar de inundar nuestro sistema digestivo con antígenos. Todo lo que tenemos que hacer para detener esa conocida como reacción autoinmune es dejar de ingerir esos elementos extraños. Si lo hacemos, la reacción desaparecerá. Y, mientras sigamos evitando ingerir esos elementos en el futuro, no se desencadenarán reacciones adicionales. Por lo tanto, ¿cómo se puede considerar este proceso realmente como una reacción autoinmune cuando podemos detenerlo y, en consecuencia, evitarlo, mediante un simple proceso simple y lógico como es eliminando los alimentos que nos dañan de nuestra dieta?

Obviamente, si un agente exógeno (un antígeno ingerido), es responsable de desencadenar una reacción, entonces no es una reacción autoinmune, sino simplemente una reacción normal del sistema inmunológico – la forma de nuestro cuerpo de decirnos que dejemos de envenenarnos con esa porquería de forma que podamos continuar con nuestra vida. No es ninguna ciencia complicada, solo es sentido común.

Resulta interesante que, aunque la inflamación se origine por el sistema inmune, es una función vital del cuerpo, de forma que debe estar presente para que puedan curarse los tejidos dañados. La inflamación siempre es la primera etapa en el proceso de curación (apreciada por enrojecimiento, inflamación y retención de fluidos). Durante esta etapa inicial de curación, las células dañadas son destruidas por el sistema inmune de forma que puedan ser reemplazadas por células nuevas. Desgraciadamente, con la colitis microscópica, otras enfermedades inflamatorias intestinales, y las aparentemente denominadas como enfermedades autoinmunes, el proceso curativo se queda bloqueado en la fase inicial (la inflamación).

No puede avanzar de esa fase, porque las células T adicionales (u otros moduladores de inflamación) continúan generándose, por ello manteniendo la inflamación en un nivel elevado. La fuente de los agentes inflamatorios, por supuesto, es la respuesta autoinmune a sensibilidades alimenticias o a medicamentos varios dentro del sistema digestivo.

Por lo tanto, antes de que tenga lugar una curación sustancial, deben retirarse todas las sensibilidades alimenticias o de medicamentos de la dieta (para interrumpir el proceso inflamatorio), de forma que pueda progresar la curación. Cambiar la dieta resulta ser una solución muy simple y elegante a un problema muy complejo.

En el capítulo uno, hablamos sobre cómo la colitis linfocítica podía estar presente, pero sin causar síntomas clínicos, durante años, en muchos casos (en pacientes que tienen tiroiditis de Hashimoto, por ejemplo). Quizás en el futuro, los médicos empiecen a buscar la colitis linfocítica como un procedimiento rutinario. Esto permitiría los cambios en la dieta a tiempo de evitar que la enfermedad llegue a una fase en la que se activen los genes que predisponen a las sensibilidades alimenticias y a medicamentos. Esto sería adelantarse eficazmente a la activación de la enfermedad.

Diez puntos para recordar

1. Si no se acuerda de ninguna otra cosa de este libro, por favor, recuerde que usted es la autoridad final en cuanto a cómo afecten a su cuerpo algunos alimentos, medicamentos, y otras influencias medio ambientales, y de cómo se sentirá como resultado de ello. Nadie (incluyendo su médico) puede comprender su situación mejor que usted.

2. La colitis microscópica es mucho más compleja, y altera la vida mucho más de lo que piensan la mayoría de las personas (incluyendo la mayoría de los profesionales médicos).

3. La ciencia médica no es perfecta, y como resultado de ello, incluso el mejor consejo médico no siempre es la mejor manera de tratar ciertos problemas médicos, y esto es especialmente cierto para la colitis microscópica. En el mundo real, la experiencia y sentido común

prácticamente siempre triunfan sobre la teoría médica o científica, especialmente cuando se posiciona la teoría en primer lugar. Cuando todo lo demás falla, tenemos que escuchar lo que nuestro cuerpo intenta decirnos, y amoldar nuestro tratamiento en consecuencia.

4. La inflamación que causa la colitis microscópica y otros desórdenes autoinmunes principalmente es el resultado de la liberación de moduladores inflamatorios por parte de los mastocitos. Mientras nuestros mastocitos permanezcan estables y no se produzca su degranulación, es probable que no se genere ninguna inflamación adicional. Cuando ingerimos una comida, medicamentos, o cualquier otra sustancia a la que seamos sensibles, los mastocitos estarán dispuestos a liberar ciertos moduladores inflamatorios y nuestros síntomas clínicos aumentarán. Si la severidad de nuestros síntomas clínicos ya se encuentra en un nivel alto, entonces permanecerá alto, en respuesta al proceso inflamatorio subsecuente que se ha puesto en marcha.

5. Los medicamentos suprimen los síntomas reduciendo la inflamación después de que suceda. Los cambios en la dieta previenen los síntomas evitando que se genere inflamación en primer lugar. Dicho de forma simple, los medicamentos tratan la enfermedad, mientras que los cambios en la dieta evitan la enfermedad.

6. El estrés es una carta negativa que tiene efectos dominantes sobre el sistema inmunológico prácticamente en cualquier momento. El estrés crónico severo no solo puede predisponernos a desarrollar enfermedades autoinmunes, sino que puede interrumpir la remisión, al causar el retorno de los síntomas a pesar de un control exhaustivo de la dieta o del tratamiento con medicamentos. Además, el estrés severo puede evitar que podamos conseguir la remisión, después de una recaída.

7. Si es sensible al gluten, no debería ignorar su sensibilidad al gluten. Un importante número de investigación ya existente sugiere que la eliminación del gluten de la dieta puede evitar el desarrollo de la inflamación que conduce a la enfermedad, incluyendo enfermedades aparentemente no relacionadas como una enfermedad cardíaca.[63]

8. Desde hace aproximadamente 10.000 años, los seres humanos han estado comiendo feliz e inapropiadamente alimentos que son tóxicos para nuestro sistema digestivo. Debido a esta desafortunada elección, se ha asentado un hábito que se ha extendido a través de cientos de generaciones hasta ahora, suponemos que comer gluten es lo normal, y se supone que es saludable. Podría parecer radical intentar corregir este error que ha estado cometiendo la humanidad durante 10.000 años, pero como dice el refrán: "Más vale tarde que nunca".

9. Si necesita un incentivo adicional para animarle a, por lo menos eliminar los granos más dañinos de su dieta, considere las investigaciones más recientes que muestran que el azúcar (los carbohidratos) es necesario para mantener con vida las células cancerígenas – sin un suministro de azúcar, las células cancerígenas se mueren.[64] Se trata de una prueba bastante fehaciente de que la introducción de los granos en la dieta humana durante el periodo neolítico terminará por demostrarse que define la génesis del cáncer en los humanos.

10. La colitis microscópica no tiene cura, pero podemos controlar definitivamente sus síntomas y recuperar nuestra vida, si estamos dispuestos a controlar nuestro tratamiento y a desarrollar un programa de tratamiento personalizado que funcione.

Resumen

¿Podría la Colitis Microscópica Realmente estar Causada por el Estrés?

Este capítulo describe mi teoría sobre cómo y por qué se desarrollan la colitis microscópica, la enfermedad celíaca, y otras enfermedades inflamatorias intestinales, y posiblemente otros síndromes inflamatorios que se definen actualmente como enfermedades autoinmunes. Hasta que esté validado por investigaciones futuras, la teoría e implicaciones aquí mencionadas, son conjeturas, y no deberían admitirse como hechos científicamente probados, a pesar de que se basan en datos de investigación de numerosos artículos revisados que han sido publicados previamente en revistas médicas respetadas.

En esencia, mi teoría dice que los mastocitos son activados por una condición de estrés crónico severo, resultando en una permeabilidad intestinal aumentada, típicamente asociada con sensibilidades a alimentos y medicamentos. Una vez se pone en marcha esta secuencia de eventos, se convierte en auto-perpetuo, y nuestros genes y hábitos de vida determinan la dirección que tomará, y las enfermedades específicas que se desarrollarán como resultado de este proceso. Después de revisar todas las pruebas de investigación presentadas aquí y de revisar las referencias citadas, usted será el juez en cuanto a si piensa que mi teoría es o no correcta.

Referencias

Capítulo 1

Descripción de la Enfermedad

1. Lindstrom, C. G. (1976). "Collagenous colitis" with watery diarrhea - A new entity? *Pathologica Europaea, 11*(1), 87–89. Retrieved from http://www.ncbi.nlm.nih.gov/pubmed/934705

2. Wang, K. K., Perrault, J., Carpenter, H. A., Schroeder, K. W., & Tremaine, W. J. (1987). Collagenous colitis: A clinicopathologic correlation. *Mayo Clinic Proceedings, 62*(8), 665–671. Retrieved from http://www.ncbi.nlm.nih.gov/pubmed/3600036

3. Read, N. W., Krejs, G. J., Read, M. G., Santa Ana, C. A., Morawski, S. G., & Fordtran, J., S. (1980). Chronic diarrhea of unknown origin. *Gastroenterology, 76(1)*, 264–271. Retrieved from http://www.ncbi.nlm.nih.gov/pubmed/7350049

4. Lazenby, A. J., Yardley, J. H., Giardiello, F. M., Jessurun, J., & Bayless, T. M. (1989). Lymphocytic ("microscopic") colitis: A comparative histopathologic study with particular reference to collagenous colitis. *Human Pathology 20*(1), 18–28. Retrieved from http://www.ncbi.nlm.nih.gov/pubmed/2912870

5. Lukasz, L., Dariusz, W., & Jacek, P. (2006). Histopathological diagnosis of microscopic colitis. *Journal of Gastroenterology and Hepatology, 21*(5), 792–797. Retrieved from http://cat.inist.fr/?aModele=afficheN&cpsidt=17879076

6. Iwai, H., Hisamatsu, T., Iizuka, H., Oyama, T., Higuchi, H., Imaeda, H., . . . Hibi, T. (2007). Microscopic colitis with granuloma which [*sic*] responded to steroid therapy. *Internal Medicine, 46*(18), 1551–1555. Retrieved from http://www.ncbi.nlm.nih.gov/pubmed/17878641

7. Goldstein, N. S., & Bhanot, P. (2004).Paucicellular and asymptomatic lymphocytic colitis. *American Journal of Clinical Pathology, 122*(3), 405-411. Retrieved from http://www.medscape.com/viewarticle/487838

8. Józefczuk, J., & Wozniewicz, B. M. (2008). Clear cell colitis: A form of microscopic colitis in children. *World Journal of Gastroenterology, 14*(2), 231–235. doi:org/10.3748/wjg.14.231

9. Lewey, S. M., (2008). What is mastocytic enterocolitis? *The Food Doc, LLC.* Retrieved from http://www.thefooddoc.com/mastoctosislinkpage.html

10. Vesoulis, Z., Lozanski, G., Ravichandran, P., & Esber, E. (2000). Collagenous gastritis: A case report, morphologic evaluation, and review. *Modern Pathology, 13*(5), 591–596. Retrieved from http://www.nature.com/modpathol/journal/v13/n5/full/3880101a.html

11. Stancu, M.,De Petris, G., Palumbo, T. P., & Robert Lev, R. (2001). Collagenous gastritis associated with lymphocytic gastritis and celiac disease. *Archives of Pathology & Laboratory Medicine, 125*(12), 1579-1584. Retrieved from http://www.biomedsearch.com/article/Collagenous-gastritis-associated-with-lymphocytic/81825904.html

12. Xiao, Z., Dasari, V. M., Kirby, D. F., Bronner, M., Plesec, T. P., & Lasner, B. A. (2009). Collagenous sprue: A case report and literature review. *Gastroenterology & Hepatology, 5*(6), 418–426. Retrieved from http://www.clinicaladvances.com/article_pdfs/gh-article-200906-xiao.pdf

13. Vande Voort, J. L., Murray, J. A., Lahr, B. D., Van Dyke, C. T., Kroning, C. M., Moore, B., & Wu, T-T. (2009). Lymphocytic duodenosis and the spectrum of celiac disease. *American Journal of Gastroenterology, 104*(1), 142–148. doi:10.1038/ajg.2008.7

14. Koskela, R. (2011). *Microscopic Colitis:Clinical Features and Gastroduodenal and Immunogenic Findings.* (Doctoral dissertation). Retrieved from http://herkules.oulu.fi/isbn9789514294150/isbn9789514294150.pdf

15. Augustin, M., Karttunen, T., J., & Kokkonen, J. (2001). TIA1 and mast cell tryptase in food allergy of children: Increase of intraepithelial lymphocytes expressing TIA1 associates with allergy. *Journal of Pediatric Gastroenterology and Nutrition, 32*(1), 11–18. Retrieved from http://www.ncbi.nlm.nih.gov/pubmed/11176318

16. Bowen, R. (2006). *Pathophysiology of Diarrhea.* Retrieved from Colorado State University Pathophysiology of the Digestive System website: http://www.vivo.colostate.edu/hbooks/pathphys/digestion/smallgut/diarrhea.html

17. Protic, M., Jojic, N., Bojic, D., Milutinovic, S., Necic, D., Bojic, B., . . . Popovic, O. (2005). Mechanism of diarrhea in microscopic colitis. *World Journal of Gastroenterology, 11*(35), 5535–5539. Retrieved from http://www.ncbi.nlm.nih.gov/pubmed/16222750

18. Barta, Z., Mekkel, G., Csíp, I., Tóth, L., Szakáll, S., Szabó, G. G., . . . Zeher, M. (2005). Microscopic colitis: A retrospective study of clinical presentation in 53 patients. *World Journal of Gastroenterology, 11*(9), 1351–1355. Retrieved from http://www.wjgnet.com/1007-9327/11/1351.pdf

Colitis Microscópica

19. Bohr, J., Järnerot, G., Tysk, C., Jones, I., & Eriksson, S. (2002). Effect of fasting on diarrhoea in collagenous colitis. *Digestion, 65(1),* 30–34. doi:10.1159/000051928

20. Armes, J., Gee, D. C., Macrae, F. A., Schroeder, W., & Bhathal, P. S. (1992). Collagenous colitis: Jejunal and colorectal pathology. *Journal* of *Clinical Pathology, 45(1),* 784–787. doi:10.1136/jcp.45.9.784

21. Fine, K. D., Do, K., Schulte, K., Ogunji, F., Guerra, R., Osowski, L., & McCormack, J. (2000). High prevalence of celiac sprue-like HLA-DQ genes and enteropathy in patients with the microscopic colitis syndrome. *American Journal of Gastroenterology, 95*(8), 1974–1982. Retrieved from http://www.ncbi.nlm.nih.gov/pubmed/10950045

22. Simondi, D., Pellicano, R., Reggiani, S., Pallavicino, F., David, E., Sguazzini, C., . . . Astegiano, M. (2010). A retrospective study on a cohort of patients with lymphocytic colitis. *Spanish Journal of Gastroenterology, 102*(6), 381–384. Retrieved from http://www.ncbi.nlm.nih.gov/pubmed/20575599

23. Hadjivassiliou, M., Grünewald, R. A., & Davies-Jones, G. A. B. (2002). Gluten sensitivity as a neurological illness. *Journal of Neurology, Neurosurgery & Psychiatry, 72*(1), 560–563. doi:10.1136/jnnp.72.5.560

24. Cindoruk, M., Tuncer, C., Dursun, A., Yetkin, I., Karakan, T., Cakir, N., & Soykan, I. (2002). Increased colonic intraepithelial lymphocytes in patients with Hashimoto's thyroiditis. *Journal of Clinical Gastroenterology, 34*(3), 237-9. Retrieved from http://www.ncbi.nlm.nih.gov/pubmed/11873103

25. Olesen, M., Eriksson, S., Bohr, J., Järnerot, G., & Tysk, C. (2004). Microscopic colitis: A common diarrhoeal disease. An epidemiological

study in Örebro, Sweden, 1993–1998. *Gut, 53*(1), 346–350. doi:10.1136/gut.2003.014431

26. Stewart, M., Andrews, C. N., Urbanski, S., Beck, P. L., & Storr, M. (2011). The association of coeliac disease and microscopic colitis: A large population-based study. *Alimentary Pharmacology & Therapeutics, 33*(12), 1340–1349. Retrieved from http://www.medscape.com/viewarticle/743426?src=mp&spon=20

27. Toman, B. (2010, July). Celiac Disease: On the Rise. *Mayo Clinic's Online Research Magazine.* Retrieved from http://discoverysedge.mayo.edu/celiac-disease/

28. Goldstein, N. S., & Bhanot, P. (2004). Paucicellular and asymptomatic lymphocytic colitis. *American Journal of Clinical Pathology, 122*(3), 405–411. Retrieved from http://www.medscape.com/viewarticle/487838_4

Capítulo 2

¿Qué Causa la Enfermedad?

1. Fernández-Bañares, F., Esteve, M., Espinós, J. C., Rosinach, M., Montserrat, F., Salas, A., & Viver, J. M. (2007). Drug consumption and the risk of microscopic colitis. *The American Journal of Gastroenterology, 102*(1), 324–330. doi:10.1111/j.1572-0241.2006.00902.x

2. Monti, J., & Isascson, J. H. (2008). A case of refractory diarrhea. *Cleveland Clinic Journal of Medicine, 75*(9), 677–680. doi: 10.3949/ccjm.75.9.677

Colitis Microscópica

3. Casella, G., Villanacci, V., Fisogni, S., Cambareri, A. R., Di Bella, C., Corazzi, N., . . . Bassotti, G. (2009). Colonic left-side increase of eosinophils: A clue to drug-related colitis in adults. *Alimentary Pharmacology & Therapeutics, 29*(5), 535–541. Retrieved from http://www.medscape.com/viewarticle/707040

4. Editorial Staff. (2011, March 21). Stress Affects the Balance of Bacteria in the Gut and Immune Response. *Science Daily.* Retrieved from http://www.sciencedaily.com/releases/2011/03/110321094231.htm

5. Hermon-Taylor, J. (2009). Mycobacterium avium subspecies paratuberculosis, Crohn's disease and the Doomsday scenario *Gut Pathogens. 1*(1), 15. doi:10.1186/1757-4749-1-15

6. Cornell scientists link E. coli bacteria to Crohn's disease. (2007, August 10). *Cornell Chronicle Online.* Retrieved from http://www.news.cornell.edu/stories/Aug07/crohnsRN.kr.html

7. Drago, S., El Asmar, R., Di Pierro, M., Grazia, C. M., Tripathi, A., Sapone, A., . . . Fasano, A. (2006). Gliadin, zonulin and gut permeability: Effects on celiac and non-celiac intestinal mucosa and intestinal cell lines. *Scandinavian Journal of Gastroenterology, 41*(4), 408–19. Retrieved from http://www.ncbi.nlm.nih.gov/pubmed/16635908

8. Rajendran, N., & Kumar, D. (2010). Role of diet in the management of inflammatory bowel disease. *World Journal of Gastroenterology, 16*(12), 1442–1448. doi:10.3748/wjg.v16.i12.1442

9. First-time link between food intolerance and illness. (2007, July 12). *Medical News Today.* Retrieved from http://www.medicalnewstoday.com/releases/76578.php

10. Nelson, R. W., Stookey, L. J., & Kazacos, E. (1988). Nutritional management of idiopathic chronic colitis in the dog. *Journal of Veterinary Internal Medicine, 2*(3), 133–137. Retrieved from http://www.ncbi.nlm.nih.gov/pubmed/3225807

11. Koskela, R. (2011). *Microscopic colitis:Clinical features and gastroduodenal and immunogenic findings.* (Doctoral dissertation, University of Oulu). Retrieved from http://herkules.oulu.fi/isbn9789514294150/isbn9789514294150.pdf

12. Hrabovský, V., Zadák, Z., Bláha, V., Hyspler, R., & Karlík, T. (2007). [Changes in lipid metabolism in patients in the active phase of Crohn's disease]. [Article in Czech]. *Vnitr Lek., 53*(10), 1035–1039. Retrieved from http://www.ncbi.nlm.nih.gov/pubmed/18072426

13. Hrabovský, V., Zadák, Z., Bláha, V., Hyšpler, R., Karlík, T., Martínek,, A., & Mendlová, A. (2009). Cholesterol metabolism in active Crohn's disease. *Wiener Klinische Wochenschrift, 121*(7–8), 270–275. doi: 10.1007/s00508-009-1150-6

14. Fine, K. D., Do, K., Schulte, K., Ogunji, F., Guerra, R., Osowski, L., & McCormack, J. (2000). High prevalence of celiac sprue-like HLA-DQ genes and enteropathy in patients with the microscopic colitis syndrome. *American Journal of Gastroenterology, 95*(8), 1974–1982. Retrieved from http://www.ncbi.nlm.nih.gov/pubmed/10950045

15.Hadjivassiliou, M., Grünewald, R. A., & Davies-Jones, G. A. B. (2002). Gluten sensitivity as a neurological illness. *Journal of Neurology, Neurosurgery & Psychiatry, 72*(1), 560–563. doi:10.1136/jnnp.72.5.560

Capítulo 3

Diagnosticando la Enfermedad

1. Tanaka, M, Mazzoleni, G, & Riddell, R. H. (1992). Distribution of collagenous colitis: Utility of flexible sigmoidoscopy. *Gut,* 33(1), 65–70. Retrieved from http://www.ncbi.nlm.nih.gov/pmc/articles/PMC1373867/

2. Carpenter, H. A., Tremaine, W., J., Batts, K. P., & Czaja, A. J. (1992). Sequential histologic evaluations in collagenous colitis: Correlations with disease behavior and sampling strategy. *Digestive Diseases and Sciences, 37*(12), 1903–1909. doi:10.1007/BF01308086

3. Shaz, B. H., Reddy, S. I., Ayata, G., Brien, T., Farraye, F. A., Antonioli, D. A, . . . Wang, H. H. (2004). Sequential clinical and histopathological changes in collagenous and lymphocytic colitis over time. *Modern Pathology, 17*(1), 395–401. Advance online publication. doi:10.1038/modpathol.3800070

4. Armes, J., Gee, D. C., Macrae, F. A., Schroeder, W., & Bhathal, P. S. (1992). Collagenous colitis: Jejunal and colorectal pathology. *Journal* of *Clinical Pathology, 45*(1), 784–787. doi:10.1136/jcp.45.9.784

5. Nielsen, O. H., Vainer, B., & Schaffalitzky de Muckadell, O. B. (2004). Microscopic colitis: A missed diagnosis? *Lancet, 364(1), 2055–2057.* Retrieved from http://www.med.upenn.edu/gastro/documents/Lancetmicroscopiccolitis.pdf

6. Roy, S., (2009, August). Pathology quiz case 38: Answer : Collagenous colitis. *Histopathology-India.net.* Retrieved from http://www.histopathology-india.net/MCo.htm

7. Lewey, S., (2008, May 5). Intrepeting [*sic*] your own intestinal biopsy. *The Food Doc Journal.* Retrieved from http://thefooddoc.blogspot.com/2008/05/intrepreting-your-own-intestinal-biopsy.html

8. Wang, K. K., Perrault, J., Carpenter, H. A., Schroeder, K. W., & Tremaine, W. J. (1987). Collagenous colitis: A clinicopathologic correlation. *Mayo Clinic Proceedings, 62*(8), 665–671. Retrieved from http://www.ncbi.nlm.nih.gov/pubmed/3600036

9. Brar, P., Kwon, G.Y., Egbuna, I.I., Holleran, S., Ramakrishnan, R., Bhagat, G., & Green, P.H.R. (2007). Lack of correlation of degree of villous atrophy with severity of clinical presentation of coeliac disease. *Digestive and Liver Disease, 39*(1), 26–29. Retrieved from http://www.ncbi.nlm.nih.gov/pubmed/16982222

10. Fine, K. D., (2000). Frequently asked questions about microscopic colitis. Retrieved from http://www.finerhealth.com/Educational_Info/Microscopic_Colitis/

11. Kitchen, P. A., Levi, A. J., Domizio, P., Talbot, I. C., Forbes, A., Price, A. B., & the London Inflammatory Bowel Disease Forum. (2002). Microscopic colitis: the tip of the iceberg? *European Journal of Gastroenterology and Hepatology, 14*(11), 1199_1204. Retrieved from http://journals.lww.com/eurojgh/Abstract/2002/11000/Microscopic_colitis___the_tip_of_the_iceberg_.7.aspx

12. Fernández-Bañares, F., Casalots, J., Salas, A., Esteve, M., Rosinach, M., Forné, M., . . . Viver, J. M. (2009. Paucicellular lymphocytic colitis: Is it a minor form of lymphocytic colitis? A clinical pathological and immunological study. *American Journal of Gastroenterology, 104*(5), 1189–1198. doi:10.1038/ajg.2009.65

13. He, S., Gaça, M. D. A., & Walls, A. F. (1998). A role for tryptase in the activation of human mast cells: Modulation of histamine release by tryptase and inhibitors of tryptase. *Journal of Pharmacology and Experimental Therapeutics, 286*(1), 289–297. Retrieved from http://jpet.aspetjournals.org/content/286/1/289.full

14. Lewey, S. (2008). Mastocytic Enterocolitis - A patient guide to mastocytic inflammatory bowel disease. *ezinearticles.com*. Retrieved from http://ezinearticles.com/?Mastocytic-Enterocolitis---A-Patient-Guide-to-Mastocytic-Inflammatory-Bowel-Disease-%28MIBD%29&id=967681

Capítulo 4

Métodos de Tratamiento Convencionales

1. Goff, J. S., Barnett, J. L., Pelke, T., & Appelman, H. D. (1997). Collagenous colitis: Histopathology and clinical course. *American Journal* of *Gastroenterology, 92*(1), 57–60. Retrieved from http://www.ncbi.nlm.nih.gov/pubmed/8995938

2. Mullhaupt, B., Güller, U., Anabitarte, M., Güller, R., & Fried, M. (1998). Lymphocytic colitis: Clinical presentation and long term course. *Gut, 43*(5), 629–633. Retrieved from http://www.ncbi.nlm.nih.gov/pmc/articles/PMC1727313/pdf/v043p00629.pdf

3. Nielsen, O. H., Vainer, B., & Schaffalitzky de Muckadell, O. B. (2004). Microscopic colitis: a missed diagnosis? *Lancet,* 364(1), 2055–2057. Retrieved from

http://www.med.upenn.edu/gastro/documents/Lancetmicroscopiccolitis.pdf

4. Madisch, A., Miehlke, S., Lindner, M., Bethke, B., & Stolte, M. (2006). Clinical course of collagenous colitis over a period of 10 years. *German Journal of Gastroenterology, 44*(9), 971–974. Retrieved from http://www.ncbi.nlm.nih.gov/pubmed/16981069

5. Pullan, R. D, Rhodes, J., Ganesh, S., Mani, V., Morris, J. S., Williams, G. T., . . . Urbain Sawe, U. (1994). Transdermal nicotine for active ulcerative colitis. *The New England Journal of Medicine,* 330(1), 811–815. Retrieved from http://www.nejm.org/doi/full/10.1056/NEJM199403243301202

6. Fine, K., Lee, E. (1998). Efficacy of open-label bismuth subsalicylate for the treatment of microscopic colitis. *Gastroenterology, 114*(1), 29–36. Retrieved from http://www.ncbi.nlm.nih.gov/pubmed/9428215

7. Fine, K. D., (2000). Frequently asked questions about microscopic colitis. Retrieved from http://www.finerhealth.com/Educational_Info/Microscopic_Colitis/

8. Willman, D. (2000*, November 29*). Drug Lotronex pulled over safety fears. *Los Angeles Times.* Retrieved from http://articles.latimes.com/2000/nov/29/news/mn-58793

9. Fine, K. D., Sarles, H. E., Jr., & Cryer, B. (1998). Diarrhea associated with mesalamine in a patient with chronic nongranulomatous enterocolitis. *The New England Journal of Medicine, 338*(1), 923–925. Retrieved from http://www.nejm.org/doi/full/10.1056/NEJM199803263381320

Colitis Microscópica

10. Campieri, M.., Ferguson, A., Doe, W., Persson, T., Nilsson, L. G., & the Global Budesonide Study Group. (1997). Oral budesonide is as effective as oral prednisolone in active Crohn's disease. *Gut, 41*(1), 209–214. doi:10.1136/gut.41.2.209

11. Edsbäcker, S, & Andersson, T. (2004). Pharmacokinetics of budesonide (Entocort EC) capsules for Crohn's disease. *Clinical Pharmacokinetics, 43*(12), 803–821. Retrieved from http://www.ncbi.nlm.nih.gov/pubmed/15355126#

12. Münch, A., Bohr, J., Miehlke, S., Benoni, C., Olesen, M., Öst, Å. . . . Ström, M. (2014). Low-dose budesonide for maintenance of clinical remission in collagenous colitis: A randomised, placebo-controlled, 12-month trial. Gut. doi:10.1136/gutjnl-2014-308363

13. FDA Drug Safety Communication: Drug labels for the Tumor Necrosis Factor-alpha (TNFα) blockers now include warnings about infection with Legionella and Listeria bacteria. (2011, September 7). *U.S. Food and Drug Administration.* Retrieved from http://www.fda.gov/drugs/drugsafety/ucm270849.htm

14. Järnerot, G., Tysk, C., Bohr, J., & Eriksson, S. (1995). Collagenous colitis and fecal stream diversion. *Gastroenterology, 109*(2), 449–455. Retrieved from http://www.ncbi.nlm.nih.gov/pubmed/7615194

15. Benjamin, J. L., Hedin, C. R., Koutsoumpas, A., Ng, S. C., McCarthy, N. E., Hart, A. L., . . . Lindsay, J. O. (2011). Randomised, double-blind, placebo-controlled trial of fructo-oligosaccharides in active Crohn's disease. *Gut, 60*(7), 923–929. Retrieved from http://www.ncbi.nlm.nih.gov/pubmed/21262918

Capítulo 5
Efectividad de los Métodos de Tratamiento Convencionales

1. Goldsmith, P., McGarity, B., Walls, A., F., Church, M., K., Millward-Sadler, G. H., & Robertson, D. A. (1990). Corticosteroid treatment reduces mast cell numbers in inflammatory bowel disease. *Digestive Diseases and Sciences, 35*(11), 1409–1413. Retrieved from http://www.ncbi.nlm.nih.gov/pubmed/1977567

2. Campieri, M.., Ferguson, A., Doe, W., Persson, T., Nilsson, L. G., & the Global Budesonide Study Group. (1997). Oral budesonide is as effective as oral prednisolone in active Crohn's disease. *Gut, 41*(1), 209–214. doi:10.1136/gut.41.2.209

3. Schoon, E. J., Bollani, S., Mills, P. R., Israeli, E., Felsenberg, D., Ljunghall, S., . . . Matrix Study Group. (2005). Bone mineral density in relation to efficacy and side effects of budesonide and prednisolone in Crohn's disease. *Clinical Gastroenterology and Hepatology, 3*(2), 113–121. Retrieved from http://www.ncbi.nlm.nih.gov/pubmed/15704045

4. Beaugerie, L., Brousse, N., Bouvier, A. M., Colombel, J. F., Lémann, M., Cosnes, J., . . . Carrat, F. (2009). Lymphoproliferative disorders in patients receiving thiopurines for inflammatory bowel disease: A prospective observational cohort study. *The Lancet, 374*(9701), 1617–1625. doi:10.1016/S0140-6736(09)61302-7

5. Bonderup, O. K., Hansen, J. B., Birket-Smith, L., Vestergaard, V., Teglbjaerg, P. S., & Fallingborg, J. (2003). Budesonide treatment of collagenous colitis: A randomised, [*sic*] double blind, placebo controlled

trial with morphometric analysis. *Gut, 52*(2), 248–251. Retrieved from http://www.ncbi.nlm.nih.gov/pubmed/12524408/

Capítulo 6

Tratamiento mediante Dieta

1. Fine, K. D. (2003, June). Early diagnosis of gluten sensitivity: Before the villi are gone. *Transcript of a talk given by Kenneth Fine, M.D. to the Greater Louisville Celiac Sprue Support Group.* Retrieved from http://www.enterolab.com/StaticPages/EarlyDiagnosis.aspx

2. Discussion and Support Forum for Collagenous Colitis, Lymphocytic Colitis, Microscopic Colitis, Mastocytic Enterocolitis, and Related Issues. (2012). *perskyfarms.com.* Retrieved from http://www.perskyfarms.com/phpBB2/index.php

3. The Mayo Clinic staff. (2010, October 2). Collagenous colitis, lymphocytic colitis: Definition. *Mayo Foundation for Medical Education and Research.* Retrieved from http://www.mayoclinic.com/health/collagenous-colitis/DS00824

4. U.S. News Best Hospitals: Gastroenterology. (2012). *U.S.News & World Report.* Retrieved from http://health.usnews.com/best-hospitals/rankings/digestive-disorders

Capítulo 7

Alergias a Alimentos Versus Sensibilidades a Alimentos

1. The Mastocytosis Society, Inc. (2011). Retrieved from http://www.tmsforacure.org/welcome.php

2. Jean, (2005, June 26). Elimination Diet [Online forum comment]. Retrieved from http://www.perskyfarms.com/phpBB2/viewtopic.php?t=732

3. EnteroLab. (2012). Retrieved from http://www.enterolab.com/

4. Fine, K. D., (2000). Frequently asked questions about microscopic colitis. *Finer Enterprises, Inc.* Retrieved from http://www.finerhealth.com/Educational_Info/Microscopic_Colitis/

5. The Great Plains Laboratory, Inc. (2012). *Gluten / casein peptides test.* Retrieved from http://www.greatplainslaboratory.com/home/eng/peptide.asp

6. Elsass, P. (2011, June 14). Gluten Free Diet and Withdrawal Symptoms [Web log message]. Retrieved from http://www.livestrong.com/article/246282-gluten-free-diet-and-withdrawal-symptoms/

7. Tye-Din, J. A., Stewart, J. A., Dromey, J. A., Beissbarth, T., van Heel, D. A., Tatham, A., . . . Anderson, R. P. (2010). Comprehensive, quantitative mapping of T cell epitopes in gluten in celiac disease. *Science Translational Medicine, 2*(41), 41–51. doi:10.1126/scitranslmed.3001012

8. Miyake, K., Tanaka, T., & McNeil, P. L. (2006). Disruption-induced mucus secretion: Repair and protection. *PLoS Biology, 4*(9), e276. doi:10.1371/journal.pbio.0040276

9. Underwood, J. (2006). The path to digestion is paved with repair. *PLoS Biology, 4*(9), e307. doi:10.1371/journal.pbio.0040307

10. Eades, M. R., (2006, August 30). A cautionary tale of mucus fore and aft [Web log message]. Retrieved from http://www.proteinpower.com/drmike/fiber/a-cautionary-tale-of-mucus-fore-and-aft/

11. Editorial Staff. (2011, October 17). Eating green veggies improves immune defenses. *ScienceDaily*. Retrieved from http://www.sciencedaily.com/releases/2011/10/111013121509.htm

12. Li, Y., Innocentin, S., Withers, D. R., Roberts, N. A., Gallagher, A. R., Grigorieva, E. F., . . . Veldhoen, M. (2011). Exogenous stimuli maintain intraepithelial lymphocytes via aryl hydrocarbon receptor activation. *Cell, 147*(3), 629–640. doi:10.1016/j.cell.2011.09.025

Capítulo 8

¿Estos Alimentos Realmente son Saludables?

1. USDA Tables. (2004, June 27). Comparison of selected nutrients in different grains and grain substitutes [Web log message]. Retrieved from http://morelife.org/food/grains.html

2. Nutrition Action Healthletter, (1993, June). Osteoporosis [Web log message]. Retrieved from http://milk.elehost.com/html/osteoporosis.html

3. Cumming, R. G., Cummings, S. R., Nevitt, M. C., Scott, J., Ensrud, K. E., Vogt, T. M., & Fox, K. (1997). Calcium intake and fracture risk: Results from the study of osteoporotic fractures. *American Journal* of *Epidemiology, 145*(10), 926–937. Retrieved from http://aje.oxfordjournals.org/content/145/10/926.full.pdf

4. Warensjö, E., Byberg, L., Melhus, H., Gedeborg, R., Mallmin, H., Wolk, A., & Michaëlsson, K. (2011). Dietary calcium intake and risk of fracture and osteoporosis: prospective longitudinal cohort study. *British Medical Journal, 342*(1), d1473. doi:10.1136/bmj.d1473

5. Feskanich, D., Willett, W. C., & Colditz, G. A. (2003). Calcium, vitamin D, milk consumption, and hip fractures: A prospective study among postmenopausal women. *American Journal of Clinical Nutrition, 77*(2), 504–511. Retrieved from http://www.ajcn.org/content/77/2/504.full

6. The Dairy Council. (2007). Vitamins in milk [Web log message]. Retrieved from http://www.milk.co.uk/page.aspx?intPageID=71

7. Mercola, J. (2010, September 18). This "miracle health food" has been linked to brain damage and breast cancer. [Web log message]. Retrieved from http://articles.mercola.com/sites/articles/archive/2010/09/18/soy-can-damage-your-health.aspx

8. Ströhle, A., & Hahn. A. (2011). Diets of modern hunter-gatherers vary substantially in their carbohydrate content depending on ecoenvironments: Results from an ethnographic analysis. *Nutrition Research, 31*(6), 429–435. Retrieved from http://www.ncbi.nlm.nih.gov/pubmed/21745624

9. Kuipers, R. S., Luxwolda, M. F., Dijck-Brouwer, D. A., Eaton, S. B., Crawford, M. A., Cordain, L., & Muskiet, F. A. (2010). Estimated macronutrient and fatty acid intakes from an East African Paleolithic diet. *British Journal of Nutrition, 104*(11), 1666–1687. Retrieved from http://www.ncbi.nlm.nih.gov/pubmed/20860883

10. Mummert, A., Esche, E., Robinson, J., & Armelagos, G. J. (2011). Stature and robusticity during the agricultural transition: Evidence from the bioarchaeological record. *Economics & Human Biology, 9*(3), 284–301. Retrieved from http://www.ncbi.nlm.nih.gov/pubmed/21507735

11. Davis, E. (2008). USDA Food Pyramid History [Web log message]. Retrieved from http://www.healthy-eating-politics.com/usda-food-pyramid.html

12. Tan, K.-Y., & Seow-Chen, F. (2007). Fiber and colorectal diseases: Separating fact from fiction. *World Journal of Gastroenterology, 13*(31), 4161–4167. Retrieved from http://www.wjgnet.com/1007-9327/13/4161.pdf

Capítulo 9

Riesgos de Salud del Gluten

1. Mummert, A., Esche, E., Robinson, J., & Armelagos, G. J. (2011). Stature and robusticity during the agricultural transition: Evidence from the bioarchaeological record. *Economics & Human Biology, 9*(3), 284-301. Retrieved from http://www.ncbi.nlm.nih.gov/pubmed/21507735

2. Cohen, M. N. (1984). *Paleopathology at the origins of agriculture.* Waltham, MA: Academic Press.

3. Rashid, M., Zarkadas, M., Anca, A., & Limeback, H. (2011). Oral manifestations of celiac disease: A clinical guide for dentists. *Journal of the Canadian Dental Association, 77(1),* b39. Retrieved from http://www.jcda.ca/article/b39/

4. Peterson, V. (2011, September 2). Should we screen adults for celiac disease? [Web log message]. Retrieved from http://www.celiaccentral.org/research-news/Celiac-Disease-Research/134/vobid--6037/

5. Norström, F., Lindholm, L., Sandström, O., Nordyke, K., & Ivarsson, A. (2011). Delay to celiac disease diagnosis and its implications for health-related quality of life. *BMC Gastroenterology, 11*(1), 118. doi:10.1186/1471-230X-11-118

6. Abrams, J. A., Diamond, B., Rotterdam, H., & Green, P. H. (2004). Seronegative celiac disease: increased prevalence with lesser degrees of villous atrophy. *Digestive Diseases and Sciences, 49*(4):546–550. Retrieved from http://www.ncbi.nlm.nih.gov/pubmed/15185855

7. Lähdeaho, M.-L., Mäki, M., Laurila, K., Huhtala, H., & Kaukinen, K. (2011). Small- bowel mucosal changes and antibody responses after low- and moderate-dose gluten challenge in celiac disease. *BMC Gastroenterology, 11*(1), 129–138. doi:10.1186/1471-230X-11-129

8. Stefansson, V. (1960). *Cancer disease of civilization.* New York, NY: Hill and Wang.

9. Klement, R. J., & Kammerer, U. (2011). Is there a role for carbohydrate restriction in the treatment and prevention of cancer? *Nutrition & Metabolism, 8*(1), 75. doi:10.1186/1743-7075-8-75

10. Vonderplanitz, A. (1997). *We want to live.* Los Angeles, CA. Carnelian Bay Castle Press.

11. Biagi, F., Luinetti, O., Campanella, J., Klersy, C., Zambelli, C., Villanacci, V., . . . Corazza, G. R. (2004). Intraepithelial lymphocytes in the villous tip: Do they indicate potential coeliac disease? *Journal of Clinical Pathology, 57*(8), 835–839. doi:10.1136/jcp.2003.013607

12. Dickey, W. (2008, September). Celiac disease and the colon. *Practical Gastroenterology 44*(1), 40–45. Retrieved from http://www.practicalgastro.com/pdf/September08/DickeyArticle.pdf

13. Wolber, R., Owen, D., & Freeman, H. (1990). Colonic lymphocytosis in patients with celiac sprue. *Human Pathology, 21*(11), 1092–1096. Retrieved from http://www.ncbi.nlm.nih.gov/pubmed/2227917

14. Fine, K. D., Lee, E. L., & Meyer, R. L. (1998). Colonic histopathology in untreated celiac sprue or refractory sprue: is it lymphocytic colitis or colonic lymphocytosis? Human Pathology, 29(12), 1433–1440. Retrieved from http://www.ncbi.nlm.nih.gov/pubmed/9865829

15. Simondi, D., Pellicano, R., Reggiani, S., Pallavicino, F., David, E., Sguazzini, C., . . . Astegiano, M. (2010). A retrospective study on a cohort of patients with lymphocytic colitis. *Spanish Journal of Gastroenterology, 102*(6), 381–384. Retrieved from http://www.ncbi.nlm.nih.gov/pubmed/20575599

16. Moayyedi, P., O'Mahony, S., Jackson, P., Lynch, D. A., Dixon, M. F., & Axon, A. T. (1997). Small intestine in lymphocytic and collagenous

colitis: mucosal morphology, permeability, and secretory immunity to gliadin. *Journal of Clinical Pathology, 50*(6), 527–529. Retrieved from http://www.ncbi.nlm.nih.gov/pmc/articles/PMC500002/

17. Tagkalidis, P. P., Gibson, P. R., & Bhathal, P. S. (2007). Microscopic colitis demonstrates a T helper cell type 1 mucosal cytokine profile. *Journal of Clinical Pathology, 60*(4), 382–387. doi:10.1136/jcp.2005.036376

18. Vande Voort, J. L., Murray, J. A., Lahr, B. D., Van Dyke, C. T., Kroning, C. M., Moore, B., & Wu, T-T. (2009). Lymphocytic duodenosis and the spectrum of celiac disease. *American Journal of Gastroenterology, 104*(1), 142–148. doi:10.1038/ajg.2008.7

19. Koskela, R. (2011). *Microscopic colitis:Clinical features and gastroduodenal and immunogenic findings.* (Doctoral dissertation, University of Oulu). Retrieved from http://herkules.oulu.fi/isbn9789514294150/isbn9789514294150.pdf

20. Stewart, M., Andrews, C. N., Urbanski, S., Beck, P. L., & Storr, M. (2011). The association of coeliac disease and microscopic colitis: A large population-based study. *Alimentary Pharmacology & Therapeutics, 33*(12), 1340–1349. Retrieved from http://www.medscape.com/viewarticle/743426?src=mp&spon=20

21. Green, P. H., Yang, J., Cheng, J., Lee, A. R., Harper, J. W., & Bhagat, G. (2009). An association between microscopic colitis and celiac disease. *Clinical Gastroenterology and Hepatology, 7*(11), 1210–1216. Retrieved from http://www.ncbi.nlm.nih.gov/pubmed/19631283

22. Matysiak-Budnik, T., Malamut, G., Patey-Mariaud de Serre, N., Grosdidier, E., Seguier, S., Brousse, N., & Cellier, C. (2006). Long-term follow-up of 61 coeliac patients diagnosed in childhood: Evolution toward latency is possible on a normal diet. *Gut,* 56(1),1379–1386.

Retrieved from
http://gut.bmj.com/content/early/2007/02/15/gut.2006.100511

23. Kaukinen, K., Collin, P., & Mäki, M. (2007). Latent coeliac disease or coeliac disease beyond villous atrophy? *Gut,* 56(1), 1339–1340. doi:10.1136/gut.2006.113084

24. Burggraf, M., Nakajima-Adachi, H., Hachimura, S., Ilchmann, A., Pemberton, A. D., Kiyono, H., . . . Toda, M. (2011). Oral tolerance induction does not resolve gastrointestinal inflammation in a mouse model of food allergy. *Molecular Nutrition & Food Research, 55*(10), 1475–1483. doi:10.1002/mnfr.201000634

25. Farrell, R. J., & Kelly, C. P. (2002). Celiac Sprue. The New England Journal of Medicine, 346(1), 180–188. Retrieved from http://www.nejm.org/doi/full/10.1056/NEJMra010852

26. Hyman, M. (2011, March 17). Gluten: What you don't know might kill you [Web log message]. Retrieved from http://drhyman.com/blog/conditions/gluten-what-you-dont-know-might-kill-you/

Capítulo 10

Un Sistema Inmune Peculiar

1. Weinstock, J. V., & David E. Elliott, D. E. (2009). Helminths and the IBD Hygiene Hypothesis. *Inflammatory Bowel Disease, 15*(1), 128–133. Retrieved from
http://opensourcehelminththerapy.org/mediawiki2/images/0/05/Helminths_and_the_IBD_Hygiene_Hypothesis.pdf

2. Mpairwe, H., Webb, E. L., Muhangi, L., Ndibazza, J., Akishule, D., Nampijja, M., . . . Elliott, A. M. (2011). Anthelminthic treatment during pregnancy is associated with increased risk of infantile eczema: Randomised-controlled [*sic*] trial results. *Pediatric Allergy and Immunology,* 22(3), 305–312. doi:10.1111/j.1399-3038.2010.01122.x

Capítulo 11

Alimentos Procesados, Etiquetado y Cocina Casera

1. U.S. Food and Drug Administration. (2004). *Food Allergen Labeling and Consumer Protection Act of 2004 (Public Law 108–282, Title II).* Retrieved from http://www.fda.gov/food/labelingnutrition/FoodAllergensLabeling/GuidanceComplianceRegulatoryInformation/ucm106187.htm

2. Thompson, T. (2004, November 4). *Gluten contamination of commercial oat products in the United States.* Letter to the Editor. *The New England Journal of Medicine, 351*(1), 2021–2022. Retrieved from http://www.nejm.org/doi/full/10.1056/NEJM200411043511924

3. Thompson, T., Lee, A. R., & Grace, T. (2010). Gluten contamination of grains, seeds, and flours in the United States: A pilot study. *Journal of the American Dietetic Association, 110*(6), 937–940. Retrieved from http://www.ncbi.nlm.nih.gov/pubmed/20497786

Capítulo 12

Comer Fuera de Casa

1. Persky, W. (2011, November 25). An Example Of A "To The Chef" Card [Online forum comment]. Retrieved from http://www.perskyfarms.com/phpBB2/viewtopic.php?t=15146

Capítulo 13

Desarrollando una Dieta Segura

1. Jean, (2005, June 26). Elimination diet [Online forum comment]. Retrieved from http://www.perskyfarms.com/phpBB2/viewtopic.php?t=732

2. Fine, K. D. (2012). EnteroLab. Retrieved from http://www.enterolab.com/

3. Jean, (2005, June 26). Jean's list of gluten products/additives [Online forum comment]. Retrieved from http://www.perskyfarms.com/phpBB2/viewtopic.php?t=733

4. Jean, (2005, June 26). Jean's list of dairy products/additives [Online forum comment]. Retrieved from http://www.perskyfarms.com/phpBB2/viewtopic.php?t=735

5. Jean, (2005, June 26). Jean's list of soy products/additives [Online forum comment]. Retrieved from http://www.perskyfarms.com/phpBB2/viewtopic.php?t=736

6. Jean, (2005, June 26). Jean's list of corn products/additives [Online forum comment]. Retrieved from http://www.perskyfarms.com/phpBB2/viewtopic.php?t=734

7. Tulin-Silver, J., & Kinhal, S. (n.d.). Foods that contain histamine or cause the body to release histamine, including fermented foods. *Michigan Allergy, Sinus & Asthma Specialists.* Retrieved from http://www.michiganallergy.com/food_and_histamine.shtml

8. Lifestyle, Eating, And Performance. (2005). Signet Diagnostic Corporation. Retrieved from http://www.nowleap.com/index.html

9. Rubio-Tapia, A., Rahim, M. W., See, J. A., Lahr, B. D., Tsung-Teh Wu, T-T., & Murray, J. A. (2010). Mucosal recovery and mortality in adults with celiac disease after treatment with a gluten-free diet. *The American Journal of Gastroenterology,* 105(1), 1412–1420. doi:10.1038/ajg.2010.10

10. Bardella, M. T., Velio, P., Cesana, B. M., Prampolini, L., Casella, G., Di Bella, C., . . . Villanacci, V. (2007). Coeliac disease: a histological follow-up study. *Histopathology, 50*(4), 465–471. Retrieved from http://www.ingentaconnect.com/content/bsc/histo/2007/00000050/00000004/art00008

11. Herzog, H. (2011, June). Why Do Most Vegetarians Go Back To Eating Meat? *Psychology Today.* Retrieved from http://www.psychologytoday.com/blog/animals-and-us/201106/why-do-most-vegetarians-go-back-eating-meat

12. Van Nieuwenhoven, M. A., Brummer, R.-J. M., & Brouns, F. (2000). Gastrointestinal function during exercise: comparison of water, sports drink, and sports drink with caffeine. *Journal of Applied Physiology,*

89(3), 1079–1085. Retrieved from
http://jap.physiology.org/content/89/3/1079.full

13. Persky, W. (2007, April 24). Final report on my avenin, (oats), challenge [Online forum comment]. Retrieved from
http://www.perskyfarms.com/phpBB2/viewtopic.php?t=6013

14. Persky, W. (2007, April 29). Okay, this really is my absolute last oat test — I promise [Online forum comment]. Retrieved from
http://www.perskyfarms.com/phpBB2/viewtopic.php?t=6036

Capítulo 14
Casos Difíciles, Mastocitos y Problemas Relacionados

1. Jakate, S., Demeo, M., John, R., Tobin,. M.,& Keshavarzian, A. (2006). Mastocytic enterocolitis: increased mucosal mast cells in chronic intractable diarrhea. *Archives of Pathology & Laboratory Medicine, 130*(3), 362–367. Retrieved from
http://www.ncbi.nlm.nih.gov/pubmed/16519565

2. Wöhrl, S., Hemmer, W., Focke, M., Rappersberger, K., & Jarisch, R. (2004). Histamine intolerance-like symptoms in healthy volunteers after oral provocation with liquid histamine. *Allergy and Asthma Proceedings, 25*(5), 305–311. Retrieved from
http://www.ncbi.nlm.nih.gov/pubmed/15603203

3. McLachlan, J. B., & Abraham, S. N. (2001). Studies of the multifaceted mast cell response to bacteria. *Current Opinion in Microbiology, 4*(3),

260–266. Retrieved from
http://www.ncbi.nlm.nih.gov/pubmed/11378476

4. Malaviya, R., & Abraham, S. N. (1998). Clinical implications of mast cell-bacteria interaction. *Journal of Molecular Medicine (Berlin), 76*(9), 617–623. Retrieved from http://www.ncbi.nlm.nih.gov/pubmed/9725764

5. Bischoff, S. C., Lorentz, A., Schwengberg, S., Weier, G., Raab, R., & Manns, M. P. (1999). Mast cells are an important cellular source of tumour [*sic*] necrosis factor alpha in human intestinal tissue. *Gut, 44*(5), 643–652. Retrieved from
http://www.ncbi.nlm.nih.gov/pubmed/10205200

6. Majno, G., & Palade G. E. (1961). Studies on inflammation. 1. The effect of histamine and serotonin on vascular permeability: An electron microscopic study. *The Journal of Biophysical and Biochemical Cytology, 11*(1), 571–605. Retrieved from
http://www.ncbi.nlm.nih.gov/pubmed/14468626

7. Alford, W. (2005). Mast cells and GI motility disease. Unpublished raw data. Retrieved from
http://alford.grimtrojan.com/Mast_Cells_GI_Motility_Disease.htm

8. Hamilton, M. J., Hornick, J. L., Akin, C., Castells, M. C., & Greenberger, N. J. (2011). Mast cell activation syndrome: A newly recognized disorder with systemic clinical manifestations. *Journal of Allergy and Clinical Immunology, 128*(1), 147–152.
doi:10.1016/j.jaci.2011.04.037

9. Tulin-Silver, J., & Kinhal, S. (n.d.). Foods that contain histamine or cause the body to release histamine, including fermented foods. *Michigan Allergy, Sinus & Asthma Specialists.* Retrieved from
http://www.michiganallergy.com/food_and_histamine.shtml

10. International Chronic Urticaria Society. (n.d.). *Histamine-Restricted Diet. Retrieved from* http://www.urticaria.thunderworksinc.com/pages/lowhistamine.htm#foodsource

11. Schmidt, W. U., Sattler, J., Hesterberg, R., Röher, H. D., Zoedler, T., Sitter, H., & Lorenz, W. (1990). Human intestinal diamine oxidase (DAO) activity in Crohn's disease: A new marker for disease assessment? *Agents Actions, 30*(1–2), 267–270. Retrieved from http://www.ncbi.nlm.nih.gov/pubmed/2115243

12. Mennigen, R., Kusche, J., Streffer, C., & Krakamp, B. (1990). Diamine oxidase activities in the large bowel mucosa of ulcerative colitis patients. *Agents Actions, 30*(1–2), 264–266. Retrieved from http://www.ncbi.nlm.nih.gov/pubmed/2115242

13. Raithel, M., Ulrich, P., Keymling, J., & Hahn, E. G. (1998). Analysis and topographical distribution of gut diamine oxidase activity in patients with food allergy. *Annals of the New York Academy of Sciences, 17*(859), 258–261. Retrieved from http://www.ncbi.nlm.nih.gov/pubmed/9928400

14. Wollin, A., Wang, X., & Tso, P. (1998). Nutrients regulate diamine oxidase release from intestinal mucosa. *American Journal of Physiology - Regulatory, Integrative, and Comparative Physiology, 275*(4), 969–975. Retrieved from http://ajpregu.physiology.org/content/275/4/R969.short

15. Maintz, L., & Novak, N. (2007). Histamine and histamine intolerance. *American Journal of Clinical Nutrition, 85*(5), 1185–1196. Retrieved from http://www.ajcn.org/content/85/5/1185.full

16. Cherner, J. A., Jensen, R. T., Dubois, A., O'Dorisio, T. M., Gardner, J. D., & Metcalfe, D. D. (1988). Gastrointestinal dysfunction in systemic mastocytosis. A prospective study. *Gastroenterology, 95*(3), 657–667. Retrieved from http://www.ncbi.nlm.nih.gov/pubmed/3396814

17. Morel, F., Surla, A., & Vignais, P. V. (1992). Purification of human placenta diamine oxidase. *Biochemical and Biophysical Research Communications, 187*(1), 178–186. Retrieved from http://www.ncbi.nlm.nih.gov/pubmed/1520298?dopt=Abstract

18. Lim, W. C., Hanauer, S. B., & Li, Y. C. (2005). Mechanisms of disease: Vitamin D and inflammatory bowel disease. *Nature Clinical Practice Gastroenterology & Hepatology, 2*(7), 308–315. Retrieved from http://www.ncbi.nlm.nih.gov/pubmed/16265284

19. Farraye, F. A., Nimitphong, H., Stucchi, A., Dendrinos, K., Boulanger, A. B., Vijjeswarapu, A., . . . Holick, M. F. (2011, January 6). Use of a novel vitamin D bioavailability test demonstrates that vitamin D absorption is decreased in patients with quiescent Crohn's disease. *Inflammatory Bowel Disease, 17*(10), 2116–2121. doi:10.1002/ibd.21595

20. Baroni, E., Biffi, M., Benigni, F., Monno, A., Carlucci, D., Carmeliet, G., . . . D'Ambrosio, D. (2006). VDR-dependent regulation of mast cell maturation mediated by 1,25-dihydroxyvitamin D3. *Journal of Leukocyte Biology, 81*(1), 250–262. Advance online publication. doi:10.1189/jlb.0506322

21. (2012, June 25). Treating vitamin D deficiency may improve depression. Science Daily. Retrieved from http://www.sciencedaily.com/releases/2012/06/120625152358.htm

22. Kelly, A. P., Robb, B. J., & Gearry, R. B. (2008). Hypocalcaemia and hypomagnesaemia: A complication of Crohn's disease. *Journal of the*

New Zealand Medical Association, 121(1287), 77–79. Retrieved from http://journal.nzma.org.nz/journal/121-1287/3420/

23. Huffman, M. (2012, May 24). Study: Calcium pills double heart attack risk. [Web log message]. Retrieved from http://www.consumeraffairs.com/news04/2012/05/study-calcium-pills-double-heart-attack-risk.html

24. Ho, A. C. (2011). *Uveitis.* Improve your vision.com. Retrieved from http://www.improveyourvision.com/retina-center/risks_complications/uveitis.html

25. Keszthelyi, D., Jansen, S. V., Schouten, G. A., de Kort, S., Scholtes, B., Engels, L. G., & Masclee, A. A. (2010). Proton pump inhibitor use is associated with an increased risk for microscopic colitis: a case-control study. *Alimentary Pharmacology & Therapeutics, 32*(9), 1124–1128. doi:10.1111/j.1365-2036.2010.04453.x

26. Reimer, C., Søndergaard, B., Hilsted, L., & Bytzer, P. (2009). Proton-pump inhibitor therapy induces acid-related symptoms in healthy volunteers after withdrawal of therapy. *Gastroenterology, 137*(1), 80–87. Retrieved from http://www.gastrojournal.org/article/S0016-5085%2809%2900522-8/fulltext

27. McColl, K. E. L., & Gillen, D. (2009). Evidence that proton-pump inhibitor therapy induces the symptoms it is used to treat. *Gastroenterology, 137*(1), 20–22. Retrieved from http://www.gastrojournal.org/article/S0016-5085%2809%2900780-X/fulltext

28. Choudhry, M. N., Soran, H., & Ziglam, H. M. (2008). Overuse and inappropriate prescribing of proton pump inhibitors in patients with

Clostridium difficile-associated disease. *Oxford Journals, QJM, 101*(6), 445–448. doi:10.1093/qjmed/hcn035

29. Targownik, L. E., Lix, L. M., Metge, C. J., Prior, H. J., Leung, S., & Leslie, W. D. (2008). Use of proton pump inhibitors and risk of osteoporosis-related fractures. *Canadian medical Association Journal, 179*(4), 319–326. doi:10.1503/cmaj.071330

30. Souza, R. F., Huo, X., Mittal, V., Schuler, C. M., Carmack, S. W., Zhang, H. Y., & Spechler, S. J. (2009). Gastroesophageal reflux might cause esophagitis through a cytokine-mediated mechanism rather than caustic acid injury. *Gastroenterology, 137*(5), 1776–1784. Retrieved from http://www.gastrojournal.org/article/S0016-5085%2809%2901378-X/abstract

31. Karande, P., Jain, A., Kaitlin Ergun, K., Kispersky, V., & Mitragotri, S. (2005). Design principles of chemical penetration enhancers for transdermal drug delivery. *Proceedings of the National Academy of Sciences of the United States of America, 102*(13), 4688–4693. doi:10.1073/pnas.0501176102

32. Department of justice. (2009). Americans with disabilities act of 1990, as ammended. *Title 42 — The public health and welfare. Chapter 126 — Equal opportunity for individuals with disabilities. Sec. 12102. Definition of disability.* Retrieved from http://www.ada.gov/pubs/adastatute08.htm

Capítulo 15

Esperanza para el Futuro

Colitis Microscópica

1. Drago, S., El Asmar, R., Di Pierro, M., Grazia, C. M., Tripathi, A., Sapone, A., . . . Fasano, A. (2006). Gliadin, zonulin and gut permeability: Effects on celiac and non-celiac intestinal mucosa and intestinal cell lines. *Scandinavian Journal of Gastroenterology, 41*(4), 408–419. Retrieved from http://www.ncbi.nlm.nih.gov/pubmed/16635908

2. Clinical Trials.gov. (2011, July 14). A double-blind placebo-controlled study to evaluate larazotide acetate for the treatment of celiac disease, (NCT01396213). Retrieved from U.S. National Institutes of Health website: http://clinicaltrials.gov/ct2/show/NCT01396213

3. ImmusanT, Inc. (2011). Nexvax2® – Lead therapeutic. Retrieved from http://www.immusant.com/nexvax2/

4. Tye-Din, J. A., Stewart, J. A., Dromey, J. A., Beissbarth, T., van Heel, D. A., Tatham, A., . . . Anderson, R. P. (2010). Comprehensive, quantitative mapping of T cell epitopes in gluten in celiac disease. *Science Translational Medicine, 2*(41), 41–51. doi:10.1126/scitranslmed.3001012

5. Burggraf, M., Nakajima-Adachi, H., Hachimura, S., Ilchmann, A., Pemberton, A. D., Kiyono, H., . . . Toda, M. (2011). Oral tolerance induction does not resolve gastrointestinal inflammation in a mouse model of food allergy. *Molecular Nutrition & Food Research, 55*(10), 1475–1483. doi:10.1002/mnfr.201000634

6. Pinier, M., Fuhrmann, G., Galipeau, H. J., Rivard, N., Murray, J. A., David, C. S., . . . Verdu, E. F. (2012). The copolymer P(HEMA-co-SS) binds gluten and reduces immune response in gluten-sensitized mice and human tissues. *Gastroenterology, 142*(2), 316–325. Retrieved from http://www.gastrojournal.org/article/S0016-5085%2811%2901515-0/abstract

7. DePaolo, R. W., Abadie, V., Tang, F., Fehlner-Peach, H., Hall J. A., Wang, W., . . . Jabri, B. (2011). Co-adjuvant effects of retinoic acid and IL-15 induce inflammatory immunity to dietary antigens. Nature, 471(7337), 220–224. Retrieved from http://www.ncbi.nlm.nih.gov/pubmed/21307853

8. Lee, J. H., Regmi, S. C., Kim, J. A., Cho, M. H., Yun, H., Lee, C. S., & Lee, J. (2011). Apple flavonoid phloretin inhibits Escherichia coli O157:H7 biofilm formation and ameliorates colon inflammation in rats. *Infection and Immunology, 79*(12), 4819–4827. Retrieved from http://www.ncbi.nlm.nih.gov/pubmed/21930760

9. McDole, J. R., Wheeler, L. W., McDonald, K. G., Wang, B., Konjufca, V., Knoop, K. A., & Miller, M. J. (2012). Goblet cells deliver luminal antigen to CD103+ dendritic cells in the small intestine. *Nature, 483*(7389), 345–349. doi:10.1038/nature10863

10. (2012, April 5). Microflora have decisive role with autoimmune illnesses, some good, some bad. Science Daily. Retrieved from http://www.sciencedaily.com/releases/2012/04/120405075223.htm

11. Zielinski, C. E., Mele, F., Aschenbrenner, D., Jarrossay, D., Ronchi, F., Gattorno, M. . . . Sallusto, F. (2012, April 1). Pathogen-induced human TH17 cells produce IFN-gamma or IL-10 and are regulated by IL-1beta. Nature. Advance online publication. doi:10.1038/nature10957

12. Silverman, M. S., Davis, I., & Pillai, D. R. (2010). Success of self-administered home fecal transplantation for chronic Clostridium difficile infection *Clinical Gastroenterology And Hepatology,8*(5), 471–473. Retrieved from http://crohnsend.com/documents/dr_silverman_home_transplants.pdf

Capítulo 16

¿Podría la Colitis microscópica realmente estar Causada por el Estrés?

1. Stansfeld, S. A., Head, J., & Marmot, M. G. (1998). Explaining social class differences in depression and well-being. *Social Psychiatry and Psychiatric Epidemiology, 33*(1),1–9. Retrieved from http://www.ncbi.nlm.nih.gov/pubmed/9448438

2. Lehrer, J. (2010, July 28). Under pressure: The search for a stress vaccine. WIRED Magazine. Retrieved from http://www.wired.com/magazine/2010/07/ff_stress_cure/

3. Gerova, V. A., Stoynov, S. G., Katsarov, D. S., & Svinarov, D. A. (2011). Increased intestinal permeability in inflammatory bowel diseases assessed by iohexol test. *World Journal of Gastroenterology, 17*(17), 2211–2215. Retrieved from http://www.ncbi.nlm.nih.gov/pubmed/21633531

4. Visser, J., Rozing, J., Sapone, A., Lammers, K., & Fasano, A. (2009). Tight junctions, intestinal permeability, and autoimmunity: celiac disease and type 1 diabetes paradigms. *Annals of the New York Academy of Sciences, 1165*(1), 195–205. doi:10.1111/j.1749-6632.2009.04037.x

5. Arrieta, M. C., Madsen, K., Doyle, J., & Meddings, J. (2009). Reducing small intestinal permeability attenuates colitis in the IL10 gene-deficient mouse. *Gut,* (58), 41–48. doi:10.1136/gut.2008.150888

6. Wildt, S., Madsen, J. L., & Rumessen, J. J. (2006). Small-bowel permeability in collagenous colitis. Scandinavian Journal of Gastroenterology, 41(9), 1044–1049. Retrieved from http://www.ncbi.nlm.nih.gov/pubmed/16938717

7. Münch, A., Söderholm, J. D., Wallon, C., Öst, A., Olaison, G., & Ström, M. (2005). Dynamics of mucosal permeability and inflammation in collagenous colitis before, during, and after loop ileostomy. *Gut,* (54), 1126–1128. doi:10.1136/gut.2004.058750

8. Moayyedi, P., O'Mahony, S., Jackson, P., Lynch, D. A., Dixon, M. F., & Axon, A. T. (1997). Small intestine in lymphocytic and collagenous colitis: mucosal morphology, permeability, and secretory immunity to gliadin. *Journal of Clinical Pathology, 50*(6), 527–529. Retrieved from http://www.ncbi.nlm.nih.gov/pmc/articles/PMC500002/

9. Discussion and Support Forum for Collagenous Colitis, Lymphocytic Colitis, Microscopic Colitis, Mastocytic Enterocolitis, and Related Issues. (2012). *perskyfarms.com.* Retrieved from http://www.perskyfarms.com/phpBB2/index.php

10. Santos, J., Yang, P-C.,Söderholm, J. D., Benjamin, M., & Perdue, M. H. (2001). Role of mast cells in chronic stress induced colonic epithelial barrier dysfunction in the rat. *Gut,* (48), 630–636. doi:10.1136/gut.48.5.630

11. Eutamene, H., Theodorou, V, Fioramonti, J., & Bueno, L. (2003). Acute stress modulates the histamine content of mast cells in the gastrointestinal tract through interleukin-1 and corticotropin-releasing factor release in rats. *The Journal of Physiology, 553*(3), 959–966. doi:10.1113/jphysiol.2003.052274

12. Ramsay, D. B., Stephen, S., Borum, M., Voltaggio, L., & Doman, D. B. (2010). Mast Cells in Gastrointestinal Disease. *Gastroenterology & Hepatology, 6*(12), 772–777. Retrieved from http://www.ncbi.nlm.nih.gov/pmc/articles/PMC3033552/

13. Alford, W. (2005). Mast cells and GI motility disease. Unpublished raw data. Retrieved from http://alford.grimtrojan.com/Mast_Cells_GI_Motility_Disease.htm

14. Jakate, S., Demeo, M., John, R., Tobin,. M.,& Keshavarzian, A. (2006). Mastocytic enterocolitis: increased mucosal mast cells in chronic intractable diarrhea. *Archives of Pathology & Laboratory Medicine, 130*(3), 362–367. Retrieved from http://www.ncbi.nlm.nih.gov/pubmed/16519565

15. Dube, S. R., Fairweather, D-L., Pearson, W. S., Felitti, V. J., Anda, R. F., & Croft, J. B. (2009). Cumulative childhood stress and autoimmune diseases in adults. *Psychosomatic Medicine, 71*(2), 243–250. Advance online publication. doi:10.1097/PSY.0b013e3181907888

16. Boscarino, J. A. (2004). Posttraumatic [*sic*] stress disorder and physical illness: results from clinical and epidemiologic studies. *Annals of the New York Academy of Sciences, 1032*(1), 141–153. Retrieved from http://www.ncbi.nlm.nih.gov/pubmed/15677401

17. Stojanovich, L., & Marisavljevich, D. (2008). Stress as a trigger of autoimmune disease. *Autoimmunity Reviews, 7*(3), 209–213. Retrieved from http://www.ncbi.nlm.nih.gov/pubmed/18190880

18. Editorial Staff. (2011, March 21). Stress Affects the Balance of Bacteria in the Gut and Immune Response. *Science Daily.* Retrieved from http://www.sciencedaily.com/releases/2011/03/110321094231.htm

19. Brown, V. (2010, December 2). Bacteria 'R' us. *Miller-McCune.* Retrieved from http://www.miller-mccune.com/science/bacteria-r-us-23628/

20. Patel, K., & Taub, D. D. (2009). Role of neuropeptides, hormones, and growth factors in regulating thymopoiesis in middle to old age. *F1000 Biology Reports, 1*(1), 42. doi:10.3410/B1-42

21. Katsnelson, A. (2011, September 21). How microbes train our immune system [Web log message]. doi:10.1038/news.2011.550

22. Magnotti, L. J., & Edwin A. Deitch, E. A. (2005). Burns, bacterial translocation, gut barrier function, and failure. *Journal of Burn Care & Rehabilitation, 26*(5), 383–391. Retrieved from http://www.ncbi.nlm.nih.gov/pubmed/16151282

23. Emiliani, C. (1993). Extinction and viruses. *BioSystems, 31*(1), 155–159. Retrieved from http://www.ucmp.berkeley.edu/alllife/virus.html

24. Beck, M. A., (2000). Nutritionally induced [*sic*] oxidative stress: Effect on viral disease. *American Clinical Nutrition, 71*(6), 1676–1679. Retrieved from http://www.ajcn.org/content/71/6/1676s.full

25. Hoppe-Seyler, K., Sauer, P., Lohrey, C., & Hoppe-Seyler, F. (2012). The inhibitors of nucleotide biosynthesis leflunomide, FK778, and mycophenolic acid activate hepatitis b virus replication In Vitro. *Hepatology.* Advance online publication. Retrieved from http://www.ncbi.nlm.nih.gov/pubmed/22271223

26. Forbes, E. E., Groschwitz, K., Pablo Abonia, J. P., Brandt, E. B., Cohen, E., Blanchard, C., . . . Hogan, S. P. (2008). IL-9- and mast cell-mediated intestinal permeability predisposes to oral antigen

hypersensitivity. *Journal of Experimental Medicine, 205*(4), 897–913. doi:10.1084/jem.20071046

27. Ventura, M. T., Polimeno, L., Amoruso, A. C., Gatti. F., Annoscia, E., Marinaro, M., . . . Francavilla, A. (2006). Intestinal permeability in patients with adverse reactions to food. *Digestive and Liver Disease, 38*(10), 732–736. Retrieved from http://www.ncbi.nlm.nih.gov/pubmed/16880015

28. Yang, P-C., Jury, J., Söderholm, J. D., Sherman, P. M., McKay, D. M., & Perdue, M. H. (2006). Chronic psychological stress in rats induces intestinal sensitization to luminal antigens. *The American Journal of Pathology, 168*(1), 104–114. Retrieved from http://www.ncbi.nlm.nih.gov/pmc/articles/PMC1592661/

29. Merluzzi, S., Frossi, B., Gri, G., Parusso, S., Tripodo, C., & Pucillo, C. (2010). Mast cells enhance proliferation of B lymphocytes and drive their differentiation towards IgA-secreting plasma cells. *Blood, 115*(14), 2810–2817. Advance online publication. doi:10.1182/blood-2009-10-250126

30. Sigthorssona, G., Tibblea, J., Hayllarb, J., Menziesb, I., Macphersona, A. Mootsa, R. . . . Bjarnasona, I. (1998). Intestinal permeability and inflammation in patients on NSAIDs. *Gut,* (43), 506–511. doi:10.1136/gut.43.4.506

31. van Vlerken, L. G., Huisman, E. J., van Hoek, B., Renooij, W., de Rooij, F. W., Siersema, P. D., & van Erpecum, K. J. (2011). Bacterial infections in cirrhosis: Role of proton pump inhibitors and intestinal permeability. *European Journal of Clinical Investigation.* Advance online publication. doi:10.1111/j.1365-2362.2011.02643.x

32. Stress and GERD. (n.d.). Center for Neurovisceral Sciences and Women's Health. UCLA. Retrieved from http://www.cns.med.ucla.edu/Articles/PatientArticleFI99GERD.htm

33. Mizyed, I., Fass, S. S., & Fass, R. (2009). Gastro-oesophageal reflux disease and psychological comorbidity: Stress and GERD. *Alimentary Pharmacology & Therapeutics, 29*(4), 351–358. Retrieved from http://www.medscape.com/viewarticle/588970_4

34. Carratù, R., Secondulfo, M., de Magistris, L., Iafusco, D., Urio, A., Carbone, M. G., . . . Prisco, F. (1999). Altered intestinal permeability to mannitol in diabetes mellitus type I. *Journal of Pediatric Gastroenterology & Nutrition, 28*(3), 264–269. Retrieved from http://journals.lww.com/jpgn/Fulltext/1999/03000/Altered_Intestinal_Permeability_to_Mannitol_in.10.aspx

35. Fasano, A., Watts, T., Sapone, A., & Zielke, R. (2004). P0086 Pp Zonulin-Dependent Increased Intestinal Permeability Is Involved in the Pathogenesis of Type 1 Diabetes and Can Be Blocked to Prevent the Onset of the Disease. *Journal of Pediatric Gastroenterology & Nutrition, 39(1),* S89–S90. Retrieved from http://journals.lww.com/jpgn/Fulltext/2004/06001/P0086_Pp_Zonulin_Dependent_Increased_Intestinal.210.aspx

36. Geoffrey, R., Jia, S., Kwitek, A. E., Woodliff, J., Ghosh, S., Lernmark, A., . . . Hessner, M. J. (2006). Evidence of a functional role for mast cells in the development of type 1 diabetes mellitus in the biobreeding rat. *The Journal of Immunology, 177*(10), 7275–7286.Retrieved from http://www.jimmunol.org/content/177/10/7275.full

37. Liu, J., Divoux, A., Sun, J., Zhang, J., Clément, K., Glickman, J. N., . . . Shi, G-P. (2009). Genetic deficiency and pharmacological stabilization of

mast cells reduce diet-induced obesity and diabetes in mice. *Nature Medicine, 15*(8), 940–945. doi:10.1038/nm.1994

38. Lloyd, C., Smith, J., & Weinger, K. (2005). Stress and diabetes: A review of the links. *Diabetes Spectrum, 18*(2), 121–127. doi:10.2337/diaspect.18.2.121

39. Wellen, K. E., & Hotamisligil, G. S. (2005). Inflammation, stress, and diabetes. *Journal of Clinical Investigation, 115*(5), 1111–1119. doi:10.1172/JCI200525102

40. Martínez, C., Vicario, M., Ramos, L., Lobo, B., Mosquera, J. L., Alonso, C., . . . Santos, J. (2012). The jejunum of diarrhea-predominant irritable bowel syndrome shows molecular alterations in the tight junction signaling pathway that are associated with mucosal pathobiology and clinical manifestations. *American Journal of Gastroenterology.* Advance online publication. doi:10.1038/ajg.2011.472

41. Freestone, P. P., Sandrini, S. M., Haigh, R. D., & Lyte, M. (2008). Microbial endocrinology: how stress influences susceptibility to infection. Trends in Microbiology, 16(2), 55–64. Retrieved from http://www.ncbi.nlm.nih.gov/pubmed/18191570

42. Kiecolt-Glaser, J. K., Marucha, P. T., Malarkey, W. B., Mercado, A. M., & Glaser, R. (1995). Slowing of wound healing by psychological stress. *The Lancet, 346*(1), 1194–1196. Retrieved from http://pni.osumc.edu/KG %20Publications%20%28pdf%29/102.pdf

43. Kiecolt-Glaser, J. K., Page, G. G., Marucha, P. T., MacCallum, R. C., Glaser, R. (1998). Psychological influences on surgical recovery. Perspectives from psychoneuroimmunology. *The American Psychologist, 53*(11), 1209–1218. Retrieved from http://www.ncbi.nlm.nih.gov/pubmed/9830373

44. Kiecolt-Glaser, J. K., Glaser, R., Gravensetin, S., Malarkey, W. B., & Sheridan, J. Chronic stress alters the immune response to influenza virus vaccine in older adults. *Proceedings of the National Academy of Sciences of the United States of America, 93*(7), 3043–3047. Retrieved from http://www.pnas.org/content/93/7/3043.full.pdf+html

45. Cohen, S., Janicki-Deverts, D., Doyle, W. J., Miller, G. E., Frank, E., Rabin, B. S., & Turner, R. B. (2012). Chronic stress, glucocorticoid receptor resistance, inflammation, and disease risk. Proceedings of the National Academy of Sciences of the United States of America. Advance online publication. doi: 10.1073/pnas.1118355109

46. Santos, J., Saunders, P. R., Hanssen, N. P. M., Yang, P.-C., Yates, D., Groot, J. A., &Perdue, M. H. (1999). Corticotropin-releasing hormone mimics stress-induced colonic epithelial pathophysiology in the rat. *American Journal of Physiology - Gastrointestinal and Liver Physiology, 277*(2) 391–399. Retrieved from http://ajpgi.physiology.org/content/277/2/G391.full

47. Margolis, K. G., & Gershon, M. D. (2009) Neuropeptides and inflammatory bowel disease: Corticotropin-releasing hormone. *Current Opinion in Gastroenterology, 25*(6), 503–511. Retrieved from http://www.medscape.com/viewarticle/711402_5

48. Wallon, C., Yang, P.-C., Keita, A. V., Ericson, A.-C., McKay, D. M., Sherman, P. M. . . . Söderholm, J. D. (2008). Corticotropin-releasing hormone (CRH) regulates macromolecular permeability via mast cells in normal human colonic biopsies in vitro. *Gut, 57*(1), 50–58. doi:10.1136/gut.2006.117549

49. The, F. O., Bennink, R. J., Ankum, W. M., Buist, M. R., Busch, O. R. C., Gouma, D. J., . . . Boeckxstaens, G. E. (2007). Intestinal handling-induced

mast cell activation and inflammation in human postoperative ileus. Gut, 57(1), 33–40. doi:10.1136/gut.2007.120238

50. Sellitto, M., Bai, G., Serena, G., Fricke, W. F., Sturgeon, C., Gajer, P., . . . Fasano, A. (2012). Proof of concept of microbiome-metabolome analysis and delayed gluten exposure on celiac disease autoimmunity in genetically at-risk infants. PLoS ONE 7(3), e33387. doi:10.1371/journal.pone.0033387

51. Fasano, A. (2012). Leaky gut and autoimmune diseases. *Clinical Reviews in Allergy and Immunology, 42*(1), 71–78. doi:10.1007/s12016-011-8291-x

52. Scull, C. M., Hays, W. D., & Fischer, T. H. (2010). Macrophage pro-inflammatory cytokine secretion is enhanced following interaction with autologous platelets. *Journal of Inflammation, 7*(53). doi:10.1186/1476-9255-7-53

53. Danese, S., Motte Cd Cde, L., Fiocchi, C. (2004). Platelets in inflammatory bowel disease: Clinical, pathogenic, and therapeutic implications. *American Journal of Gastroenterology, 99,*(5), 938–945. Retrieved from http://www.ncbi.nlm.nih.gov/pubmed/15128364

54. Zwadlo-Klarwasser, G., Braam, U., Mühl-Zürbes, P., & Schmutzler, W. (1994). Macrophages and lymphocytes: Alternative sources of histamine. *Inflammation Research, 41*(1), 99–100. doi: 10.1007/BF02007785

55. Mowat, A. M., & Viney, J. L. (1997). The anatomical basis of intestinal immunity. *Immunological Reviews, 156,* 145–166.Retrieved from http://www.ncbi.nlm.nih.gov/pubmed/9176706

56. Guy-Grand, D, & Vassalli, P. (1993). Gut intraepithelial T lymphocytes. *Current Opinion in Immunology, 5*(2), 247–252. Retrieved from http://www.ncbi.nlm.nih.gov/pubmed/8507401

57. Kirsch, I., Deacon, B. J., Huedo-Medina, T. B., Scoboria, A., Moore. T. J., & Johnson, B. T. (2008). Initial severity and antidepressant benefits: A meta-analysis of data submitted to the food and drug administration. doi:10.1371/journal.pmed.0050045

58. Bouchard, S. (2012, April 11). The end of antidepressants? Studies show they're no more effective than placebo yet carry serious health risks. Healthcare Finance News [Web log message]. Retrieved from http://www.cchrint.org/2012/04/11/the-end-of-antidepressants-studies-show-theyre-no-more-effective-than-placebo/

59. Begley, S. (2010, January 28). The depressing news about antidepressants. The Daily Beast [Web log message]. Retrieved from http://www.thedailybeast.com/newsweek/2010/01/28/the-depressing-news-about-antidepressants.html

60. Smith, M., & Segal, R. (2012, April). Stress management [Web log message]. Retrieved from http://www.helpguide.org/mental/stress_management_relief_coping.htm

61. Robinson, L., Segal, R., Segal, J., &Smith, M. (2012, January). Relaxation Techniques for Stress Relief [Web log message]. Retrieved from http://www.helpguide.org/mental/stress_relief_meditation_yoga_relaxation.htm

62. Scott, E. (2011, October 27). Stress Relievers: 25 Ways to Reduce Stress [Web log message]. Retrieved from http://stress.about.com/od/tensiontamers/a/stressrelievers.htm

63. Goel, N. K., McBane, R. D., & Kamath, P. S. (2005). Cardiomyopathy associated with celiac disease. *Mayo Clin Proceedings, 80*(5), 674–676. Retrieved from http://download.journals.elsevierhealth.com/pdfs/journals/0025-6196/PIIS0025619611631017.pdf

64. Graham, N. A., Tahmasian, M., Kohli, B., Komisopoulou, E., Zhu, M., Vivanco, I., . . . Graeber, T. G. (2012). Glucose deprivation activates a metabolic and signaling amplification loop leading to cell death. *Molecular Systems Biology, 8*(589) doi:10.1038/msb.2012.20

Agradecimientos

A Sally Read — que me inspiró a aprender más sobre la colitis microscópica y a buscar formas de ayudar a otros que están aprendiendo a convivir con la enfermedad.

A Marcia Herman — por toda su ayuda para editar este manuscrito, y por sus pacientes esfuerzos para intentar enseñarme cómo evitar el uso de frases demasiado extensas, y demasiadas comas. Su ayuda fue indispensable para conseguir que este libro fuera más fácil de leer.

A Rosalyn Hemmer — por su disposición en compartir su punto de vista como investigadora científica, y por ayudarme a organizar mis pensamientos en la teoría presentada en el capítulo final. También han sido muy apreciadas sus útiles sugerencias sobre el diseño de la cubierta y sus arreglos de algunos capítulos de este libro y formato de referencias.

A mi querida amiga, la doctora Polly Roberts — por su orientación y apoyo personal, y por su visión (que no tiene precio) en el reino de intentar integrar las realidades de la profesión médica con los detalles del mundo real, cuando se trata de una enfermedad que tiene una historia de un apoyo tan limitado por la tecnología médica actual. Posiblemente no habría escrito este libro, de no haber sido por su apoyo y aliento.

A todos los miembros del foro de conversación en Internet, en los que se ha basado la mayor parte de la información epidemiológica de este libro, por su disposición en compartir sus experiencias del mundo real y su conocimiento y visión adquiridos por vivir con colitis microscópica de forma diaria, y por sus ánimos para que escribiese este libro. Aunque son demasiados para nombrarlos a todos de forma individual aquí, sus valiosas contribuciones y su apoyo personal, combinado con una atmósfera de amor incondicional hacia los demás que luchan con esta enfermedad, crea un medio ambiente de curación que, en mi opinión, no tiene un igual en Internet, ni en cualquier otro lugar del mundo.

A mi querida amiga, Barbara Giallombardi — por enseñarme el valor de mirar más allá de lo obvio, para ver qué hay bajo la superficie.

Y finalmente, pero ciertamente no menos importante, a mi amigo Ant — por proporcionar generosamente un ejemplo de una tarjeta superior "Para el Chef".

Sobre el Autor

Wayne Persky BSME

Wayne Persky nació, creció, y en la actualidad vive en el centro de Texas. Es graduado por la Universidad de Texas, en Austin, Facultad de Ingeniería, con estudios de posgrado en ingeniería mecánica, matemáticas e informática. Tiene experiencia docente en ingeniería, y experiencia empresarial en agricultura y agroindustria.

Después de la aparición de problemas de salud generales y del sistema digestivo severos a finales de los 90, se sometió a extensas pruebas clínicas, pero el gastroenterólogo falló en tomar biopsias durante una colonoscopia, e incluso falló en realizar la prueba de la enfermedad celíaca. Posteriormente, como era de esperar, fue informado por su gastroenterólogo que no le sucedía nada malo.

Incapaz de encontrar una solución médica, se vio forzado a hacer uso de sus habilidades de investigación para descubrir métodos innovadores para resolver sus problemas de salud. Tras un estudio extensivo, identificó la posible causa de su problema como sensibilidades alimenticias.

Tardó un año y medio en evitar todas las trazas de gluten, más un experimento de ensayo y error con otros alimentos, y mantener un exhaustivo diario, para identificar todos sus problemas con los alimentos. Pero, una vez eliminados todos de su dieta, consiguió recuperar su vida. Ahora, administra un foro de conversación en Internet sobre colitis microscópica, al mismo tiempo que sigue trabajando en su granja.

Datos de Contacto:

Puede contactar con Wayne Persky en:

Persky Farms
19242 Darrs Creek Rd
Bartlett, TX 76511
USA

Tel: 1(254)718-1125
Fax: 1(254)527-3682
Sitio web de Autor: http://www.waynepersky.com/
Correo electrónico: wayne@perskyfarms.com

Para información y apoyo sobre la colitis microscópica, visite:

https://yonosoymicroscopica.wordpress.com/

http://www.perskyfarms.com/phpBB2/index.php

http://www.microscopiccolitisfoundation.org/

Sobre la Traductor

Teresa Valencia del Rincón nació en Mechelen (Bélgica). De nacionalidad española. Reside en el corazón de la Costa del Sol, en Málaga, España.

Políglota, domina el neerlandés y el francés, además del español y del inglés, cuya docencia ha ejercido durante años, aunque su verdadera vocación es la literatura.

Desde muy joven destacó por su gran imaginación y la facilidad para contar historias.

Teresa ha publicado su primera novela, Washja, narrada con gran sentimiento, donde nos muestra la parte más positiva de la vida y reúne un cúmulo de emociones y experiencias que hacen sumergir al lector en la historia y adoptarla como suya.

Su camino no termina en este punto, pues su pasión por escribir le hará seguir publicando otros libros, de temáticas diversas.

Puede contactar con Teresa Valencia del Rincón en:

Correo electrónico: viatessa@gmail.com

Apéndice

A continuación tiene una plantilla ejemplo de una tarjeta que cualquier persona con sensibilidades alimenticias puede preparar en su ordenador personal, imprimir, y utilizarla cuando salga a comer en un restaurante que desconoce. Puede entregar copia de esta tarjeta al camarero, con instrucciones para que se la entreguen al chef, al mismo tiempo que hace el pedido de su comida. Las tarjetas de restaurantes que especifican los alimentos que deben evitarse, suelen estar disponibles, pero también suelen estar muy limitadas para quien tiene colitis microscópica. Esta destaca sobre todas las demás, porque también sugiere ingredientes y condimentos seguros, por lo tanto facilitando una gran ayuda al chef. Cada uno de nosotros debemos modificar la información que figura en la tarjeta, por supuesto, para reemplazarla con las características que encajan con nuestras necesidades personales.

Se puede usar una tarjeta más pequeña imprimiendo en ambas caras de la tarjeta. Por ejemplo, la sección "Puedo Comer", se puede imprimir en una cara y, la sección de "No Puedo Comer", se puede imprimir en la otra cara. En algunos casos, como cuando reservamos en un restaurante nuevo, podría ser una ventaja enviar la tarjeta por correo electrónico antes de ir al restaurante, simplemente adjuntando el archivo en nuestro correo electrónico.

Cuando viajamos a un país en el extranjero (donde no se habla inglés), la tarjeta podría traducirse al idioma adecuado (con la ayuda de un amigo bilingüe). En un aprieto, se puede usar un traductor de Internet para conseguir una traducción aproximada. Al guardarlo en el ordenador, podemos cambiar los alimentos e ingredientes fácilmente, cada vez que haga falta, e imprimir fácilmente tantas copias como necesitemos. Si la relación es simple y breve, podemos usar el tamaño de una tarjeta de visita, pero si la relación es más amplia, entonces hay otras medidas disponibles para permitirnos que podamos incluir toda la información que precisamos, con tamaños de letras o textos más grandes. Y esto también se puede imprimir en un papel normal o en cartulina gruesa, siendo recortadas manualmente al tamaño deseado.

<u>Para el Chef</u>.... Tengo la Enfermedad Celíaca y Colitis microscópica, lo que me provoca múltiples sensibilidades e intolerancias a alimentos.

<u>PUEDO COMER:</u>

- Carne, pescado, marisco (sin procesar) — a la parrilla, asado, frito, o al horno.
- Arroz — hervido, al vapor, o frito en aceite de oliva, y fideos de arroz.
- Sal, pimienta, hierbas aromáticas, ajo, cebolla y coco seco.
- Vinagre (EXCEPTO el vinagre de malta).
- Aceite de Oliva (no otros aceites vegetales), aceite puro de coco, aceite balsámico puro (sin colorante artificial ya que contiene gluten).
- Verduras peladas, bien cocidas (EXCEPTO judías, guisantes, tomates, patatas, pimientos o maíz).
- Champiñones, plátanos, aceitunas, aguacates y frutos secos (EXCEPTO cacahuetes y anacardos, y fruta cocida).
- Vino, licores, leche de coco (sin goma de guar añadida), té verde, cacao puro, café negro, y té.

<u>PUEDO COMER EN PEQUEÑAS CANTIDADES:</u>

- Caña de azúcar, glucosa, fructosa, jarabe de arce puro, miel y fruta cruda.

<u>NO PUEDO COMER:</u>

- Gluten (y similar) — trigo, centeno, avena, maíz, sémola, tapioca - que se encuentra en la harina, pan, pasteles, galletas, pasta de trigo, cuscús, tapioca, cerveza, vinagre de malta.
- Soja, lecitina de soja, salsa Worcester, o MSG.
- Lácteos — leche, crema, mantequilla, queso, caseína.
- Habas, guisantes, goma de guar, maní, nueces de anacardo.
- Huevos.
- Patatas, tomates, berenjenas y pimientos.
- Verduras crudas (por ejemplo, ensalada)
- Jarabe de maíz alto en fructosa. aspartamo.
- Aceites vegetales — excepto el Aceite de Oliva, que sí puedo.

Índice Alfabético

Made in the USA
Monee, IL
04 November 2026

67386649R00197